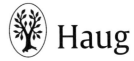

Praxishandbuch der modernen Mayr-Medizin

Zeitgemäß – individuell – erfolgreich

Von Dr. med. Harald Stossier

Mit einem Beitrag von Peter Mayr

Mit 48 Abbildungen und 25 Tabellen

Karl F. Haug Verlag · Stuttgart

Bibliografische Information Der Deutschen Bibliothek

Die Deutsche Bibliothek verzeichnet diese Publikation in der Deutschen Nationalbibliografie; detaillierte bibliografische Daten sind im Internet über http://dnb.ddb.de abrufbar.

Wichtiger Hinweis: Wie jede Wissenschaft ist die Medizin ständigen Entwicklungen unterworfen. Forschung und klinische Erfahrung erweitern unsere Erkenntnisse, insbesondere was Behandlung und medikamentöse Therapie anbelangt. Soweit in diesem Werk eine Dosierung oder eine Applikation erwähnt wird, darf der Leser zwar darauf vertrauen, dass Autoren, Herausgeber und Verlag große Sorgfalt darauf verwandt haben, dass diese Angabe **dem Wissensstand bei Fertigstellung des Werkes** entspricht.

Für Angaben über Dosierungsanweisungen und Applikationsformen kann vom Verlag jedoch keine Gewähr übernommen werden. **Jeder Benutzer ist angehalten**, durch sorgfältige Prüfung der Beipackzettel der verwendeten Präparate und gegebenenfalls nach Konsultation eines Spezialisten festzustellen, ob die dort gegebene Empfehlung für Dosierungen oder die Beachtung von Kontraindikationen gegenüber der Angabe in diesem Buch abweicht. Eine solche Prüfung ist besonders wichtig bei selten verwendeten Präparaten oder solchen, die neu auf den Markt gebracht worden sind. **Jede Dosierung oder Applikation erfolgt auf eigene Gefahr des Benutzers.** Autoren und Verlag appellieren an jeden Benutzer, ihm etwa auffallende Ungenauigkeiten dem Verlag mitzuteilen.

© 2003 Karl F. Haug Verlag in
MVS Medizinverlage Stuttgart GmbH & Co. KG

Unsere Homepage: www.haug-verlag.de

Printed in Germany

Zeichnungen von Werner Grosser, Ilshofen, und Ruth Hammelehle, Kirchheim/Teck
Umschlagfoto: Harald Stossier
Umschlaggestaltung: Thieme Verlagsgruppe
Satz: Satzpunkt Bayreuth GmbH, Bayreuth
Druck und Bindung: Freiburger Graphische Betriebe, Freiburg

ISBN 3-8304-7073-8

Geschützte Warennamen (Warenzeichen) werden **nicht** besonders kenntlich gemacht. Aus dem Fehlen eines solchen Hinweises kann also nicht geschlossen werden, dass es sich um einen freien Warennamen handele.

Das Werk, einschließlich aller seiner Teile, ist urheberrechtlich geschützt. Jede Verwertung außerhalb der engen Grenzen des Urheberrechtsgesetzes ist ohne Zustimmung des Verlages unzulässig und strafbar. Das gilt insbesondere für Vervielfältigungen, Übersetzungen, Mikroverfilmungen und die Einspeicherung und Verarbeitung in elektronischen Systemen.

Geleitwort

Der Herzenswunsch meines verehrten ehemaligen Lehrers Dr. med. Franz Xaver Mayr (1875–1965) war es, dass möglichst viele Ärzte die von ihm entdeckten diagnostischen Kriterien, seine „Fundamente zur Diagnostik der Verdauungskrankheiten" einer kritischen Prüfung unterziehen. Man möge diese Diagnostik und außerdem die daraus entwickelte Therapie „behauen, ergänzen oder sogar zurückweisen", sofern man „Brauchbareres einzusetzen" vermöchte. In der Zwischenzeit ist die Zahl seiner Schüler von Jahr zu Jahr ständig angewachsen. Es gelang aber keinem, anstelle der Mayr-Diagnostik auch nur annähernd etwas Besseres zu entdecken. Im Gegenteil! Diese Diagnostik hat sich schon seit über 80 Jahren bei Hunderten von Ärzten mehr denn je als ein durch nichts ersetzbarer und unverzichtbarer diagnostischer Kompass bewährt.

Etwas anders, aber grundsätzlich nicht wesentlich anders, ist es mit der Therapie.

Der heutige Bürger befindet sich – im Vergleich zu Mayr's Zeit – in einem ganz enorm veränderten Lebensumfeld. Umweltnoxen, Hektik, Stress, Übersäuerung der Böden mit Wertverminderung der Lebensmittel, verschiedene Formen der Fehlernährung, vegetative Überforderung, Elektrosmog und zahlreiche andere moderne Belastungen haben die Grundgesundheit und die therapeutische Ansprechbarkeit des heutigen Wohlstandsmenschen wesentlich stärker als je zuvor untergraben. Dies kommt auch durch das massenhafte Auftreten von früher nur selten oder gar nicht vorkommenden Krankheitsbildern zum Ausdruck:

Risikofaktoren, Nahrungsmittelintoleranzen, Pilzerkrankungen, Allergien, Schwermetallbelastungen, Parasitosen, hormonelle Entgleisungen, Acidosen, Mineraldefizite und anderes mehr.

Dadurch gibt es zwar an den drei Grundrichtlinien der Mayr-Therapie, den Heilprinzipien „**Schonung – Säuberung – Schulung**" keine Änderung, jedoch ist heute als Ergänzung ein MEHR an diagnostischer Kenntnis und therapeutischer Bandbreite und Flexibilität erforderlich geworden. Dies hat die Anwendung eines vierten, früher nicht benötigten Prinzips erforderlich gemacht: die **Substitution**. Das ist die Behebung von bereits vor der Therapie bestehenden Defiziten, wie von basenspendenden Substanzen, Elektrolyten und anderem. Für diese Ergänzungen, die zusätzlich zur „klassischen Mayr-Therapie" heute angewendet werden, gilt die Regel:

So wenig als möglich – soviel als nötig!

Die Mayr-Diagnostik ist eine Fünf-Sinne-Diagnostik. Dabei und auch für die manuelle Bauchbehandlung kommt dem feinsinnigen Tastempfinden der Hände des Arztes eine tragende Bedeutung zu. Obwohl bei jeder Unklarheit, also im Bedarfsfall auch alle schulmedizinischen diagnostischen Verfahren angewendet werden können und sollen, empfehlen sich aber vor allem solche diagnostischen Ergänzungsmethoden, in denen auch manuell feinsinnig vorgegangen werden kann. Denn:

Was der Arzt mit den Apparaten zugewinnt, das verliert er aus den Fingerspitzen.

Mit der Anwendung der Substitution, mit der therapeutischen Ergänzung durch naturgemäße Heilmaßnahmen wie Gymnastik, Heilmassagen, Wasseranwendungen, Homöopathie usw. und mit zusätzlichen diagnostischen Methoden wie der Applied

Kinesiology, die im Bedarfsfall angewendet werden, hat sich die Mayr-Medizin heute zu einem hochmodernen und zeitlos wirksamen diagnostisch-therapeutischen Heilverfahren weiterentwickelt. Wie kaum eine andere Methode passt sie genau in unsere heutige Zeit mit ihren vielfachen toxischen Belastungen und Überforderungen als die moderne Medizin. Sie ist es, die ursächlich-grundlegend an der Wurzel unserer Zeitprobleme heilsam eingreifen kann.

Es ist dem Kollegen Harald Stossier dankenswerterweise gelungen, mit diesem seinem Handbuch ganz wesentliche Zusammenhänge bis ins Detail herauszuarbeiten, ihre Auswirkungen verständlich zu machen und die Kausalität der modernen Mayr-Medizin als eine komplementäre und alternative Medizin von heute und morgen aufzuzeigen.

Ich wünsche dem Autor, seinem Buch und seinen möglichst zahlreichen Lesern ein besonders gutes Gelingen!

Maria Wörth – Dellach, August 2002

Dr. Erich Rauch, Medizinalrat
Ehrenvorsitzender der Internationalen
Gesellschaft der Mayr-Ärzte

Inhalt

Geleitwort V

Teil 1: Grundlagen

1 Diagnostik nach F. X. Mayr 3

2 Pathogenese 6

3 Enteropathie 8
   3.1   Die Selbstreinigung des Darmes 10
   3.2   Direkte Störungen des Verdauungsablaufes durch die Enteropathie 10
   3.3   Beeinträchtigung der Verdauungsorgane durch die Enteropathie 11

4 Die intestinale Autointoxikation ... 14

5 Die Bedeutung von Vitalität und Atrophie für die Diagnostik und Therapie nach Dr. F. X. Mayr 18

6 Therapie nach Dr. F. X. Mayr 21
   6.1   Grundlagen 21
   6.2   Schonung, Säuberung, Schulung und Substitution als therapeutische Prinzipien 24
   6.2.1   Schonung 24
   6.2.2   Säuberung 26
   6.2.3   Schulung 29
   6.2.4   Substitution 30
   6.3   Die Bedeutung der manuellen Bauchbehandlung 31
   6.3.1   Verschiedene „Griffe" 33
   6.3.2   Wirkungen der manuellen Bauchbehandlung 34
   6.4   Die Individualität in der Therapie 35

7 F. X. Mayr und Applied Kinesiology . 38
   7.1   Darstellung der Applied Kinesiology (AK) 38
   7.2   Der normotone Muskel 42
   7.3   Der hypertone Muskel 42
   7.4   Der schwache Muskel 42
   7.5   Therapielokalisation und Challenge als weitere Diagnosemöglichkeiten in der AK 43
   7.5.1   Therapielokalisation (TL) 43
   7.5.2   Challenge 43
   7.5.3   Challenge-Arten 43
   7.6   Vorgangsweise und Interpretation eines AK-Tests 44

8 Die Rolle des Proteins in der Therapie nach Mayr 47
   8.1   Aufgaben, Funktion und Bedarf 47
   8.2   Die pathologische Eiweißspeicherung 49
   8.3   Eiweiß und Verdauung 51
   8.3.1   Möglichkeiten zur Entstehung von biogenen Aminen 52
   8.3.1.1   Fructoseintoleranz 52
   8.3.1.2   Parasiten/Candida 53
   8.3.1.3   Dysbiose 53
   8.3.1.4   Malignome 53
   8.4   Eiweiß und Säure-Basen-Haushalt 53
   8.5   Therapeutische Konsequenzen 54
   8.6   Aderlasstherapie 55
   8.7   Basentherapie 57

9 Die Bedeutung der Fette in der Mayr-Therapie 58
- 9.1 Systematik der Fettsäuren ... 58
- 9.2 Nomenklatur der Fettsäuren . 59
- 9.3 Biologische Funktionen der Fettsäuren 60
- 9.4 Membranbestandteile 61
- 9.5 Entgiftungsfunktion der Fettsäuren 62
- 9.6 Hormonelle Regulation 63
- 9.7 Prostaglandinsynthese 64
- 9.8 Natürliches Vorkommen der Fettsäuren 64
- 9.9 Bedarf und Therapie 66
- 9.10 Praktischer Umgang mit den Fetten während der Mayr-Therapie 67

10 F. X. Mayr und der Säure-Basen-Haushalt 69
- 10.1 Einleitung 69
- 10.2 Die Wirkung von Säuren im Körper 70
- 10.3 Ursachen für Acidosen 70
- 10.3.1 Endogen 70
- 10.3.2 Exogen 71
- 10.4 Stadien einer Acidose (nach Sander) 71
- 10.4.1 Latente Acidose 71
- 10.4.2 Akute Acidose 71
- 10.4.3 Chronische Acidose 71
- 10.4.4 Lokale Acidose 71
- 10.4.5 Säuretod 71
- 10.4.6 Beispiele typischer Krankheitsbilder von Acidosen 72
- 10.5 Organe des Säure-Basen-Haushaltes und dessen Regulationsmechanismen 72
- 10.6 Elimination von Säuren, Bedeutung von Mineralstoffen 74
- 10.7 Einfluss von Lebensmitteln auf den Säure-Basen-Haushalt 76
- 10.7.1 Säurespendende Lebensmittel 76
- 10.7.2 Basenspendende Lebensmittel 77
- 10.7.3 Neutrale Lebensmittel (annähernd im Säure-Basen-Gleichgewicht) 77
- 10.8 Diagnostik des Säure-Basen-Haushalts 77
- 10.8.1 Laborchemische Untersuchungen 77
- 10.8.2 Diagnostische Kriterien nach F.X. Mayr bei Verdacht auf Übersäuerung 79
- 10.9 Basentherapie 80
- 10.9.1 Bewegung 80
- 10.9.2 Ausreichendes Trinken 81
- 10.9.3 Basenbetonte Auswahl und Zusammenstellung der Speisen 81
- 10.9.4 Orthomolekulare Therapie . 82
- 10.9.4.1 Natriumbicarbonat 82
- 10.9.4.2 Basenpulver 82
- 10.9.4.3 Baseninfusion 84
- 10.9.4.4 Mineralstoffe, Spurenelemente, Vitamine 84
- 10.9.4.5 Fettsäuren 85
- 10.9.5 Zusatzmaßnahmen 85
- 10.9.5.1 Baseneinlauf 85
- 10.9.5.2 Colonhydrotherapie 85
- 10.9.5.3 Basensalbe 85
- 10.9.5.4 Basenzahnpulver 86
- 10.9.5.5 Baseninhalationen 86
- 10.9.5.6 Basenbad 86

Teil 2: Die F. X. Mayr-Therapie in der modernen Praxis

11 F. X. Mayr und Allergie 89
- 11.1 Einleitung 89
- 11.2 Histaminintoleranz 89
- 11.2.1 Zusammenhang von Histamin und orthomolekularen Stoffen 91
- 11.2.1.1 Vitamin B6 91
- 11.2.1.2 Vitamin C 92
- 11.2.1.3 Calcium – Magnesium 93
- 11.3 Der Einfluss einer Dysbiose – Parasitose auf Histaminintoleranz 94
- 11.4 Praktische Durchführung der Mayr-Therapie bei Lebensmittelunverträglichkeiten 94
- 11.5 Orthomolekulare Therapie . 96
- 11.6 Kohlenhydrat-Malabsorptionssyndrome 97
- 11.6.1 Fructoseintoleranz 97
- 11.6.1.1 Klinisches Bild einer Fructoseintoleranz 97
- 11.6.1.2 Diagnose der Fructoseintoleranz 99
- 11.6.1.3 Therapie der Fructoseintoleranz 100
- 11.6.2 Lactoseintoleranz 100
- 11.6.2.1 Klinisches Bild einer Lactoseintoleranz 100
- 11.6.2.2 Diagnose der Lactoseintoleranz 101
- 11.6.2.3 Therapie der Lactoseintoleranz 101

12 F. X. Mayr bei rheumatischen Erkrankungen 103
- 12.1 Intestinale Autointoxikation, Dysbiose, Parasitose, allergische Diathese 103
- 12.2 Latente Acidose – lokale Acidose 103
- 12.3 Die Rolle der Fettsäuren bei rheumatischen Erkrankungen 104
- 12.4 Herde – Störfelder 106
- 12.5 Schwermetallbelastungen .. 106
- 12.6 Umweltgifte 107
- 12.7 Praktische Durchführung einer Mayr-Therapie bei rheumatischen Erkrankungen 107

13 F. X. Mayr bei Stoffwechselstörungen 109
- 13.1 Grundsätzliches 109
- 13.2 Diabetes mellitus 109
- 13.2.1 Praktische Durchführung einer Mayr-Therapie bei Typ II-Diabetes 110
- 13.3 F. X. Mayr bei Hyperlipidämien 111
- 13.3.1 Praktische Durchführung einer Mayr-Therapie bei Fettstoffwechselstörungen . 112
- 13.4 Gicht 113
- 13.4.1 Einfluss von Nahrungsmitteln auf die Harnsäurekonzentration 113
- 13.4.2 Praktische Durchführung einer Mayr-Therapie bei Gicht 114
- 13.5 Herz-Kreislauf-Erkrankungen – Hypertonie – erhöhtes kardiales Risiko . 114
- 13.5.1 Risikofaktor Arteriosklerose 115
- 13.5.2 Praktische Durchführung einer Mayr-Therapie bei Herz-Kreislauf-Erkrankungen 116

14 F. X. Mayr und hormonelle Regulationsstörung 118
- 14.1 Grundlagen 118
- 14.2 Epiphysenstörungen 120
- 14.3 Hypophysenstörungen 121
- 14.4 Schilddrüsenerkrankungen 122

14.4.1	Praktische Durchführung der Mayr-Therapie bei Schilddrüsenstörungen	... 124				

14.4.1 Praktische Durchführung der Mayr-Therapie bei Schilddrüsenstörungen ... 124
14.5 Nebennierenstörungen ... 124
14.5.1 Praktische Durchführung einer Mayr-Therapie bei Nebennierenerschöpfung . 126
14.6 Gynäkologische Störungen   128
14.6.1 Dysmenorrhöe 129
14.6.2 Therapeutisches Vorgehen beim prämenstruellen Syndrom 130
14.6.3 Das Klimakterium 131
14.6.3.1 Praktische Durchführung einer Mayr-Therapie bei klimakterischen Beschwerden............. 133
14.6.3.2 Unterstützende Maßnahmen bei klimakterischen Beschwerden 134
14.6.4 Empfängnis – Schwangerschaft – Geburtsvorbereitung – unerfüllter Kinderwunsch . 134
14.6.4.1 Praktische Durchführung einer Mayr-Therapie bei unerfülltem Kinderwunsch   135
14.6.4.2 Schwangerschaft 135
14.6.4.3 Geburtsvorbereitung 136
14.6.4.4 Stillperiode 136
14.7 Zusammenfassende Überlegungen zur Behandlung hormoneller Störungen im Rahmen einer Mayr-Therapie 136

15 Mayr-Therapie und Alterung 139
15.1 Altern molekularbiologisch betrachtet 139
15.2 Einfluss der Ernährung 140
15.3 Oxidation – Reduktion 141
15.4 Hormontherapie 142
15.5 Konsequenzen für die Lebensführung 142

16 F.X. Mayr-Therapie bei Dysbiose, Candidose und Parasitose 144
16.1 Dysbiose 144
16.2 Candidose 145
16.2.1 Diagnostik der Candidabelastung für den Mayr-Arzt 146
16.2.2 Vorgangsweise beim AK-Test 146
16.2.3 Praktische Durchführung einer Mayr-Therapie bei Pilzbelastung 147
16.2.4 Diätetische Vorgangsweise 148
16.2.5 Medikamentöse Therapie . 150
16.2.6 Unterstützende Maßnahmen 151
16.3 Parasitose 151
16.3.1 Anamnese und Klinik 152
16.3.2 Spezielle Diagnostik 153
16.3.2.1 Diagnostik nach F.X. Mayr . 153
16.3.2.2 AK-Test 153
16.3.3 Praktische Durchführung einer Mayr-Therapie bei Parasitose 154
16.3.3.1 Parasitogene Krise 156
16.3.3.2 Besonderheiten einer Parasitenbehandlung 156

17 ICV und Sphinkterenprobleme ... 157
17.1 Das Ileozäkalklappensyndrom (ICV) 158
17.2 Ursachen und Symptome der Ileozäkalklappenstörung 160
17.3 Differentialdiagnose ICV – Appendizitis – Adnexitis – Narbenstörfeld 160
17.4 Manuelle Korrektur der gestörten Ileozäkalklappe . 160
17.5 Offene ICV 160
17.6 Geschlossene oder spastische ICV 161

18 F. X. Mayr und Parodontologie 162
    18.1   Der Säure-Basen-Haushalt .. 162
    18.2   Zahnersatzmaterialien 163
    18.3   Kiefergelenk 164
    18.4   Störfelder im Mundbereich . 164
    18.5   Zahn-Organ-Beziehung 166
    18.6   Therapeutische Möglichkeiten bei parodontalen Erkrankungen für den Mayr-Arzt 167
    18.6.1 Parodontitis 167
    18.6.2 Parodontose 169
    18.6.3 Lokale Herdbefunde 169
    18.6.4 Kiefergelenk 169

19 Zeitgemäße Küchentechnik als Grundlage moderner Diätetik
(Von Peter Mayr) 170
    19.1   Die Verdauung beginnt in der Küche 170
    19.2   Worin bestehen nun die grundsätzlichen Unterschiede? 170
    19.2.1 Der richtige Einkauf 171
    19.2.2 Biologische Lebensmittel ... 171
    19.2.3 Artgerechte Tierhaltung 172
    19.2.4 Richtiges Lagern 172

    19.3   Zubereitungsmethoden im Überblick 173
    19.3.1 Kochen 173
    19.3.2 Blanchieren 174
    19.3.3 Dämpfen 174
    19.3.4 Dünsten 175
    19.3.5 Braten 175
    19.3.6 Braten in Folie 176
    19.3.7 Backen 176
    19.3.8 Gratinieren 177
    19.3.9 Grillen 177
    19.3.10 Rösten 178
    19.3.11 Einbrenn 178
    19.3.12 Mehlschwitze 179
    19.3.13 Schmoren 179
    19.3.14 Frittieren 180
    19.3.15 Panieren 180
    19.3.16 Klare Suppe 181
    19.3.17 Einmach und Cremesuppen 181
    19.3.18 Knochen-Fleisch-Sauce ... 182
    19.4   Nährstoffverluste 182
    19.5   Mikrowellenherd 183
    19.6   Fettarme Zubereitung 183
    19.6.1 Der Wok zum Fettsparen .. 184
    19.7   Frischkräuter zum Würzen 184
    19.8   Salz und Zucker 185
    19.9   Säure-Basen-Ausgleich 185

Anhang

20 Literatur 189

21 Über den Autor 191

22 Information über die Internationale Gesellschaft der Mayr-Ärzte 192
    22.1   Information über Applied Kinesiology 193

23 Patienten-Merkblätter 195
    Allgemeine Kurinformation 196
    Information zur Vorkur 198
    Schema Ihrer Dr. F. X. Mayr-Kur..... 199
    Information zur Kurausleitung 200
    Patienteninformation zur Lactose-Intoleranz..................... 202
    Patienteninformation zur Histamin-Intoleranz..................... 205
    Patienteninformation zur Candidadiät 207
    Patienteninformation zur Fructose-Intoleranz..................... 210

Teil 1
Grundlagen

1 Diagnostik nach F. X. Mayr

Das Hauptinteresse von F.X. Mayr war es herauszufinden, woran man einen gesunden Verdauungsapparat erkennen kann. Bereits als Student der Medizin stellte er eine Reihe von Fragen zu diesem Thema, die von seinen Lehrern für ihn allesamt unzureichend beantwortet wurden. Nachdem auch in der Literatur der damaligen Zeit nur wenig über die diagnostischen Kriterien des Verdauungsapparates zu erfahren war, versuchte er, der Sache selbst auf den Grund zu gehen.

Wenn auch die Anfänge instrumentaler Untersuchungsmethoden in die Zeit Mayrs fallen, so stützte man sich vornehmlich auf Inspektion, Palpation, Perkussion u. dgl. Dabei beschränkte sich die Diagnostik (wie heute auch noch vielfach) auf das Fehlen von typischen, bereits Pathologien vermittelnden Krankheitszeichen. Das Nichtvorhandensein dieser Pathologien wird als „ohne Befund" dem Gesunden zugeordnet, obwohl sich der Patient vielleicht gar nicht so fühlt. Bleibt noch die Anamnese als Kriterium des Erkennens von Krankheitszuständen. Jeder Mediziner weiß um die Wichtigkeit und Bedeutung derselben, aber ebenso kritisch ist sie zu beurteilen, wenn der Patient über- oder untertreibt, unwissentlich Wichtiges nicht mitteilt, einfach subjektiv färbt. Auch ist ein „vorurteilsfreies" Untersuchen nach der Anamnese erschwert. Heute erleben wir in der modernen Medizin noch ein Phänomen. Die Untersuchung und z. T. auch die Interpretation der erhobenen Befunde wird an eine Maschine delegiert. Eine apparative, zum Großteil enorm aufwändige Diagnostik wird betrieben, um dann feststellen zu müssen, dass alle erhobenen Befunde im Normbereich sind.

Im Bereich des Abdomens sind Normwerte jedoch Mangelware. Diagnostik zu betreiben bedeutet letztlich, einen Vergleich von Ist- und Sollzustand durchzuführen. In den medizinischen Lehrbüchern fand sich zu Zeiten Mayrs, und daran hat sich bis heute nichts Wesentliches geändert, nur wenig Brauchbares für diese Diagnostik des Verdauungsapparates. Selbst wenn jemand versucht, jede feine Abweichung, in welchem Bereich auch immer feststellbar, vom Gesunden festzustellen, wird er im Bereich des Verdauungsapparates scheitern. Dies deshalb, weil es keine genauen Angaben über die Größe, Form oder andere erkennbare diagnostische Kriterien eines normalgesunden Verdauungsapparates gibt. Diese charakteristischen Merkmale vermisst man bis heute.

Mayr sah seine Aufgabe darin, *„Fundamente zu[r] Diagnostik der Verdauungskrankheiten"* zu schaffen und nannte seine 1921 erschienene Arbeit auch so. Dabei formulierte er sein Ziel folgendermaßen: **„den praktischen Arzt in den Stand zu setzen, sich jederzeit vom Krankheitsbette ohne chemische und instrumentelle Hilfsmittel, ja selbst ohne Anamnese ein möglichst zutreffendes Bild vom Zustand und der Funktion der einzelnen Abschnitte des Verdauungsapparates verschaffen zu können."**[1]

Mayr war ein exzellenter und feinsinniger Beobachter. Darüber hinaus beherrschte er die manuelle Untersuchung und verließ sich immer auf das, was sich seinen fünf Sinnen übermittelte. Nun stellt sich die Frage, wie Mayr dazu kam, dieses oder jenes Gefundene bzw. Erhobene als normal und gesund zu bezeichnen, anderes wiederum als krankhaft.

---

[1] Mayr, F.X.: Fundamente zu(r) Diagnostik der Verdauungskrankheiten, S. 6.

Als Legitimation, seine Patienten diätetisch zu behandeln, wird behauptet, dass Mayr den Bericht der Patienten mit dem Satz „… und ihr Verdauungsapparat ist auch nicht in Ordnung" ergänzte. In der Therapie bediente er sich eines der ältesten Heilprinzipien, nämlich des Fastens. Während dieses therapeutischen Fastens beobachtete er akribisch jegliche Veränderung, hielt sie fest und merkte so bald, dass es fast ausnahmslos zu gesundheitlichen Verbesserungen kam. Er erkannte, dass diese Veränderungen nach bestimmten Gesetzmäßigkeiten abliefen, aber bestimmte Grenzen nicht überschritten wurden. Den Zustand der maximalen gesundheitlichen Verbesserung einzelner Organe bezeichnete er als „idealgesund", und wie bei einem Mosaik entstand aus dem Ineinanderfügen einzelner Komponenten das Bild eines idealgesunden Menschen. Somit war es ihm gelungen, ausgehend vom Verdauungsapparat Kriterien zu entwickeln, welche tatsächlich als die Fundamente bezeichnet werden können.

Damit ist erstmals eine Diagnostik, nicht ausgehend vom Normalbefund, sondern von einem idealgesunden Zustand möglich. Nicht die Norm, sondern das Ideal ist das Maß der Dinge. Mayr erkannte sehr wohl, dass der idealgesunde Mensch eine Idee bleibt, indem er festhielt: „Ich habe nie alle einzelnen diagnostischen Kriterien an einer Person ideal gefunden". Aber wir erkennen in der Diagnostik nach Mayr genau, wo der einzelne seine Schwachstellen hat, ob und wo er sich weiter von seinem individuellen Gesundheitsoptimum entfernt hat. Darüber hinaus ist auch während der Therapie erkennbar, ob eine Veränderung zur gesundheitlichen Verbesserung führt oder ob es durch Fehlverhalten des Patienten oder andere Einflüssen zu einer gesundheitlichen Verschlechterung, im Sinne eines Wegbewegens, vom Idealbild gekommen ist.

Diagnostik nach Mayr ist das Erkennen mit und durch unsere fünf Sinne. Es mag richtig sein, dass sich hierdurch keine Magenspiegelung und keine Biopsie ersetzen lässt, außerdem erfordert es auch ein gewisses Umdenken zugunsten funktioneller Störungen. Bevor noch Pathologien den Gesundheitszustand beeinträchtigen, erkennt man das Abweichen von der gesunden Funktion der Organe. Hingreifen, Fühlen, Palpieren, das Spüren der Qualität der Spannung sowie die Reaktion der lebendigen Struktur des Patienten auf die untersuchende Hand liefern eine enorme Fülle von unterschiedlichsten Informationen. Selbstverständlich muss wie bei jeder diagnostischen Methode der Untersucher entsprechend geschult und erfahren sein, um das, was er erkennt, auch interpretieren zu können. Worauf achten, wohin greifen, wie untersuchen? – berechtigte Fragen am Beginn, um Neues zu erkennen. Es fällt wahrhaft schwer „mit den Augen zu schauen, was vor den Augen dir liegt" (Goethe). Und man findet es auch nicht, wenn man nicht daran denkt.

Daher ist die Diagnostik nach Mayr etwas ganz Besonderes. Viele Patienten bemerken nach der Untersuchung: „So hat mich noch niemand untersucht."

Durch das manuelle Untersuchen entsteht auch eine andere Beziehung zum Patienten. In dieser sich entwickelnden emphatisch liebevollen Beziehung werden therapeutisch notwendige Maßnahmen erfahrungsgemäß leichter und besser angenommen. Auch ergeben sich nicht nur Befunde, sondern Empfindungen des Patienten und Verständnis für den Zustand des Patienten. Aber – und dies wird besonders in der Therapie zum Tragen kommen – auch der Patient empfindet den Arzt. Er merkt, ob er es ehrlich meint, hinter dem steht, was er tut, oder ob er es nur tut, weil es „in" ist.

In diesem Wechselspiel des Erkennens entsteht ein Bild des Patienten, das jener, der gewohnt ist in Hightech-Medizin zu denken, als nicht objektiv bezeichnen mag. Das ehrliche Bemühen jedoch, den anderen zu erkennen, einen Ist-Zustand mit dem individuellen Idealbild zu vergleichen, ermöglicht Begegnungen, welche das Arztsein zur Freude machen. Nichts wird beschönigt, weggelassen oder hinzugefügt. Es ist gut so, wie es ist, denn es gibt auch eine Möglichkeit der positiven Veränderung.

Die Diagnostik nach Mayr lässt bereits feinste Veränderungen des Gesundheitszustandes erkennen. Oft sind herkömmliche Verfahren (noch) nicht in der Lage, Abweichungen, z.B. der Laborchemie, zu erkennen oder Veränderungen durch bildgebendes Verfahren festzustellen. Somit erhält Diagnostik nach Mayr einen besonderen Stellenwert der Vorsorge, deren Anliegen die Gesunderhaltung ist.

Hier muss auch klar zwischen echter Vorsorge und Früherkennung unterschieden werden. Einen Tumor beispielsweise im Frühstadium zu erkennen ist wichtig, besser jedoch, ihn durch richtiges Verhalten erst gar nicht entstehen zu lassen. Hier gilt es, Tendenzen zu erkennen und danach zu handeln. Wenn wir heute über Lifestyle-Medizin sprechen, so brauchen wir neue Instrumentarien des Erkennens. Dort wo wir (noch) keine Pathologien erwarten, werden die Methoden des Erkennens derselben andere sein müssen. Diagnostik von Funktionsstörungen erfolgt durch Erkennen der Funktion. Funktion bedeutet, dass etwas in Veränderung, in Bewegung ist. Ein Denken in Regulationsmechanismen ist erforderlich, um das starre Ursache-Wirkungsprinzip im Sinne von Monokausalität zugunsten des vernetzten Denkens zu verändern. Mayr-Diagnostik führt uns unmittelbar dorthin. Mayr war auch bestrebt, sich in seinem Untersuchungsgang ein unvoreingenommenes Bild des Patienten zu machen. Deshalb kommt die Anamnese erst nach der Untersuchung. Nicht, weil sie bedeutungslos ist, sondern weil sie den Untersuchungsgang beeinflussen kann. Außerdem ist es eine Herausforderung – ohne weitere Kenntnis der Beschwerden, dem Patienten und sich als Arzt zu zeigen, was man in der Diagnostik erkennen kann. Diese Vorgangsweise schult den Spürsinn des Arztes, lehrt ihn genau zu beobachten, gibt aber auch Sicherheit, indem das Erkannte idealerweise mit den Beschwerden des Patienten in Einklang gebracht wird. Vor allem auch für die Kontrolle während der Therapie, bei der manuellen Bauchbehandlung u. dgl. ist es wichtig, mit Sicherheit zu erkennen, wie es dem Patienten geht. „Lassen Sie mich schauen, wie es Ihnen geht", pflegte Mayr zu seinen Patienten zu sagen, um auch den Unterschied zu „Wie geht es Ihnen?" hervorzuheben.

> Um die Diagnostik im Detail zu erlernen, sei auf die Werke Mayrs bzw. Rauchs (⇨ S. 190) sowie die Ausbildungskurse der Internationalen Gesellschaft der Mayr-Ärzte (⇨ S. 192) verwiesen.

Sowohl die *Fundamente*, als auch das *Lehrbuch in Diagnostik und Therapie nach Mayr* bieten dem Anfänger einen Einstieg und sind auch als Nachschlagewerk bestens geeignet. Im Folgenden wird immer wieder darauf Bezug genommen.

2 Pathogenese

Indem Dr. Mayr seine Patienten fasten ließ, erkannte er eine Reihe von Veränderungen, welche als diagnostische Kriterien verwertet werden können. Gleichzeitig erkannte er eine Gesetzmäßigkeit hinter diesen Abläufen, welche sowohl für die Entstehung von Krankheitsbildern, als auch bei der Genesung entscheidend ist.

Diese Vorstellung einer Pathogenese ist nun kein Monopol Mayrs, sondern wird als gesetzmäßiger Ablauf bei der Entstehung von Krankheitsbildern von vielen unterschiedlichen Autoren und Forschern ähnlich beschrieben.

Ausgangspunkt der Betrachtung ist der lebendige Organismus. Wenn Gesundheit nicht nur das Fehlen von Krankheit ist, so muss sich die Gesundheit als eigenständige Kraft in sich definieren. Doch was sind Kriterien dieses gesunden Organes/Organismus und woran kann man sie mit den fünf Sinnen erkennen?

Zweifelsfrei ist ein Kriterium lebendigen Gewebes die Spannkraft oder der Tonus. Gesundes, Lebendiges und Vitales drückt sich durch eine eben solche Spannkraft aus, welche an der Leiche nicht mehr feststellbar ist. Dies mag ein Grund sein, dass sich medizinische Forscher so wenig damit beschäftigt haben, nachdem der Pathologe ein derartiges Phänomen nicht mehr feststellen und beschreiben kann. Dieser Tonus ist von der Mikro- bis zur Makrostruktur im Organismus feststellbar. Reaktionsfreudigkeit auf molekularer Ebene bis hin zur Haltung und Ausdruck des Gesamtorganismus werden von dieser Spannkraft geprägt. Umgekehrt sind Müdigkeit, Erschöpfung nicht nur äußerliche Zeichen, sondern spiegeln auch die Situation des Stoffwechsels wieder.

Mayr erkannte nun, dass sich gerade dieser Tonus während des Fastens charakteristischerweise veränderte, vor allem auch durch die manuelle Bauchbehandlung beeinflusst wird. Durch richtiges, individuelles Fasten kommt es ausnahmslos zu gesundheitlichen Verbesserungen.

Wie sehen nun diese charakteristischen Veränderungen aus, wenn Störeinflüsse auf einen gesunden, vitalen Tonus der zellulären Strukturen treffen. Wie reagiert die Zelle, die Grundsubstanz, das Organ, der Organismus? Hierzu erkannte Mayr Folgendes:

Unabhängig, welcher Art die Störung ist, versucht der Organismus über Regulationsmaßnahmen die Noxe zu eliminieren. Dabei wird anfänglich eine Mehrleistung erbracht. Durch diese Mehraktivität – Mayr nannte es Exzitationsstadium – wird auf allen Ebenen versucht, die Störung zu beseitigen. Beim Infekt zum Beispiel sind katharralische Symptome als Versuch zu werten, Toxine vermehrt über die Schleimhaut zu eliminieren. So ist der banale Schnupfen eine solche Reaktion, aber auch die Rhinitis allergica. Muskuläre Reaktionen führen zu Kontraktionen – Spasmen – und damit verbundenen Beschwerden (Schmerzen, Krämpfe). Je nach Organ stellen sich die Symptome ein: spastische Obstipation, Dysmenorrhöe, muskulärer Hartspann und vieles mehr. Muskelspannung beeinflusst auch die Haltung und Statik sowie den Ausdruck der mimischen Muskulatur.

Dieses Exzitationsstadium ist also an einer Vielfalt unterschiedlicher Symptome erkennbar. Diese Vielfalt lässt aber auch erkennen oder zumindest erahnen, wo gravierende Störstellen und/oder Schwachstellen im Organsystem sind. Dies ist Aufgabe der diagnostischen Beurteilung durch den Arzt.

Nachdem dieses Exzitationsstadium aber bereits Ausdruck des Regulationsvermögens des Organismus ist, kommt ihm auch in dieser Hinsicht besondere Bedeutung zu. Kann das Organ (System) überhaupt noch diese Mehrleistung erbringen? Ist es noch zur Exzitation befähigt? Diese Fragen stellen sich während der Untersuchung, auch mit prognostischer Relevanz für die Therapie.

Sicher ist jedoch, dass der Organismus wieder zur Ausgangslage zurückkehrt, sofern für die Exzitation das auslösende Agens neutralisiert bzw. eliminiert werden kann.

Wichtig ist hier der Faktor „Zeit". Einzelne Organe oder auch nur Abschnitte des Organs (Darmbezirke) können über einen längeren Zeitraum in dieser Übererregtheit verharren, während andere schon längst wieder zum „Alltagsgeschehen zurückgekehrt sind". Der Faktor „Zeit" ist hier also am schwierigsten einzuschätzen. Ergänzende Angaben des Patienten über die Dauer der Beschwerden sind also unumgänglich notwendig und hilfreich für die gesamte Beurteilung.

Gelingt es jedoch nicht, durch die oben beschriebenen Maßnahmen die Noxe zu eliminieren und/oder bleibt diese (für längere Zeit) bestehen, erlahmt das Regulationsvermögen. Dies ist nicht gleichbedeutend mit Regulationsstarre des Grundsystems, sondern vorerst „nur" die Erschöpfung. Um nicht im Kampf gegen Windmühlen völlig den Kürzeren zu ziehen, hat die Natur es so eingerichtet, dass Organe oder Teile davon ihre Funktion reduzieren können. Dieses Nachlassen der Funktion bezeichnete Mayr als Paralyse oder Lähmungsstadium.

Auch hier finden sich wieder charakteristische Merkmale, welche diagnostische Relevanz besitzen. Die Muskulatur wird müde, schwächer, demzufolge auch der Ausdruck wie „Mimik, Haltung", etc. Hohlorgane, wie der Verdauungsapparat werden schlaff und weitgestellt. Andere Organe wiederum werden weniger Sensibilität an den Tag legen, mit allen Konsequenzen für den gesamten Stoffwechsel. Verdauungsvorgänge werden nur unzureichend und unvollständig ablaufen, Verdauungssäfte in geringem Maß und geringerer Konzentration produziert, die Peristaltik vermindert. Damit steigt aber die Wahrscheinlichkeit von Fehlverdauungsprozessen wie Gärung und Fäulnis. Auch im Bereich der Durchblutung werden der Gefäßtonus nachlassen, damit Stauung, Varicositas und Durchblutungstörungen zunehmen.

Wiederum die Zeit, Art und Intensität der Einwirkung berücksichtigend, kann die Paralyse in das Atrophiestadium übergehen. Hier kommt es bereits zu Substanzverlust und zu irreversiblen Veränderungen. Eine Restitutio ad integrum ist nur mehr bedingt und unvollständig möglich. Auch hier ist nicht der ganze Organismus gleichermaßen getroffen – ist dies der Fall, führt die Degeneration zum Tod.

Normal- oder besser Idealtonus – Exzitation – Paralyse – Atrophie und letztlich Tod sind also die von Mayr erkannten und beschriebenen Stadien. Ähnliches findet sich bei der Homotoxikologie nach Reckeweg, der in seinen Vorstellungen noch den „biologischen Schnitt" beschreibt. Ab dieser Grenze ist eine Restitutio ad integrum nicht mehr möglich. Auch Selye, der große Stressforscher, beschreibt diesen phasenhaften Ablauf. Auf einen Reiz reagiert der Körper mit einer Alarmphase, erhöhter Adaptation und schließlich mit der Erschöpfung. Und auch die funktionelle Diagnostik der Applied Kinesiology (⇨ S. 38 ff.) beschreibt ein typisches Reaktionsmuster der Muskulatur: normoton – hyperton – schwach. Man erkennt also, dass dieser phasenhafte Ablauf ein typisches Reaktionsmuster lebender Strukturen darstellt. Von welchem Gesichtspunkt aus man es auch betrachtet, mit welcher Nomenklatur es versehen wird, es bleibt immer das gleiche Reaktionsmuster.

3 Enteropathie

Entsprechend der oben dargestellten Pathogenese kommt es anfänglich zu einem Exzitationsstadium. Dieses wurde von Mayr als **Hyperkinesie des Verdauungsapparates** beschrieben.

Gekennzeichnet ist diese Hyperkinesie durch:

- **vermehrte Sekretion der Drüsen des Verdauungsapparates** (Pankreas, Leber, Galle, Dünndarmdrüsen). Hier ist das Sekret selbst weniger enzymreich und enthält mehr Flüssigkeit, um den „reizenden" Darminhalt zu verdünnen. Dies ist auch als Schleimhautschutz gedacht.
- **vermehrte Peristaltik oder Reizperistaltik.** Der Darminhalt soll also rascher weiterbewegt werden, damit so auch die Toxine des Darminhaltes schneller ausgeschieden werden. Dies bedingt jedoch, dass der durch vermehrte Drüsensekretion verdünnte und gleichzeitig rascher an der Darmoberfläche vorbeistreichende Darminhalt weniger ausgenützt wird, sprich weniger Inhaltsstoffe resorbiert werden können. Ein Teil des Darminhaltes bleibt also immer unverdaut bzw. unvollständig abgebaut.
- **Reizzustand der Muskulatur,** selbst nach erfolgter Entleerung des Darminhaltes. Durch die im Darm befindlichen Toxine werden nicht nur die Muskulatur selbst, sondern auch das vegetative Nervensystem des Verdauungsapparates gereizt. Dieser Reizzustand kann sich bis zum Spasmus steigern. Der hyperkinetische Darm ist also meist hypertonisch bis spastisch tastbar, schlechter verschieblich und mehr oder weniger schmerzhaft. Oft imponiert beispielsweise das Colon descendens als fingerdicker, knorpeliger, harter Strang.
- **Form-, Konsistenzänderung des Stuhls.** Neben unverdauten Speiseresten finden sich Schleim- und Gallebeimengungen. Auch die Häufigkeit der Entleerung ist verändert.

Konstitution, Intensität und Zeitdauer der Reizung bestimmen die Ausprägung der Hyperkinesie in den einzelnen Abschnitten des Verdauungsapparates. Letztlich wird die Hyperkinesie in die **Hypokinesie** übergehen. Ein Zustand, den Mayr anfänglich „Darmträgheit" nannte. Er hat auch seine 1912 erschienene Arbeit so genannt (⇨ Abb. 1).

Demzufolge entsteht eine Hypokinesie des Darmes hauptsächlich aus den zwei folgenden Gründen:

1. einer organischen Störung (Erkrankung) der gesamten Wand des Verdauungsapparates oder einzelner Abschnitte
2. oder einer funktionellen Störung.

Bei der funktionellen Störung ist die Hypokinesie das Wesentliche an der krankhaften Veränderung. Dies wird sich in Lokal- und Fernsymptomen zeigen.

Bei den **funktionellen Störungen** unterscheidet Mayr zwei Formen – jene mit normal erregbaren Darmnerven und jene mit untererregbaren Darmnerven.

Bei **normal erregbaren** Darmnerven wird der Impuls zur Peristaltik und damit Weiterführung, Durchmischung und Resorption im Wesentlichen vom Darminhalt erfolgen. Ist dieser gering, wird auch der ausgeübte Reiz gering sein. In der Folge muss also durch Nachschub von oralwärts oder Zersetzung aufgrund der Stagnation des Darminhaltes die Reizstärke erhöht werden, um zur Weiterbeförderung bzw. Stuhlentleerung zu führen. Kleine Stuhlmengen mit leicht erhöhten Zersetzungsprodukten sind die Folge. Dies

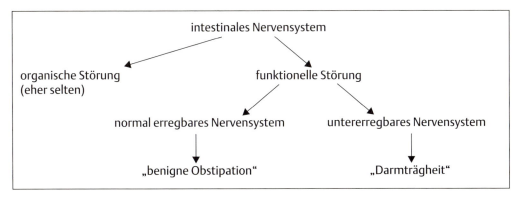

Abb. 1 Hypokinesie-Schema

kann beispielsweise alle zwei bis drei Tage erfolgen. Als Ursache hierfür kommt eine geringe Aktivität der Schleimhautdrüsen in Frage, welche sowohl habituell als auch nach Entzündungen zu beobachten ist.

Weitreichendere Folgen hat es, wenn die Erregbarkeit der Darmnerven **reduziert** ist. Dieses als Plexus myentericus bezeichnete Nervengeflecht ist zwar an Sympathikus und Parasympathikus angeschlossen, die äußere Innervation spielt jedoch nur eine untergeordnete Rolle. Hierdurch wird die gesamte Darmperistaltik reduziert – sowohl was die Häufigkeit der peristaltischen Wellen als auch deren Intensität angelangt. Der Darminhalt bleibt somit länger im hypokinetischen Darmabschnitt liegen und zersetzt sich. Aufgrund der schwachen Peristaltik wird der Weitertransport nicht nur langsam erfolgen, sondern es werden auch Inhaltsstoffe zurückbleiben. Die Selbstreinigung des Darmabschnittes und der Weitertransport des Inhaltes ist somit beeinträchtigt und nicht mehr vollständig gegeben. Als Folge finden sich wandständige Ablagerungen von Darminhalt, welche Ausgangspunkt von sog. Kotsteinen sein können. Mit der Abnahme der Erregbarkeit des Nervensystems geht eine Abnahme des Tonus der Darmmuskulatur einher. Somit bestimmt der Inhalt des Darmrohres die Form und Lage desselben und nicht mehr der eigene Spannungszustand. Gasförmige Zersetzungsprodukte lassen den Darmabschnitt aufgetrieben erscheinen, der breiig flüssige Inhalt lässt ihn entsprechend der Schwerkraft nach unten sinken.

Letztlich tritt als Auslöser für die Darmtätigkeit der mechanische Reiz immer mehr in den Hintergrund und der Chemismus gewinnt an Bedeutung. Das bedeutet, dass die Zersetzungsprodukte der Motor für die Darmtätigkeit werden.

Dieser Vorgang wurde von Mayr als Darmträgheit verstanden und beschrieben. Vielfach wird jedoch unter Darmträgheit die Obstipation verstanden. Nachdem bei dem oben beschriebenen Mechanismus allenfalls eine latente Obstipation besteht bzw. durch die Zersetzungsprozesse sogar häufigere Stuhlentleerungen erfolgen, sprechen wir heute besser von der „Enteropathie nach Mayr".

> Nun ist eine Enteropathie nicht nur, wie im *Pschyrembel* angegeben, eine unspezifische Darmerkrankung, sondern im Sinne Mayrs der oben beschriebene pathogenetische Ablauf. Diese Enteropathie nach Mayr ist auch mit einer Reihe von Auswirkungen verbunden.

> Als erstes leidet die **Selbstreinigung des Darmes.**
> Weiterhin kommt es zu
> - direkten Störungen im Ablauf der Verdauung
> - zu Beeinträchtigungen von Nachbarorganen des Darmes, wie Leber, Pankreas etc.
> - indirekten Störungen mit intestinaler Autointoxikation, welche den ganzen Organismus in seiner Funktion beeinträchtigen.

Die Folgeerscheinungen lassen sich zwar didaktisch trennen, sind aber im Krankheitsfall immer gleichzeitig in unterschiedlichsten Intensitäten an verschiedensten Körperabschnitten wirksam.

Das Freisein von subjektiven Beschwerden bedeutet noch nicht das Fehlen einer Enteropathie, vielmehr ist darauf zu achten, mit den richtigen diagnostischen Mitteln diese zu erkennen und zu behandeln.

3.1 Die Selbstreinigung des Darmes

Der Darm hat von Natur aus eine Tendenz, sich selbst zu reinigen. Alle Funktionen, vor allem aber die ausreichende Bildung von Verdauungssekreten unterstützen diese wichtige Tätigkeit. Selbstreinigung ist also eine wichtige Funktion, die aber auch Zeit benötigt. Nachdem die Speisen in den einzelnen Abschnitten des Darmes verarbeitet bzw. verdaut wurden, wird dieser gesäubert. Dies setzt ein hohes Maß an Sensibilität gegenüber den Vorgängen des Darminneren voraus. Rezeptoren in der Schleimhaut müssen den Inhalt des Darmes erkennen, um diesen zeitgerecht und vollständig zu verarbeiten, um so Zersetzungsprozesse zu vermeiden. Daher beschreibt Mayr „den Grad der Selbstreinigung des Darmrohres als brauchbaren Gradmesser für die Unversehrtheit der Sensibilität und der Funktionstüchtigkeit der Schleimhaut des Darmes und seiner Muskeln. Schon die geringste Verschmutzung eines Abschnittes des Verdauungsrohres ist ein untrügliches Zeichen einer Störung des Mechanismus des betreffenden Abschnittes und absolute Leere und vollkommenste Sauberkeit im Zustand der Ruhe ist das charakteristische Merkmal des gesunden Magens und Darmes!".[2] Ziel der Therapie nach Mayr ist es, diese Selbstreinigung wieder herzustellen.

3.2 Direkte Störungen des Verdauungsablaufes durch die Enteropathie

Stagnation des Darminhaltes als Zeichen der Enteropathie führt unweigerlich zu Zersetzungsprozessen. Die Intensität derselben ist dabei abhängig von den Inhaltsstoffen des Chymus, vom Wasser und den Darmbakterien. Gärungsprozesse finden sich bei kohlenhydratreicher, Fäulnisprozesse bei eiweißreicher Ernährung. Entsprechend den unterschiedlichen äußeren Einflüssen wird die Ausprägung dieser Zersetzung nicht im gesamten Verdauungsapparat gleichmäßig sein, sondern sich unterschiedlich entwickeln.

▶ **Colon descendens bis zum After**

Hier ist relativ wenig Flüssigkeit vorhanden, sodass bei noch normaler Tätigkeit des übrigen Verdauungsapparates wenig Zersetzungsprozesse zu erwarten sein werden. Der Kot wird allenfalls stärker eingedickt und angetrocknet sein, was den Transport des Kotes dieser Darmabschnitte allerdings erschwert.

---

[2] Mayr, Darmträgheit, S. 46.

▶ **Colon ascendens**

Finden bereits hier Zersetzungsprozesse statt, bleibt der Darminhalt reich an Flüssigkeit und zersetzungsfähigen Stoffen. Gelangt ein derartiges Gemisch nun in den aboraleren Darmabschnitt, wird auch hier Fäulnis und Gärung stattfinden. Blähungen, weicher Brei, zerfranster, zerrissener Kot als Zeichen des Gasgehaltes und zum Teil auch übel riechender Stuhl sind die Folge.

Je weiter oral die Darmträgheit stattfindet, desto intensiver sind die Folgen der Zersetzung. Der aborale Darmabschnitt kann dadurch sogar hyperkinetisch übererregt werden. Der Stuhl wird dünn bis breiig, eventuell sogar flüssig, mehrmals täglich erfolgen. Je nach Zustand der aboralen Darmabschnitte (z.B. untererregter Enddarm) kann auch nur ein einziger nahezu normal geformter Stuhl abgesetzt werden. Wenn dies auch nicht die Regel ist, so ist aus einem annähernd normalen Stuhlverhalten auch nicht der Rückschluss zu ziehen, dass alles in Ordnung sei.

Darmträgheit zeigt jedoch nicht nur in den aboralen Darmabschnitten Wirkung, sondern auch oralwärts. Physiologischerweise hemmt ein gereizter Darmabschnitt den unmittelbar oralwärts gelegenen Teil reflektorisch, um Zeit für die Verarbeitung seinen Inhaltes zu gewinnen. Indirekt werden so auch weiter entfernte Abschnitte „lahmgelegt". Im trägen Darm wird dieser Hemmungsimpuls allenfalls später bis gar nicht erfolgen. Erst der gestaute Darminhalt wirkt hier hemmend auf den oralen Abschnitt. Störungen werden erst dann zu erwarten sein, wenn der Darm keinen weiteren Inhaltsstoff mehr aufnehmen kann. Erfolgt die Stagnation anfangs schleichend, treten dann die Symptome wie Völlegefühl, Appetitlosigkeit, aufgetriebener Bauch, usw. plötzlich auf. Dies ist als Zeichen zu verstehen, dass das Fass vollgelaufen ist.

Natürlich hat auch die Art der Lebensmittel Einfluss auf die Geschehnisse im Verdauungsapparat. Kohlenhydratreiche Lebensmittel werden bei Darmträgheit vergoren. Neben der Bildung von Gasen und z. T. toxischen Alkoholen entstehen massenhaft starke Säuren. Diese sind ein starker Peristaltikreiz, weshalb es zur abführenden Wirkung von kohlenhydratreichen Lebensmitteln, wie Obst, Vollkorn, Zucker, Weißmehlprodukten etc. kommt.

Proteinreiche Ernährung führt zur Bildung von biogenen Aminen, Wasserstoff, Ammoniak und Schwefel. Diese Fäulnisprodukte wirken im Gegensatz zu den Gärungsgiften eher lähmend auf die Peristaltik. Fäulnis und Gärung sind entgegengesetzte Prozesse und können daher nicht gleichzeitig im selben Abschnitt des Verdauungsapparates vorkommen.

Diese toxischen Produkte haben aber noch entscheidenden Einfluss bei der Entstehung der intestinalen Autointoxikation. Als fettlösliche Substanzen vermögen sie die Barrierefunktion des Darmes zu beeinträchtigen und ermöglichen so in der Folge die Resorption von Stoffen aus dem Darminneren (⇨ Intestinale Autointoxikation, S. 14).

3.3 Beeinträchtigung der Verdauungsorgane durch die Enteropathie

Form und Lage des Darmes wird in erster Linie durch den Tonus der Muskulatur bestimmt. Selbstverständlich finden wir anatomische Fixationspunkte, diese bestimmen sozusagen die „Rahmenbedingungen". Dieser Tonus – als Zeichen des Lebendigen – ist der Schwerkraft entgegengesetzt bzw. ihr Gegenspieler. Wird der Darm träge, schlaff – hypo- bis atonisch, so bestimmt die Schwerkraft Form und Lage. Die einzelnen Abschnitte werden sich entsprechend der Schwerkraft absenken. Der Darm wird auch an Muskelspannung verlieren, weshalb er sowohl länger, als auch größer vom Durchmesser her wird. Indem die anatomischen

Fixationspunkte bestehen bleiben, ergeben sich die Möglichkeiten der „Knickbildung" oder zumindest der verzögerten Passage.

Als typisches Beispiel sei hier das Herabsinken des Colon transversum genannt. Idealerweise finden wir dieses bei der Untersuchung im Oberbauch. Ist es müde, träge und mit reduziertem Tonus versehen, hängt es z. T. bis an das kleine Becken herunter. In zahlreichen Röntgenuntersuchungen wird ein „langer Darm" diagnostiziert. Tatsächlich ist es ein Nachlassen der Spannkraft in diesem Abschnitt. Dies ist zumindest teilweise reversibel und auch während der Bauchbehandlung ist eine Tonussteigerung mit einem „Höhersteigen des Colon transversum" spürbar. Durch dieses Absinken im mittleren Teil des Colon transversum muss der Inhalt durch diesen ausgeweiteten Sack transportiert werden. Der Fixpunkt an der linken Flexura lienalis bleibt aber bestehen, sodass hier der Inhalt mit großer Anstrengung in Richtung der linken Flexur und darüber hinaus befördert werden muss (Doppelflintenphänomen).

Die Lageveränderung des Darms wird auch durch den Gasinhalt bestimmt. Gärungsbedingte Gasbildung im oberen Dünndarm führt zur Vorwölbung des Bauches oberhalb des Nabels. Beginnender, eiförmiger, kugelförmiger Gasbauch hat es Mayr genannt, nachdem der Bauch wie ein Ballon aufgetrieben wird.

Im unteren Dünndarm dagegen stauen sich häufiger Kotreste, welche langfristig zum Absinken des Dünndarms führen. Die Enteroptose ist die Folge, erkennbar durch eine Vorwölbung des Dünndarms unterhalb des Nabels.

Diese Ptose kann auch einzelne Organe stärker betreffen – die Gastroptose wird auch oft röntgenologisch diagnostiziert.

Diese Senkung der einzelnen Organe muss aus statischen Gründen von der Wirbelsäule ausgeglichen werden. Je nach Organ werden also verschiedene Wirbelsäulenabschnitte mehr belastet sein, sodass Rücken-, Kreuz- und/oder Beckenbeschwerden zu einem beträchtlichen Teil von der Situation im Verdauungsapparat beeinflusst werden. Wirbelsäule und Bauch sind die beiden zueinander gehörenden Seiten einer Münze.

Die bisher aufgezeigten Veränderungen der Enteropathie haben auch unmittelbare Auswirkungen auf die benachbarten Organe bzw. Organsysteme des Darms. Die gesunde Peristaltik und die Beweglichkeit des Darmes ist ein wichtiger Motor für die Durchblutung sowohl des Darmes, aber auch der benachbarten Organe. Darüber hinaus erfolgt durch diese muskuläre Kontraktion und Druckänderung der Transport der Lymphe. Beides ist bei der Enteropathie beeinträchtigt. Mangelhafte Darmtätigkeit, wie bei der Enteropathie, führt zu Kongestion und Stase, vor allem im Pfortaderkreislauf. Verstärkend wirkt hier der erhöhte Druck durch den gesamten Darminhalt selbst, sodass sich die Stauungshyperämie sowohl lokal (Schleimhaut des Darmes) als auch in die Nachbarorgane (Leber-Galle-System) ausdehnt. Vor allem wird sich die lokale Beeinträchtigung an den „Knickstellen" des Darmes besonders auswirken, wo sich die einzelnen Faktoren summieren. Hier schließt sich der Kreis von lokalem Reiz aus dem Darminhalt und Hyperämie der Schleimhaut als Grundlage der Enteropathie. Oft wird Schleimhaut als Fetzen, Faden oder massenhaft Schleim mitentleert. Klinisch zeigen sich solche Irritationen auch als leichte Beschwerdeformen einer Entzündung. Häufige Diagnosen sind Enteritis, Colon irritabile, Colitis membranacea u. dgl.

Bei allen entzündlichen Reaktionen ist das Lymphsystem mitbeteiligt, neben der Stauung derselben können gerade diese entzündlichen Begleitreaktionen zu Ausstrahlungssymptomen oder Miteinbeziehen von benachbarten Organbereichen führen. Besonders zu erwähnen ist hier die Wirbelsäulenregion, nachdem der primäre Abfluss der Lymphe in den regionären retroperitoneal gelegenen Lymphbahnen und -knoten erfolgt. Diese oben erwähnte Stauung im Pfortaderkreislauf führt in der Folge auch zu einem Rückstau in den Leberkapillaren. Hinzu kommt, dass bei Störungen im Duodenum der Gallefluss beeinträchtigt ist. Dies ergibt sich schon z. T. aus den anatomischen Gegebenheiten, wie aus Abb. 2 ersichtlich ist.

Indem der Ausführungsgang schräg durch die Muskelschichten des Duodenums führt, wird durch die muskulären und peristaltischen Kontraktionen immer etwas Gallenflüssigkeit „abgepumpt". Bei verminderter Muskelaktivität im Zuge der Enteropathie fällt dieser Motor für den Gallenfluss aus. Andererseits ist eine physiologische Muskelspannung als „Verschluss" des Ausführungsganges notwendig, um ein Aszendieren von Duodenalinhalt zu vermeiden. Bei Paralyse dieser Strukturen wird eine Irritation/Infektion begünstigt.

Diese indirekte Störung des Leberstoffwechsels wird noch durch die Folge der intestinalen Autointoxikation auf die Leber verstärkt. Oft findet man die Leber deutlich vergrößert und von veränderter Konsistenz, unterhalb des Rippenbogens tastbar. Damit in unmittelbarem Zusammenhang steht jedoch wieder die Gallebildung bzw. -zusammensetzung. Durch geänderte Zusammensetzung der Gallenflüssigkeit sind Störungen der Fettverdauung ebenso möglich wie Gallensteinbildung. Auch die Melancholie, was übersetzt „die dunkle, schwarze Galle" bedeutet, sei hier erwähnt. Es erscheint auch logisch, dass ein veränderter Stoffwechsel zu veränderten Gemütszuständen führen kann und umgekehrt. Wir erkennen auch immer mehr die biochemischen Hintergründe solcher Stoffwechselveränderungen, sehen

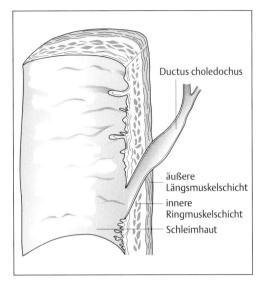

Abb. 2 Durchtritt des Gallenganges durch die Duodenalwand.

aber gleichzeitig in der Therapie nach Mayr deutliche Verbesserungen der Gemütszustände durch die veränderte Stoffwechselsituation.

Aufgrund der engen anatomischen Beziehung zwischen Ductus choledochus und pancreaticus, welche ja durchaus auch gemeinsam ins Duodenum münden können, ist verständlich, dass oben erwähnte Störung auch Einfluss auf das Pankreas haben müssen. Ein direkter Sekretstau ist ebenso möglich wie der indirekte, ausgelöst durch die Irritationen durch die Gallenflüssigkeit. Leichte Formen einer Pankreasirritation werden leider häufig weder vom Betroffenen, noch vom untersuchenden Arzt bemerkt. Die Zunahme der unspezifischen Beschwerden im Oberbauch sowie die große Zahl der Diabetiker sollte uns jedoch zu besonderer Aufmerksamkeit anregen.

4 Die intestinale Autointoxikation

Der Darm ist die Wurzel der „Pflanze Mensch". (F. X. Mayr)

Aus dem bisherigen ist deutlich geworden, dass Fehlverdauungsprozesse nicht nur möglich, sondern bei der Enteropathie als Konsequenz auftreten. Gärung und Fäulnis werden immer dann überhand nehmen, wenn die physiologischen Verdauungsprozesse nicht ausreichen, um den bakteriellen Zersetzungsprozessen die Waage zu halten. Bei diesen entstehen nun, je nach Art der zugeführten Lebensmittel, Gärungs- oder Fäulnistoxine.

Gärung ist ein Prozess, dessen wir uns auch bedienen, um zum Beispiel Alkohol aus Obst herzustellen. Bei der **alkoholischen Gärung** wird Glucose anaerob bis zum Äthanol abgebaut. Pirlet konnte außerdem nachweisen, dass auch Propanol, Methanol und Butanol entstehen. Auch deren Konzentration ist abhängig von der Art der zugeführten Lebensmittel und besonders hoch bei kohlenhydratreicher, ballaststoffreicher Vollwertkost, sowie bei eiweißbetonter Mischkost.

Die Wirkungen von Äthanol (C_2H_5OH), dem klassischen Alkohol, sind hinlänglich bekannt.

Methanol (CH_3OH) ist dem Äthanol ähnlich, jedoch hoch giftig. Mögliche Symptome nach oraler Aufnahme sind Schwindel, Kopfschmerz, Sehstörungen bis zum Erblinden, Krämpfe usw. Abbauprodukte sind Formaldehyd und Ameisensäure. Die tödliche Dosis beträgt 30–50 ml.

Methanol wird zwar langsamer resorbiert als Äthylalkohol, verteilt sich jedoch nahezu vollständig im Körperwasser. Der Abbau erfolgt grundsätzlich langsamer als bei Äthylalkohol, die Bildung von Formaldehyd und Ameisensäure sind die eigentlichen Probleme. Bei Menschen ist der Abbau von Ameisensäure abhängig von der Konzentration, d. h. je höher die Konzentration, desto länger besteht die Vergiftungserscheinung. Ein beträchtlicher Teil wird auch über die Lungen abgeatmet. In Folge der Entstehung der Ameisensäure entwickelt sich auch eine metabolische Acidose, welche bei der akuten Methanolvergiftung lebensbedrohlich werden kann.

Formaldehyd wird oxidiert und unter Anwesenheit von Tetrahydrofolsäure abgebaut und entgiftet.

Alkohole entfalten narkotische Wirkungen, welche mit ihrer Lipidlöslichkeit in Zusammenhang stehen. Mit der Anzahl der Kohlenstoffatome steigt die Fähigkeit zur Lipidlöslichkeit. Methanol (CH_3OH) – Äthanol (C_2H_5OH) – Propanol (C_3H_7OH) – Butanol (C_4H_9OH) usw. sind also in dieser Reihenfolge zunehmend in der Lage, Membranen (Lipiddoppelschicht) aufzulösen.

Der industrielle Einsatz dieser Alkohole als Lösungsmittel ist darin ebenso begründet wie die Wirkung im menschlichen Organismus. Überall, wo Membranen als Grenzfunktionen wichtig sind, werden diese Alkohole potentiell schädigend wirken. Dies beginnt bereits im Darm und seiner Barrierefunktion. Diese ist notwendig, um die Innenwelt des Organismus von der Außenwelt (Darminhalt) zu trennen. Nicht alles, was sich im Darminneren befindet, soll/darf über die Schleimhaut des Darms aufgenommen werden. Zum Beispiel ist es wichtig, Protein bis zu den Monopeptiden abzubauen, bevor diese resorbiert werden können. Andernfalls werden Polypeptide das Immunsystem aktivieren und zu Abwehrreaktionen führen.

Wenn nun im Inneren des Darms solche Alkohole und konzentrierte Säuren durch Fermentation entstehen, wird zumindest lokal die Membran der Schleimhaut irritiert. Bildlich gesprochen entsteht ein „löchriger Darm", das „Leaky-Gut-Syndrom". Hier ist nun der entscheidende Schritt zur intestinalen Autointoxikation gesetzt. Nicht nur, dass Gärungsprodukte entstehen und resorbiert werden, es werden auch durch dieses Leaky Gut verschiedenste Stoffe durch die fehlende Darmbarriere in den Organismus aufgenommen. Damit wird der Darm zur Quelle der Selbstvergiftung.

Soweit die Wirkung der alkoholischen Gärung. Wie aber verhält es sich mit dem **Protein**?

Protein ist lebensnotwendig, das ist unbestritten. Allein die Menge ist der entscheidende Faktor. Eiweiß wird ebenfalls von Bakterien verarbeitet, was unter anaeroben Bedingungen als Fäulnis und unter aeroben Bedingungen als Verwesung bezeichnet wird. Proteus, Pseudomonas und andere aerobe Sporenbildner zählen zu den aeroben Fäulnisbakterien. Clostridium botulinum, Clostridium histolyticum, Clostridium putrificum und andere zu den anaeroben Sporenbildnern.

Durch Decarboxylierung von Aminosäuren entstehen biogene Amine. Durch Desaminierung, z.B. aus aromatischen Aminosäuren (Tyrosin, Phenylalanin) entstehen Indol, Kresol, Phenol und Skatol, aus Lysin Cadaverin und Putrescin, aus Ornithin Spermidin usw. Durch Desaminierung entstehen Fettsäuren und Ammoniak. Tryptophan wird durch Eiweißfäulnis zu Indol umgewandelt, dessen Oxidationsprodukt Indikan erscheint dann vermehrt im Urin.

Diese biogenen Amine entfalten zum Teil als Gewebshormone wichtige Aufgaben (Dopamin, Adrenalin, Histamin ...), beeinträchtigen aber auch die normale Darmflora und -funktion. Somit führen auch diese Fäulnisprodukte zum „Leaky-Gut-Sydrom".

Manche Substanzen üben außer einer Stoffwechselbelastung keinerlei Funktion im Körper aus, und werden daher auch Schlacken genannt. Dabei wird gerade dieser Ausdruck häufig missverstanden, indem behauptet wird, es gebe im Körper keine Schlacken.

Der Begriff „Schlacke" ist aus der Hochofentechnologie entlehnt. Schlacken sind Abfallprodukte bei der Verbrennung beim Einschmelzen von Erzen. Dieser unreine Abfall wird „abgestochen", verworfen.

Im medizinischen Sprachgebrauch werden viele Ausdrücke aus anderen Bereichen verwendet, wie Entzündung, Verbrennung von Kohlenhydraten zur Ernährung u.v.m. Auch hier handelt es sich natürlich nicht um ein richtiges Feuer, das die Kohlenhydrate verbrennen lässt, sondern das allgemein verständliche Bild soll ein leichteres Verständnis der Vorgänge ermöglichen. Dasselbe gilt für den Begriff „Schlacke". Im medizinischen Bereich sind sie Zwischen- und/oder Endprodukte des Stoffwechsels, welche ausgeschieden werden müssen. Diese Schlacken sind beispielsweise oben erwähnte Gärungs- und Fäulnistoxine, können aber auch Zwischenprodukte des Zellstoffwechsels sein, welche über das normale Maß gebildet werden. Beim Prozess der Arteriosklerose verschlackt so die Gefäßwand. Ziel der Therapie nach Mayr wird es sein, diese Schlacken auszuleiten, zu eliminieren, eine Entschlackung durchzuführen.

Nun erkannte Mayr, dass gerade diese Schlacken, welche durch Gärung und Fäulnis entstehen, für eine Reihe von klinischen Symptomen und Beschwerden verantwortlich sind, und er verglich die Situation mit der Vegetation in einer sauren, versumpften Wiese. Im Vergleich zu einer gesunden Wiese werden im versumpften Gebiet nicht nur weniger Blumen, Bäume, Pflanzen jeglicher Art wachsen, sondern diese auch vor allem minderer Qualität und Belastbarkeit sein. Mehr Schmarotzer, weniger intensive Farben, weniger Samen, etc. Eine Änderung der Situation wird sich erst mit dem Trockenle-

4 Die intestinale Autointoxikation

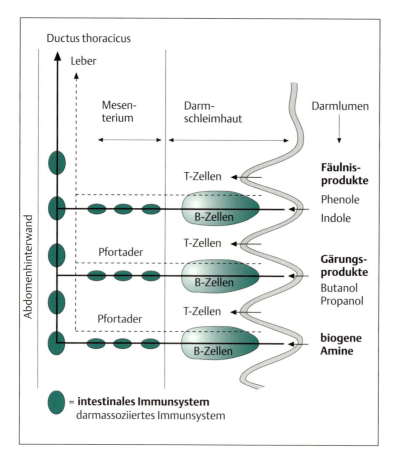

Abb. 3 Intestinale Autointoxikation schematisch dargestellt. Nach Pirlet.

gen des Sumpfgebietes ergeben. Reinigung durch Ableiten des stagnierenden Sumpfwassers bringt die Veränderung.

Der Vergleich zum Menschen liegt auf der Hand, ist doch jede Zelle des Organismus darauf angewiesen, qualitativ hochwertige und quantitativ ausreichende Säfte aus dem Verdauungsapparat zugeführt zu bekommen. Sind diese Nährlösungen durch Gärungs- und Fäulnisgifte verändert oder gelangen durch das Leaky-Gut-Syndrom andere „unverdaute Stoffe" in den Organismus, sprechen wir von der intestinalen Autointoxikation.

Der Begriff der intestinalen Autointoxikation wurde bereits 1887 von Bouchard geprägt. Bouchard erkannte die bakterielle Zersetzung als Folge der nicht vollständigen und zeitgerechten Verdauung der Lebensmittel. Die aufgenommenen Zersetzungsprodukte werden in der Folge potentiell über den gesamten Organismus verteilt.

Diese Resorption von alkoholischen Gärungsprodukten konnte Pirlet nachweisen (⇨ Abb. 3). Je nach unterschiedlicher Zusammensetzung der Speisen entstehen verschiedene Konzentrationen der Alkohole Propanol, Äthanol, Butanol und Methanol, welche in der Folge resorbiert werden müssen, nachdem diese im Blut nachweisbar werden. Somit ist klar, dass durch Gärung entstandene Alkohole auch tatsächlich in relevanten Mengen im Organismus auftreten.

1998 erschien in GUT eine Arbeit von Boyle et al. mit dem Titel *Microbiology of bacterial translocation in humans*.³ Es war aufgefallen, dass Patienten in intensiv medizinischer Behandlung plötzlich eine Sepsis entwickelten, welche auf Keime zurückzuführen waren, die normalerweise als „harmlose apathogene Keime der Darmflora" gelten. Offensichtlich kommt es bei diesen schweren Erkrankungen zur Aufnahme der Bakterien in den Blutstrom, wo sie im geänderten Milieu pathogen werden.

Dass dies nicht nur für Bakterien, sondern auch für Toxine dieser Bakterien zutrifft, konnte MacFie zeigen. Seine Arbeit erschien im *British Journal Of Intensive Care* und bezieht sich sowohl auf die Erfahrungen bei Menschen als auch auf Tierversuche.⁴

Ebenso weiß man, dass beispielsweise Bäckerhefe zwar als apathogen eingestuft, aber doch, in Abhängigkeit vom Ort, z.B. zu Vaginalmykosen führen kann.

Auch von Parasiten ist lange bekannt, dass bestimmte Arten ganz spezifische Alkohole bilden (Ascarylalkohol), welche auch zum Teil für die Symptomatik verantwortlich sind.

Zusammenfassend lässt sich also feststellen, dass die intestinale Autointoxikation nicht ein „Hirngespinst Mayrs" ist, sondern biochemische Realität. Der Grad der Irritation durch chemische Zersetzung ist entscheidend für die Symptomatik. Diese wird durch individuelle Reaktionsmuster beeinflusst, verändert etc., sodass ein vielfältiges Bild der intestinalen Autointoxikation entsteht. Dieses vielfältige Erscheinungsbild lässt sich jedoch durch die Kenntnis der zugrunde liegenden biochemischen Abläufe leicht auf das Wesentlichste reduzieren und somit auch therapeutisch beeinflussen. In der Diagnostik nach Mayr erkennen wir die Auswirkungen der intestinalen Autointoxikation als „humoraldiagnostische Zeichen" oder Fernwirkungen der Störungen aus dem Verdauungsapparat.

---

[3] MacFie, C.J./O'Boyle, J./MacFie et al.: Microbiology of bacterial translocation in humans. In: GUT, January 1998, Vol. 42, Bd. 1, pp. 29–35.
[4] MacFie, C.J.: Bacterial translocation and nutritional support. In: British Journal of Intensive Care, June 1996, pp. 195–201.

5 Die Bedeutung von Vitalität und Atrophie für die Diagnostik und Therapie nach Dr. F. X. Mayr

Die Beurteilung von Vitalität und Atrophie hat große Bedeutung, sowohl in der diagnostischen Bewertung als auch in den sich daraus ergebenden therapeutischen Konsequenzen. Daher ist es wichtig, sich bewusst zu machen, wie und was damit beurteilt wird. Gerade der Ausdruck Atrophie führt dabei zu vielen Missverständnissen und fehlerhaften Bewertungen. Jeder möchte vital und in Vollbesitz seiner Leistungsfähigkeit sein. Atrophie wird als Makel empfunden. Die folgenden Überlegungen sollen helfen, zu einer begrifflichen Entwirrrung beizutragen.

Die Bezeichnung „**Vitalität**" mag für manche wissenschaftlich nicht wirklich greifbar sein – obwohl wir täglich damit umgehen. Dem Vitalen fällt alles leichter, er erholt sich rascher, ist einfach besser drauf, von der Natur gesegnet. Der Avitale, also Atrophiker, beneidet sein Gegenüber – wie umgekehrt übrigens auch – weil der Atrophiker in der Regel essen kann, soviel er will, ohne dadurch dick zu werden. Das wünscht sich der Vitale sehnlichst.

Vitalität ist also etwas Funktionelles. Sie ist unterschiedlich, je nach Geschlecht und Alter und bezieht sich auf die Gesamtheit unseres Daseins – körperlich, geistig, seelisch und sozial. Sie ist einerseits Geschenk an uns von Mutter Natur, aber auch die Kraft, die uns gesund erhalten will. Daher müssen wir uns auch tagtäglich darum bemühen, sie pflegen und fordern und nicht überfordern, unser ganzes Leben lang.

Als natürlicher Prozess reduziert sich die Vitalität unabhängig von der Konstitution mit dem Alter. Der geschwindigkeitsbestimmende Schritt ist jedoch unser Verhalten. Ist dieses „naturgemäß", d.h. entspricht es unserer Konstitution und natürlichen Reaktionsmöglichkeiten, so bleiben wir lange gesund, vital und leistungsfähig. Überfordern wir uns durch unsere Ernährungs- und Lebensweise, verkürzen wir unser irdisches Dasein und mindern die Qualität desselben.

Vitalität und Atrophie werden im Sinne Mayrs für zwei grundsätzlich verschiedene Prozesse als Bezeichnung verwendet. Einmal als Stadium der Pathogenese und zweitens als konstitutionelle Feststellung.

Die **Pathogenese** nach Mayr wurde im Kap. 2 beschrieben. Dieser stadienhafte Ablauf beschreibt primär aktive Reaktionen eines lebendigen Organismus. Hier steht am Anfang eine individuelle Vitalität und je nach unserem Verhalten entwickeln sich Exzitation und Paralyse als Ausdruck dieser Vitalität. Nun bestimmen Dauer und Intensität der einwirkenden Noxen den Übergang in die Atrophie. Reckeweg hat zwischen der Paralyse und der Atrophie den biologischen Schnitt definiert. Dies soll klar machen, dass hier eine Grenze überschritten wird – „They never come back", würde man im Sport sagen. Im medizinischen Sinn bedeutet dies den Beginn von irreversiblen Schädigungen. Diese Schädigungen beginnen nahezu unbemerkt für den Einzelnen, vollziehen sich aber sowohl auf zellulärer, als auch auf extrazellulärer molekularbiologischer Ebene.

Die Elastizität des Gewebes lässt nach, wie etwas ungenau formuliert wird. Dies bedeutet nur, dass sich die Zusammensetzung der Grundsubstanz verändert. Quervernetzung von Tropokollagenmolekülen bedingen eine Zunahme der Fibrillenstärke. Das Netzwerk wird dichter, mehr Kollagen, weniger Elastin lassen uns älter werden und erscheinen. Die Reversibilität ist nur mehr bedingt möglich, da sich gleichzeitig auch pathogene Fibrillenbruchstücke bilden und ablagern. Durch nichtenzymatische Glycosilierung entstehen Amadoriprodukte mit langen Halbwertszeiten. Enzymatische Veränderungen vollziehen sich auch intrazellulär. Reparaturenzyme, speziell für Eiweiße, sind in ihrer Aktivität eingeschränkt, sodass die Vielzahl von Substanzen nicht mehr optimal kontrolliert werden kann. Letztlich leidet die Zellfunktion darunter. Wenn bei weitem auch nicht annähernd alle Stoffwechselprozesse im Zusammenhang mit der Entwicklung einer Atrophie bekannt sind, so lässt sich doch erkennen, dass wir mit der Diagnostik einen summarischen Eindruck gewinnen können. Der Tonusprüfgriff nach Mayr gibt einen ersten Hinweis, die Untersuchung des Bauches, Spannkraft und Funktion der einzelnen Verdauungsorgane, natürlich die Haut mit all ihren typischen Zeichen ermöglichen eine relativ genaue Beurteilung des aktuellen Zustandes. Man darf aber nie vergessen, dass, solange wir leben, es immer ein Nebeneinander von Ideal, Exzitation, Paralyse und Atrophie gibt. Die Atrophie mündet in das Absterben und den Tod. Betrifft dies den gesamten Organismus, ist unser irdisches Dasein beendet. Wir wissen, dass es im Normalfall einige Jahrzehnte dauert, bis dieses eintritt und trotzdem müssen wir als Mayr-Ärzte erkennen, dass die Atrophie in Teilbereichen bereits zu Lebzeiten eintritt als Folge unseres Verhaltens. Die Ernährung spielt hier eine entscheidende, aber nicht die alleinige Rolle.

Die zweite Betrachtungsweise von Vitalität und Atrophie ist die **konstitutionelle** Sichtweise. Hier meinen wir mit Vitalität und Atrophie die beiden Polaritäten, die beispielsweise in der Großtrommelträgerhaltung und der lässigen Haltung zum Ausdruck kommen. Besonders beim konstitutionellen Aspekt ist wichtig, dass dies keine Wertungen sind. Nicht das eine ist besser oder das andere schlechter, niemand ist benachteiligt oder bevorzugt durch seine Konstitution. Es kommt darauf an, was wir daraus machen.

Es gibt jedoch unterschiedliche Reaktionsweisen, wenn entsprechend der Pathogenese nach Mayr funktionelle Reaktionen auf Noxen notwendig werden. Der Vitale wird als Ausdruck seiner Vitalität vorerst speichern. Toxine, Wasser, Gewicht. Kurz – es kommt zur Substanzzunahme, solange es seine Kraft erlaubt. Wir sehen dies an verschiedenen diagnostischen Parametern – Gesichtsform, Haltungsform, Bauchform. Auch der Zeitraum, wie lange dieses Reaktionsverhalten möglich sein wird, ist abhängig von individuellen Faktoren. Erst langsam – bei manchen erst sehr spät im Lebenslauf – kommt es zur Atrophie als Ausdruck des Funktionsverlustes.

Ganz anders reagiert hier der konstitutionelle Atrophiker. Er ist von Natur aus mit anderen Möglichkeiten ausgestattet. Seine Phase der Speicherung ist, wenn überhaupt, nur kurz. Relativ früh kommt es im Zuge der Pathogenese zum Substanzverlust. Striae entwickeln sich am Boden einer planen Atrophie, die Haltung entwickelt sich in Richtung lässiger Haltung, der Elastizitätsverlust wird augenscheinlich. Aber auch in den chemischen Reaktionen zeigen sich Unterschiede. Der Atrophiker wird mit seiner Leistungsfähigkeit im Verdauungsapparat vorsichtiger umgehen, um nicht früher in der Erschöpfung zu landen. Somit wird der vermeintliche Nachteil durch mehr Sensibilität mehr als wettgemacht. Die zeitgerechte Empfindung der Stoffwechselprozesse ermöglicht die individuell notwendigen Reaktionen. Der bewusste Umgang mit den eigenen Fähigkeiten ermöglicht, die Überforderung zu vermeiden.

Für den Mayr-Arzt ist es wichtig, die beiden Betrachtungsweisen, sowohl gedanklich zu trennen als auch in der Praxis festzustellen. Am Anfang steht die Frage nach der Konstitution, Vitalität oder Atrophie. Danach gilt es, den pathogenetischen Ablauf der Störungen/Beschwerden im Einzelnen herauszufinden. Insgesamt ist wichtig, dies nicht als

Bewertung von gut oder schlecht zu sehen, sondern als Hinweis auf eine wertfreie Diagnose. Diese ist dann Basis für die Therapie, und auch dort werden unterschiedliche Strategien zur Anwendung kommen. Grundsätzlich wird der Vitale von einer strengen diätetischen Vorgangsweise am meisten profitieren. Sprechen nicht andere Faktoren dagegen, so kann er ruhig intensives Fasten durchführen. Ein Ausgleich des Säure-Basen-Haushaltes oder wenige Mineralstoffe sind als Ergänzung empfehlenswert. Aber wenn die ersten Reaktionen abgeklungen sind, gestaltet sich die Therapie problemlos. Täglich freuen sich Arzt und Patient über die Verbesserungen. Allerdings kämpft der Vitale oft mit den Konsequenzen der Kau- und Ess-Schulung. Es wird oft schwierig, ihm über einen längeren Zeitraum dieses „Opfer" abzuverlangen.

Anders die Reaktionen beim Atrophiker. Ein zu strenges und intensives Vorgehen treibt ihn förmlich in den Substanzverlust. Im günstigsten Fall dauert es sehr lange, bis er sich davon erholt. Er nimmt zwar leicht und rasch an Gewicht ab, dies ist jedoch ein trügerischer und oberflächlicher Erfolg. Der Atrophiker ist mehr als genau in der Befolgung der medizinischen Ratschläge und Anweisungen. Er merkt auch aufgrund seiner Sensibilität, dass er mit weniger besser zurecht kommt. Er ist also eher zum Essen zu motivieren als zum strengen Fasten. Jede übertriebene Diätform fördert eher den Substanzverlust als den Aufbau. Dabei ist gerade der Aufbau gesunder und vitaler Substanz für ihn entscheidend. Hochwertiges Eiweiß in individueller Mengenanpassung, Salz zur Tonisierung, kaltgepresste Pflanzenöle und eine Vielzahl von Mineralstoffen ergänzen optimalerweise die Diät. Bei der Zubereitung spielt die Bekömmlichkeit noch eine wichtige Rolle. Es bewährt sich, die Milde Ableitungsdiät als Grundlage für einen längeren Zeitraum beizubehalten.

6 Therapie nach Dr. F. X. Mayr

6.1 Grundlagen

Für die Therapie nach Mayr sind folgende Überlegungen wichtig:

- Die Therapie soll eine möglichst **ursächliche** sein. Nun hängen die Ursachen der Darmträgheit und aller damit in Zusammenhang stehenden Störungen unmittelbar mit unserem Ernährungsverhalten in Zusammenhang. Es gilt also, dieses wieder „rationeller" zu gestalten, wie Mayr es ausdrückte.
- Die eigentliche Therapie wird vom **Patienten** erbracht. Dies kann nicht oft genug betont werden, zumal dies ein Umdenken von Patient und Arzt erfordert. Der Mayr-Arzt gibt Anleitung, ist Begleiter während der Therapie, baut viele Fangnetze auf, um dem Patienten möglichst die für ihn notwendige Sicherheit zu vermitteln, aber die Therapie im Sinne der Gesundung ist eine Leistung des Patienten. Eine Leistung, auf die der Patient auch stolz sein kann. Im Gegensatz zum Verständnis der herkömmlichen Medizin, wo auf die berechtigte Frage des Patienten, was er denn selbst noch zu seiner Genesung beitragen könne, die lapidare Antwort erfolgt: „Gar nichts, das machen wir schon alles für Sie!" Hier kommt doch eine enorme Überheblichkeit und ein Unverständnis gegenüber naturgemäßen Prozessen zum Ausdruck.
- Die Therapie braucht **Zeit** – etwas, was in der Schnelllebigkeit unserer heutigen Zeit besonders wichtig ist. „Die Frühjahrskur ist das schönste Weihnachtsgeschenk", hieß es noch zu Zeiten Mayrs. Es ist schon verständlich, dass heute alles viel schneller geht. Im Zeitalter der Globalisierung, von Internet, Telekommunikation und PC, wo die Informationen in Bruchteilen von Sekunden verarbeitet werden und oft ein wirtschaftlicher Erfolg davon abhängt, ob man der Erste ist. Aber ist dies naturgemäß? Entspricht dies unserer menschlichen Individualität?
- Es ist auch richtig, dass jede Generation mit dem Fortschritt der Jugend zu kämpfen hat, ihn nicht wirklich versteht. Aber heute sind es oft **Quantensprünge** in der Geschwindigkeit von Entwicklungen, wo es die Langsamkeit der menschlichen Natur schwer hat. Vielleicht haben auch diejenigen recht, die meinen, der menschliche Bauplan sei noch von Urzeitmenschen, und wir durchlebten nun eine Phase evolutionärer Selektion. Mag alles möglich sein, nur hilft es dem Einzelnen nicht, in seinem Bemühen gesünder zu werden bzw. gesund zu bleiben.
- Regeneration braucht Zeit, braucht **regelmäßig** Zeit. Es braucht Zeit, die wiedererlernte Esskultur im Alltag zu praktizieren. Es ist auch nicht damit getan, einmal eine Kur zu machen und dann geht alles weiter wie bisher. Änderung der Ernährungs- und Lebensweise ist das Ziel der Mayr-Therapie, um daraus Kraft und Gesundheit für die Anforderungen des Alltags zu gewinnen. Und diese Anforderungen haben in den letzten Jahren enorm zugenommen und machen vor niemanden halt.
- Die **Akzeleration der kindlichen Entwicklung** führt nicht selten zu einem Missverhältnis zwischen körperlichem und emotionalem Erwachsenwerden. Auch hier spielt die Ernährung, mit Zunahme der industriellen Kost, eine wesentliche Rolle. Wo hat der Geschäftsmann noch die Gelegenheit für eine

"Mahlzeit"? Viele Geschäftsessen finden am Abend statt, wo – selbst wenn die besten Speisen gegessen werden – der Verdauungsapparat nicht mehr in der Lage ist, diese ordnungsgemäß – also vollständig und zeitgerecht – zu verdauen.

- **Rhythmik** ist in Zeiten der Globalisierung fast ein Fremdwort, Schlaf als Regeneration zur lästigen Verpflichtung geworden. Gerade die Rhythmik ist es aber, die das Wunder Mensch am Laufen hält. Chronobiologie entwickelt sich langsam als eigener Zweig medizinischen Forschens. „Frühstücke wie ein Kaiser, zumittag wie ein Bürger, abendesse wie ein Bettler." – so formuliert es eine alte Volksweisheit. „Und am siebenten Tag sollst Du ruhen." ist die religiöse Botschaft. Überall kommt diese natürliche Rhythmik zum Ausdruck, und immer sind Zeiten der Aktivität im Wechsel mit Zeiten der Erholung. Nun hat der Organismus viele Kompensationsmöglichkeiten, wenn er einmal mehr gefordert wird, aber auch diese stehen nicht endlos zur Verfügung. Das moderne Wort „(Di-)Stress" – wie von Selye geprägt, fasst alle diese unphysiologischen Belastungen und letztlich krankmachenden Reize und Einflüsse zusammen. Und Selye war es auch, der die Auswirkungen auf die verschiedenen Organsysteme dargelegt hat. Immer sind Thymus und damit das Immunsystem, der Magen (Säure-Basen-Haushalt) und die Nebenniere (hormonelle Regulation) betroffen. Andere Organsysteme können entsprechend individueller Schwachstellen mit betroffen sein. Der Versuch des Ausgleichs des Stoffwechsels erfolgt immer durch Mobilisation von Mineralstoffen, Spurenelementen und/oder Vitaminen.

Mayr hat es noch einfacher formuliert: **Exzitation und Paralyse (Erschöpfung) folgen stadienhaft aufeinander.** Es braucht **Zeit**, bis sich die Erschöpfung einstellt, es braucht aber auch Zeit und Geduld, bis durch Erholung im Sinne einer ganzheitlichen Schonung wieder Genesung möglich wird.

Es ist auch klar, dass heute kaum jemand Gelegenheit hat, eine mehrmonatige, ja kaum eine mehrwöchige Kur durchzuführen. Die beruflichen und gesellschaftlichen Zwänge erfordern hier von uns Mayr-Ärzten neue Strategien. Weder die stationäre Kur noch die ambulante Behandlung alleine sind in der Lage, jedermann/frau optimal zu betreuen. Die Zusammenarbeit zwischen beiden Möglichkeiten unter Ausnutzung der Vorteile ist die Therapieform der Zukunft. Dies wird bereits in bescheidenem Maße praktiziert, aber noch immer sind die persönlichen Auffassungsunterschiede zu groß, um hier zu einer breiten Zusammenarbeit zu finden.

Beginn mit der Vorkur im ambulanten Bereich – stationäre Intensivtherapie – Fortsetzen der Therapie im ambulanten Bereich.

Beginn im stationären Bereich am Anfang, um den Abstand aus den Alltagsbelastungen zu gewinnen und dann Fortsetzen im ambulanten Bereich.

Viele Varianten wären möglich und therapeutisch sinnvoll, wenn wir bedenken, dass der Patient die Therapie erbringt und nicht wir Mayr-Ärzte das Wichtigste sind.

Regeneration braucht Zeit, braucht regelmäßig Zeit. Die Tagesrhythmik, die Wochenrhythmik sind genauso wichtig wie die Rhythmik im Jahresablauf. Auch wissend, dass sich heute niemand so gesund ernähren kann, wie es sein sollte, und dass sich niemand belastenden Einflüssen entziehen kann, ist es notwendig, regelmäßig Regenerationsphasen im Jahresablauf einzuplanen. Die Fastenzeit würde dem entsprechen. Sie ist zwar religiösen Ursprungs, hat aber durchaus physiologi-

schen und damit gesundheitserhaltenden Charakter.
- Mayr-Therapie ist nicht nur eine körperliche Reinigung, sondern auch ein **seelisch-geistiger** Prozess.

Fasten bedeutet für einen bestimmten Zeitraum, freiwillig die Menge und Art der Nahrung zu reduzieren. Diese Freiwilligkeit ist sogar der entscheidende Faktor für die Motivation. Ein (Mayr-)Arzt kann fasten nicht ex cathedra verordnen. Daran scheitern ja die unzähligen Versuche von Versicherungsträgern, dies als Therapie einzusetzen. Unsere Aufgabe als Mayr-Ärzte ist es, die Patienten zu informieren und zu motivieren, sich auf diesen Prozess einzulassen. Angst, oder das Unvermögen, bei verschiedenen geistigen Erkrankungen (Psychosen) sich diesem Prozess zu unterziehen, verhindern den therapeutischen Erfolg. Wenn jemand eigentlich essen möchte, aber per Verordnung nicht darf, wird er Hunger leiden und immer kränker werden.

Wer fastet, der hungert nicht, und wer hungert, der fastet nicht.

Wenn aber der Patient bereit ist, sich darauf einzulassen, wird er neue Wege und Möglichkeiten in sich kennenlernen, an die er zuvor gar nicht gedacht hatte. Allerdings sind auch auf diesem Weg einige Steine wegzuräumen. Bei vielen Personen können emotionale Kurreaktionen auftreten – Träume, Stimmungsschwankungen, Sinnfragen, Rückblicke etc. Als Mayr-Ärzte müssen wir darauf vorbereitet sein, dass durch die Therapie solche Reinigungsprozesse auftreten. Für viele ist dies auch der eigentliche Gewinn der Therapie – der Kopf wird klar, Denken fällt leicht, die Kreativität kehrt zurück, Entscheidungen, welche bereits lange anstehen, werden getroffen, oder erstmals nur im Sinne einer Standortbestimmung verschiedene Fragen gestellt. Jeder auf seine Art und in seinem Tempo.

Durch die Reduktion im körperlichen wird auch das emotionale „Zusichfinden" gefördert. Was wichtig war und in Zukunft wichtig wird, ist auch der Motor für weitere Entwicklungen. Allerdings müssen wir Mayr-Ärzte uns hier wieder bewusst machen, dass nicht wir die Therapie erbringen, sondern der Patient. In diesem Sinne ist es wichtig, sich als Arzt für die Anliegen des Patienten zu öffnen, ja mehr noch, Angebote und Einladungen zu dieser Auseinandersetzung mit sich selbst zu bieten. Hier ist es noch viel mehr ein Begleiten in der Haltung einer persönlichen Begegnung als ein „Ich zeige Dir, wie es geht!".

Genauso wie der Patient lernt, für seine Ernährung Verantwortung zu übernehmen, muss er lernen, für seine emotional-geistige Verwirklichung selbst Verantwortung zu übernehmen.

Mayr-Therapie ist also nicht nur mechanistische Kauschulung, sondern ein Innehalten, ja fast Meditation, wobei die Esskultur das Mittel zum Zweck ist. Die notwendigen Veränderungen im Sinne einer Neuorientierung der Ernährungs- und Lebensweise kann nur über emotional-geistige Prozesse erfolgen, ansonsten tauschen wir nur Wiener Schnitzel mit Pommes rot/weiß gegen Salat, Basensuppe und Kartoffelauflauf.

Wir erkennen heute auch immer mehr Zusammenhänge zwischen Ernährungsfaktoren und neurobiologischen Effekten im Gehirn. Manches lässt sich auch bereits auf biochemischer Ebene nachvollziehen (hungern versus fasten). Trotzdem ist eine Mayr-Therapie weit mehr als nur veränderte Biochemie.

Oft genug wird in der Mayr-Therapie der Patient von der Intensität der emotional-geistigen Entschlackung überrascht und benötigt fachkundige Hilfe. Dies zeigt noch einmal, wie wichtig die Freiwilligkeit ist. Kann sich der Patient – aus welchen Gründen auch immer – nicht darauf einlassen, ist von einer

Mayr-Therapie Abstand zu nehmen. Emotionale Überforderung ist auch eine (relative) Kontraindikation zur Mayr-Therapie.

6.2 Schonung, Säuberung, Schulung und Substitution als therapeutische Prinzipien

> Eine Therapie nach Mayr erfolgt immer dann, wenn diese therapeutischen Prinzipien gleichzeitig, individuell abgestuft und ausreichend lange angewendet werden.

Mayr-Therapie ist also mehr als die „klassische Milch-Semmel-Kur". Mayr selbst hat sich erst im Laufe seiner wissenschaftlichen Arbeiten und durch eigenes Erleben und Durchführen von Fastentherapien zu strengen diätetischen Therapieformen vorgearbeitet. Er musste nämlich erkennen, dass diese rascher und intensiver zur Gesundung führen, als die zuvor von ihm verwendete „Rationalisierung der Ernährung".

6.2.1 Schonung

Die Schonung ist als Heilprinzip uralt und überall in der Natur anzutreffen. Das erkrankte Tier wird vorübergehend die Nahrungszufuhr einstellen bzw. reduzieren und sich zurückziehen. In der Medizin wird bei Verletzungen zum Beispiel die betroffene Extremität ruhig gestellt u. dgl. m.

Für die Schonung des Verdauungsapparates als Basis der Genesung ist Folgendes wichtig:

Entsprechend der vom Mayr-Arzt durchgeführten Feststellung des aktuellen Gesundheitszustandes wird dem Patienten eine intensive Schonung empfohlen.

Diese kann bedeuten:
- Teefasten/Wasserfasten
- Milchdiät
- erweiterte Milchdiät
- Milde Ableitungsdiät
- individuelle Diät bei besonderen Erkrankungen wie Candida-Diät, Allergenkarenz, etc.

Wichtig dabei ist, dass nicht Teefasten besser als die Milchdiät und diese besser als die Milde Ableitungsdiät ist, sondern dass es eine auf den einzelnen Patienten optimal abgestimmte Therapie ist. Für manche mag die Milde Ableitungsdiät zu milde sein, für den anderen das Teefasten eine Überforderung darstellen. Wichtig ist zu erkennen, was der Einzelne braucht und im Moment freiwillig bereit ist durchzuführen. Natürlich werden wir bemüht sein, für den Einzelnen das Optimum zu erreichen, aber wir müssen auch akzeptieren, wenn der Patient es „etwas gemütlicher" möchte. Alle Wege führen zum Ziel der Gesundung.

Die **Monotonie** ist als Grundlage der Schonung anzusehen. Sie ist beim Tee-/Wasserfasten am intensivsten, wird bis zur Milden Ableitungsdiät etwas leichter, aber im Verhältnis zum Durcheinander der Alltagskost ist sie permanenter Begleiter während der Therapie.

Es ist also wichtig, zum Beispiel bei der Milchdiät aus dem Grund der Monotonie immer die gleichen Lebensmittel zu sich zu nehmen. Es ist ungünstig, zwischen Semmel und Fladen, oder von Milch auf Sauermilch, Joghurt oder andere Milchprodukte zu wechseln. Durch die gleichbleibende Zufuhr der Lebensmittel kann sich der Verdauungsapparat auf die zu erbringende Verdauungsleistung einstellen. Auch bei der Milden Ableitungsdiät ist sowohl die Art der Zubereitung, als auch die Auswahl der Lebensmittel begrenzt. Leichte Bekömmlichkeit steht im Vordergrund.

Schonung bedeutet aber auch darauf zu achten, dass nur Lebensmittel gegessen werden, die auch tatsächlich vertragen werden, d. h. verstoffwechselt werden können. Durch die enorme Zunahme an **Lebensmittelallergien** und -unverträglichkeiten hat sich in den letzten Jahren einiges im Verständnis und der Vorgangsweise geändert. Es ist klar und logisch, dass es nicht dem Prinzip der Schonung entspricht, wenn ein Lebensmittel therapeutisch verabreicht wird, das im Moment nicht verdaut werden kann. Selbst das besonders gute Kauen und Einspeicheln ändert hier nur bedingt etwas.

Zu Zeiten Mayrs war die Frage von Allergien und Unverträglichkeiten eine nicht wirklich bedeutende, zumal die Regenerationskraft der Menschen noch wesentlich besser war. Trotzdem musste selbst er so etwas wohl schon geahnt haben, indem er bereits in der *Darmträgheit* 1912 schrieb:

„Nun gibt es Menschen, die die Milch nicht genießen können, weil ihnen davor ekelt. Diese tun gut, sich des sprichwörtlichen besten Koches zu bedienen, des Hungers, und durch 1-3 Wochen streng zu fasten. Es gelingt auf diese Weise fast immer den Widerwillen gegen Milch in das Gegenteil zu verwandeln. Sollte dies nicht der Fall sein, wird man sich eben mit der Rationalisierung der bisher gewohnten Kost begnügen müssen."[5]

Es scheint also zwei Gruppen zu geben. Jene, die durch ihre Vitalität die intestinale Autointoxikation loswerden und damit das zuvor unverträgliche Lebensmittel wieder vertragen können und jene, wo das nicht möglich ist. Leider ist letztere Gruppe in den letzten Jahren deutlich größer geworden und weit häufiger anzutreffen und stellt auch unsere „Problempatienten" dar. Es ist also aus heutiger Sicht unbedingt notwendig, die Lebensmittelunverträglichkeit zu erkennen und jene Lebensmittel im Sinne der Schonung (zumindest vorübergehend) zu meiden. Die Gabe der unverträglichen Lebensmittel stellt auch einen Stress für den gesamten Organismus dar und verhindert einen durchgreifenden Kurerfolg.

Schonung erfolgt vor allem durch die Auswahl und Zubereitung der Lebensmittel. Dies beginnt bei der Zubereitung der Semmel als Kautrainer und erlangt vor allem bei der Milden Ableitungsdiät besondere Bedeutung. Es wird oft bemängelt, dass durch die Milchdiät zuwenig Vitalstoffe zugeführt werden und die Ballaststoffe fehlen. Hier ist ein grundsätzlicher Irrtum im Verständnis der Therapie aufzuklären. **Therapie nach Mayr hat grundsätzlich nichts mit gesunder Ernährung im Alltag zu tun.** Es ergeben sich zwar viele Überlegungen und Konsequenzen daraus, aber die Therapie nach Mayr ist in erster Linie eine therapeutische Maßnahme für einen therapeutisch sinnvollen Zeitraum. Hier gelten die Gesichtspunkte der therapeutischen Grundlagen. Weder durch Vollwertkost – schon gar nicht durch Vollkorngebäck, lässt sich eine Schonung des Verdauungsapparates durchführen. Ballaststoffe, wie der Name bereits in sich trägt, belasten den Verdauungsapparat, fordern Verdauungsleistung, die wir durch die Therapie aber erst regenerieren möchten. Daher ist das Gebäck aus Auszugsmehl – ob Weizen, oder bei Unverträglichkeiten desselben aus Dinkel – dann erst die zweite Überlegung. Auch die Auswahl und Zubereitung der Milden Ableitungsdiät erfolgt primär nach den Gesichtspunkten der Schonung. Wurzelgemüse wie Karotten, Sellerie und Kartoffel werden gegenüber blähenden, belastenden Gemüsesorten bevorzugt. Kleine Fisch- oder Fleischgerichte und Basensaucen anstatt Einbrenn oder Einmach. Hier konnte vor allem Peter Mayr eine neue Diätküche entwickeln, welche als Grundlage für alle Stoffwechselerkrankungen Verwendung findet (⇨ Kap. 17 „Zeitgemäße Küchentechnik", S. 169).

Die **Pflege der Esskultur** und das Beachten der **physiologischen Rhythmik** sind ebenfalls Faktoren, um den Verdauungsapparat

---

[5] Mayr, F.X.: Darmträgheit, 7. Aufl. Neues Leben, S. 227.

zu schonen. Wenn auch das gute Kauen und Einspeicheln der therapeutische Anteil ist, der intensiv geübt – geschult – werden muss, ermöglicht gerade dieses Verhalten der chemischen Verdauung optimale Bedingungen vorzufinden. Selbstverständlich gibt es während der Mayr-Therapie keine Zwischenmahlzeiten. Wenn es dem daran Gewöhnten auch anfänglich schwer fällt, so ist nach wenigen Tagen die „neue Rhythmik" etabliert. Selbst der Diabetiker, dem häufiges Essen empfohlen wurde, kommt damit gut zurecht. Manchmal benötigt er in den ersten Tagen noch ab und zu ein Stück Kursemmel, aber dies wohl mehr zur eigenen Beruhigung und Sicherheit gegenüber der „Hypoangst", und weniger aus Gründen des Stoffwechsels.

Nachdem die Verdauungsleistung am Abend am geringsten ist, wird auch die Abendmahlzeit gegenüber Frühstück und Mittagessen bescheidener ausfallen. Dies bedeutet, dass während der Milchdiät abends Kräutertee mit etwas darin gelösten Honig gelöffelt wird und bei der Milden Ableitungsdiät eventuell eine Basensuppe mit Kursemmel. Je weniger am Abend freiwillig gegessen wird, desto größer ist der Schoncharakter und damit Erholungseffekt für den Verdauungsapparat.

Die Schonung darf nicht auf den Verdauungsapparat begrenzt bleiben. Wir müssen heute davon ausgehen, dass der (wodurch auch immer) „Gestresste" eine umfassende Schonung benötigt. Zur Ruhe kommen, ausreichend Schlafen, den beruflichen, privaten **Stress** zu reduzieren erscheint oft genauso wichtig wie den kulinarischen Stress. Oft glaubt der Patient nichts zu tun, nichts zu leisten und meint seine Energien in alle möglichen Aktivitäten investieren zu müssen. Hier ist ihm dann klarzumachen, dass Fasten die Reinigung und Entgiftung per se eine Leistung ist, die er im Moment erbringt, und es nicht günstig ist, Kräfte in andere Bereiche zu verlagern. Emotionale, geistige Schonung bedeutet, sich nicht täglich mit „bad news" erneut zu übersäuern, sondern notwendige berufliche Aktivitäten soweit zu reduzieren, dass der Therapieverlauf nicht beeinträchtigt wird. Hier liegt wohl einer der wichtigsten Effekte der stationären Therapie gegenüber der ambulanten. Räumlicher und zeitlicher Abstand vom Berufsalltag reduzieren automatisch die Belastungen. Umgekehrt ist aus diesem Grund auch im ambulanten Bereich oft ein milderes Vorgehen im Sinne der Diätetik notwendig, um nicht wieder zu überfordern, denn **wer sich körperlich, geistig oder seelisch übermüdet zum Essen setzt, wird die optimalsten Lebensmittel nicht ordnungsgemäß verarbeiten können und begeht somit einen Therapiefehler!**

Damit alle Kraft der Entgiftung und Regeneration zur Verfügung steht, sollen alle Aktivitäten während der Mayr-Therapie unter dem Gesichtspunkt der Schonung verordnet werden. Dies bedeutet nicht, dass sich der Patient nicht aus dem Bett bewegen darf, er soll sich nur bewusst etwas zurücknehmen, in allem, was er gewohnt ist zu tun.

6.2.2 Säuberung

Unter dem Begriff „Säuberung" verstehen wir die Elimination von Giftstoffen und Schlacken durch Förderung bzw. Unterstützung aller dafür zuständigen Ausscheidungsorgane – Darm, Niere, Lunge, Haut, Notventile.

Durch die Enteropathie und intestinale Autointoxikation kommt es zu langsam zunehmender Ablagerungen von Schlacken im Darm und später im gesamten Organismus. Dies behindert letztlich auch die physiologisch-effektive Selbstreinigung des Verdauungsapparates, wobei in der Folge auch Darmgifte im Bindegewebe abgelagert werden (⇨ Kap. 4 „Intestinale Autointoxikation", S. 14). Für die Reinigung des Organismus gilt es nun, diese Ablagerungen wieder zu mobilisieren und auszuscheiden. Auch hier hat der Darm wieder zentrale Bedeutung.

Mayr hatte anfänglich nur nach reichlichem Trinken von Wasser seine „Darmgymnastik" durchgeführt und konnte, nachdem die Patienten entsprechend der Schonung weniger gegessen hatten, so die Ausscheidungen fördern. Später erkannte er, dass die Gabe von Karlsbader Heilwässern diesen Reinigungsprozess verbessert und intensiviert. Wir verwenden also heute meist **Bitter- oder Glaubersalz** zur Reinigung des Verdauungsapparates. Dabei ist wichtig, dass eine annähernde blutisotone Lösung (entspricht ca. 1 gestrichenen Teelöffel auf 1/4 Liter Wasser) erzeugt wird, welche morgens nüchtern getrunken wird. Aufgabe dieser Lösung ist es, Wasser im Darm zu halten, sodass der Darm langsam, von oral kommend, gereinigt wird. D.h., die in ihm befindlichen sterkoralen Reste werden gelöst und ausgeschieden. Darüber hinaus wirkt zumindest Bittersalz leicht choleretisch und damit indirekt anregend auf die Darmperistaltik. Die Reinigung des Darmes ist also der erste Vorgang und der anfängliche Gewichtsverlust ist auch durch die Verringerung des Darminhaltes zu erklären.

Hat einmal die Grobreinigung stattgefunden und steht zumindest ein Teil der Oberfläche des Darmes auch wieder für Ausscheidungsprozesse zur Verfügung, beginnt der zweite Schritt – eine Lymph- und Blutreinigung mit nachfolgender Entschlackung der Grundsubstanz. Erst danach erfolgt eine Mobilisation aus Zellstrukturen, etwa Fettgewebe oder Muskulatur. Es ist insofern wichtig, diesen Ablauf zu kennen, da oft davon gesprochen wird, dass beim Fasten Muskelmasse, also auch Herzmuskel abgebaut wird und es aus diesen Gründen gefährlich sei, zu fasten.

Allein die Praxis widerlegt diese Behauptung. Aber es ist auch insofern wichtig, diese Strategien zu kennen, da unterschiedliche Erkrankungen in unterschiedlichen Kompartimenten ablaufen. Bei einer rheumatischen Erkrankung laufen chronische Entzündungsprozesse im Bindegewebe ab. Sich hier nur auf die Darmreinigung zu beschränken und sich damit zufrieden zu geben, wäre zu wenig. Andererseits können wir gar nicht verhindern, dass die Natur nach einer wohldurchdachten Hierarchie bei der Elimination vorgeht. Wir dürfen weiter darauf vertrauen, dass sie zwischen Gesund und Krank unterscheiden kann und nicht als erstes lebenswichtiges Gewebe, sondern eher Schlacken mobilisiert und ausscheidet. Der mit Fortdauer der Mayr-Therapie immer besser funktionierende Darm entwickelt letztlich fast eine Sogwirkung für ausscheidungspflichtige Substanzen, sodass aus allen Organsystemen Giftstoffe über den Darm eliminiert werden.

In allen **Phasen des Reinigungsprozesses** kann es zu Überforderung der Ausscheidung, zu Rückstau und Rückresorption von Giftstoffen kommen. Dies hat verschiedene Formen von Rückvergiftungen zur Folge, welche je nach Mechanismus als Anfangs-, Rekapitulations- oder Provokationsreaktionen bezeichnet werden. All diese Entgiftungsreaktionen sind zwar unangenehm, jedoch kaum bedenklich und klingen bei forcierten Ausscheidungsmaßnahmen rasch ab.

Der Reinigung der Grundsubstanz kommt besondere Bedeutung zu, nachdem sie in ihrer Gesamtheit den Ort von Ablagerungen und zahlreichen Stoffwechselschlacken darstellt. Vor allem die Eiweißdepots und damit einhergehende Risikofaktoren lassen sich erst durch Reinigung der Grundsubstanz nachhaltig beeinflussen. Es soll aber hier nicht der Eindruck entstehen, dass der Natur ein Fehler unterlaufen sei, indem sie die Beseitigung dieser Gifte vergisst. Ganz im Gegenteil – wir haben einen Selbstreinigungsmechanismus (⇨ 3.1, S. 10). Was hier für den Darm gilt, gilt sinngemäß für den gesamten Organismus. Ziel jeglicher Säuberung ist daher das Wiederherstellen der Selbstreinigungskraft im Organismus.

Gleichzeitig und selbstverständlich kommt es von Anfang des Fastens an zu einer Änderung des Stoffwechsels – von einer Stoffaufnahme zu einem inneren Stoffwechsel. Der Körper lebt anfänglich von den alten, schlecht bzw. unvollständig verstoffwechselten Nahrungsbestandteilen des Verdauungsapparates, später von den „Schlacken". Dies erfordert eine enorme Stoffwechselleistung, z. B. von der Leber und den Nieren, welche anfänglich für die Gluconeogenese, später auch für die Fettsäurenoxidation zuständig sind.

Der Leber kommt in der Entgiftung eine besondere Rolle zu. Biochemisch lässt sich die Arbeit auf zwei **Entgiftungsschritte** reduzieren. In der Entgiftungsphase 1 erfolgt vor allem Oxidation, Reduktion und Hydrolyse. Hauptvertreter dieser Enzyme sind Monooxygenasen (Cytrochrom P450) sowie Hydrolasen. Die Bedeutung der Oxygenasen wird anhand der Diaminoxidase im Darm bzw. anderer Monoaminoxidasen im Rahmen der Unverträglichkeit erläutert (⇨ Kap. 11). Anschließend erfolgen in der Entgiftungsphase 2 vor allem Konjugationsreaktionen. Hauptsystem sind hier Glucuronsäure und Glutathion. Beide Systeme beeinflussen sich insofern, als die ersten Entgiftungsschritte über Phase 1 ablaufen und die Zwischenprodukte von Phase 2 (vor allem Glutathionsystem) weiterverarbeitet werden. Letzteres ist selenabhängig. Besteht nun eine Überlastung der Phase-1-Entgiftung werden eine Reihe von Stoffen aus dem Phasen-1-System nicht weiter verarbeitet. Dies bedingt, dass diese Stoffe per se eine Belastung darstellen, Allergencharakter erlangen oder sogar kanzerogen wirken können. Daher ist gerade in diesem Bereich eine optimale Leberunterstützung während der Mayr-Therapie notwendig (orthomolekulare Therapie, Phytotherapie etc.).

Für den gesamten Stoffwechsel, speziell für die Nieren, ist das Transport- und Stoffwechselmedium Wasser. Daher ist auf eine ausreichende **Flüssigkeitszufuhr** zu achten, um die Entgiftung durchführen zu können. Daher gilt, dass jede Form der Mayr-Therapie auch eine Trinkkur ist. Aber hier muss dem Patienten in aller Deutlichkeit klar gemacht werden, was und wieviel er zu trinken hat. Benötigen wir im Alltag schon 1,5 bis 2 Liter Flüssigkeit, so wird es während der Mayr-Therapie etwas mehr sein: 3 Liter bei 70 kg Körpergewicht, bei geringerem Körpergewicht etwas weniger, ist das Körpergewicht höher 4 Liter und mehr.

Viele schreckt am Anfang die Mengenangabe ab, weil sie im Alltag kaum Durst verspüren und sich nicht vorstellen können, soviel zu trinken. Im Laufe der Therapie entwickelt sich jedoch dieses Durstgefühl wieder und viele haben regelrechtes Verlangen zu trinken.

Getrunken werden soll:
- gutes Quellwasser
- kurz gebrühte (blonde) Kräutertees
- Gemüsebrühe
- stilles Mineralwasser

Vor allem zählen Alkoholika, Bohnenkaffee, Frucht- und Gemüsesäfte sowie Industriegetränke auch im Alltag nicht als Getränk.

Wichtig ist auch die Empfehlung, über den Tag verteilt und nicht zu den Mahlzeiten zu trinken. Durch diese weit verbreitete Unsitte werden die Verdauungssäfte verdünnt, was im Zusammenhang mit der Mahlzeit die Verdauungsleistung reduziert.

Ein chinesischer Grundsatz lehrt, dass alles, was über Darm und Niere nicht ausgeschieden werden kann, über Lunge und Haut eliminiert wird. Diese Beobachtung kann man auch während der Mayr-Therapie machen. Die Abatmung von CO_2 über die Lunge ist nicht nur die Ausscheidung des Endproduktes des Zellstoffwechsel, sondern auch das rascheste Regulativ des Säure-Basen-Haushaltes ($HCl + NaHCO_3 \rightarrow H_2O + NaCl + CO_2$).

Auch andere gasförmige Endprodukte des Stoffwechsels und Giftstoffe werden abgeatmet. H_2 beispielsweise als Endprodukt eines bakteriellen Gärungsprozesses wird über die Lunge abgeatmet und ist ein charakteristischer Parameter z. B. bei Fructosemalabsorption. Häufig beobachtet man aber auch während der manuellen Bauchbehandlung das Abatmen sterkoraler Gifte, welche am charakteristischen Geruch erkennbar sind. Natürlich führt die Ausscheidung dieser Substanzen über die Lunge oft zu Reizzuständen der Alveolen, weshalb Dyspnoe, chronische Bronchitiden und auch asthmatische Beschwerden auftreten können. Eine forcierte Atmung vermehrt die Entgiftung über die Lungen, bringt aber die Gefahr der Überforderung. Daher sind körperliche Betätigung, welcher Art auch immer, während der Kur auch vor allem unter dem Gesichtspunkt der Schonung durchzuführen.

Auch die Haut ist mit all ihren Anhangsgebilden ein wichtiges Ausscheidungssystem. Die Perspiratio insensibilis und sensibilis ermöglichen die Elimination vieler Giftstoffe. Toxine aus der intestinalen Autointoxikation machen sich als Foetor sudoris bemerkbar. Auch sprechen viele Irritationen im Sinne von Ekzem und Erythem u. dgl. für eine Überlastung der Haut. Hier ist dann im umgekehrten Sinn vorzugehen. Forcierte Ausscheidungen über den Darm und die Nieren entlasten die Haut.

Tränenflüssigkeit, Nasen-, Vaginal- oder Prostatasekret sowie die Menses können als Notventile für die Ausscheidung betrachtet werden. Ihre Inanspruchnahme zeigt aber bereits, wie überlastet das System ist. Sie haben einerseits diagnostische Bedeutung, andererseits kann auch über die Förderung dieser Notventile die Entlastung des Systems erreicht werden (z. B. Reibesitzbad nach Kuhne).

Wir haben bisher über Reinigung im wässrigen Milieu gesprochen, aber wie sieht es im **lipophilen** Bereich aus?

Zwei Organsysteme bilden hier die Schnittstellen – die Leber und die Haut.

In der Leber erfolgt auch die Metabolisierung der Fette und ihrer Derivate. Die Phase 2 der Entgiftung – Konjugation – dient unter anderem auch dazu, Toxine wasserlöslich zu machen und damit über die Nieren eliminieren zu können. Andererseits kann die Leber auch über die Gallenflüssigkeit fettlösliche Substanzen in den Darm abgeben. Die Mobilisation von fettlöslichen Toxinen erfolgt auch aus dem Gewebe über Fette bzw. Fettsäuren und deren Verbindungen. Es ist also wichtig, in solchen Fällen vermehrt Fettsäuren (**p**oly **u**nsatturated **f**atty **a**cids = PUFA's), z. B. zur Detoxifikation von fettlöslichen Umweltgiften (z. B. PCP) zuzuführen.

Auch die Haut ist als Organ auf Fettsäuren angewiesen und vieles im Stoffwechsel der Haut benötigt Fettsäuren. Der gesamte Zweig der Kosmetik lebt davon, Haut geschmeidig zu machen und zu halten, aber die Schönheit kommt von innen, sodass auch hier hoch ungesättigte Fettsäuren (PUFA's) innerlich zu verabreichen sind.

Fettsäuren suchen Licht und Sauerstoff, wandern also von innen zur Hautoberfläche und entfalten so ihre Wirkung. Daunderer z. B. konnte zeigen, dass durch die Gabe von Öl zur Förderung der Elimination von Umweltgiften diese nun im Faktor 600 gesteigert werden konnten. Daher kommt der therapeutischen Gabe von ungesättigten Fettsäuren in der Mayr-Therapie besondere Bedeutung zu.

Im Zuge der Säuberung geht es darum, während der Mayr-Therapie all diese Möglichkeiten und Systeme optimal zu nutzen bzw. zu unterstützen.

6.2.3 Schulung

Die Schulung dient einerseits dem (Wieder-) Erlernen eines gesunden Essverhaltens und hat damit entscheidenden Einfluss auf den Langzeiteffekt.

> Mayr-Therapie will also nicht das Fasten, sondern das richtige Essen lernen.

Andererseits wird durch die vom Mayr-Arzt durchgeführte manuelle Bauchbehandlung der Verdauungsapparat mit all seinen Funktionen geschult, wieder entsprechend seinen physiologischen Aufgaben tätig zu werden. Dies hat Auswirkungen auf alle Zellen des Organismus und ist unverzichtbarer Bestandteil jeder Mayr-Therapie.

Mayr selbst meinte, unsere Ernährung sei also im hohen Maße unrationell und nannte hierfür folgende Gründe:

Wir essen

- zu schnell und zu hastig
- zu schlecht gekaut und daher
- zu viel auf einmal
- zu oft
- übermüdet und zu spät abends.

Er nannte dies auch die Kardinalfehler der Ernährung. Wir können bzw. müssen heute, fast hundert Jahre, nachdem Mayr dies postulierte, feststellen, dass seine Aussagen genauso zutreffen. Es sind sogar weitere Fehler hinzugekommen:

Der heutige Mensch trinkt zu wenig und die Auswahl der Lebensmittel ist zu stark säurebetont, sodass eine latente Acidose resultiert.

Als Schulung erhält der Kurende nun genaue **Anweisungen**:

Er soll in Ruhe die Mahlzeit genießen, langsam essen und gut kauen. Anfänglich empfiehlt es sich sogar mitzuzählen, um ein Gefühl zu entwickeln, wie oft man kauen muss, bis die Speisen mit Speichel vermengt sind.

Nachdem der Körper auch Zeit zum Verdauen braucht, sind zwischen den einzelnen Mahlzeiten mindesten 4 bis 5 Stunden Abstand notwendig, dies gewährleistet eine weitgehend vollständige Verarbeitung der gegessenen Speisen. Entsprechend der tageszeitlichen Rhythmik ist die Abendmahlzeit die kleinste – die Menge betreffend und die schonendeste, was die Zubereitung betrifft. Auch ist die Abendmahlzeit möglichst früh einzunehmen, während der intensiven diätetischen Therapie empfiehlt es sich hier nur etwas mit Honig gesüßten Tee zu löffeln.

Der Auswahl und Zusammensetzung der Speisen, vor allem der Milden Ableitungsdiät, folgt den Gesichtspunkten eines ausgewogenen Säure-Basen-Verhältnisses (⇨ 10.7 ff., S. 76). Das Trinken leicht bekömmlicher Flüssigkeiten (Wasser, Kräutertee, Gemüsebrühe, stilles Mineralwasser) wird entsprechend dem Körpergewicht verordnet.

Dieses grundsätzliche Essverhalten sollte solange trainiert werden, bis es automatisch und unterbewusst abläuft. Dies sind auch die Richtlinien für den Alltag.

6.2.4 Substitution

Wir müssen heute eine zunehmende Belastung der Menschen aus allen Bereichen feststellen. Stress, die allgemeine Bezeichnung dafür, ist ein Phänomen unserer Zeit. Egal, ob der Einzelne berufliche Belastungen und seine Kraft übersteigende Beanspruchungen, emotional-seelische Sorgen, Nöte oder Ängste hat oder gar schon einzelne körperliche Beschwerden aufgetreten sind, immer versucht der Organismus die **Belastungen** zuerst durch Mobilisation von Mineralstoffen, Spurenelementen und/oder Vitaminen auszugleichen. Dieser Versuch der Kompensation führt in vielen Fällen zu marginalen Defiziten, die der Einzelne noch gar nicht bemerkt. In der Therapie nach Mayr werden aber gerade solche Regulationsmöglichkeiten benötigt, da auch die Entgiftung auf die Anwesenheit von Mineralstoffen, Spurenelementen und Vitaminen angewiesen ist. Viele Anfangsreaktionen, aber auch später auftretende Entgiftungskrisen sind Folge solcher Defizite. Den Mangel an Magnesium, einem wichtigen Mineral vor allem auch für die muskuläre Entspannung, erleben manche als schmerzhaftes Muskelziehen, welches durch Bewegung besser wird. Vielfach wird vom

Patienten der neuerlich auftretende Ischias beschuldigt, die Therapie selbst u. v. a.

Andererseits ist Magnesium heute das Mineral bei allgemeinem Stress und wird von vielen Managern bereits „vorbeugend" eingenommen, um beruflichen Anforderungen körperlich standhalten zu können.

Die **orthomolekulare Therapie** ist also zu einem wichtigen Bestandteil in der medizinischen Vorgangsweise geworden. Therapie nach Mayr vermag nicht bestehende, d. h. vor Therapiebeginn vorhandene Defizite auszugleichen. Mag sein, dass Mayr selbst solche Maßnahmen nie nötig hatte, weil unter anderem der Ernährungszustand und die Regulationsfähigkeit seiner Patienten noch ganz anders war. Heute muss der Mayr-Arzt dies aber berücksichtigen. Er benötigt unter anderem biochemisches Verständnis für orthomolekulare Zusammenhänge während des Fastens. Auch hier hilft die Diagnostik nach Mayr, unterstützt durch die Applied Kinesiology zu einer individuellen Vorgangsweise zu kommen. Der Vitale wird weniger Defizite mitbringen als der zur Atrophie Neigende. Hier ist oft eine Substitution orthomolekularer Substanzen vor der Therapie ideal, mindestens aber während derselben. Auch spezielle Erkrankungen, wie die Candida-Belastung, Dysbiose, Parasitose oder allergische Diathesen benötigen eine Unterstützung. Besonders wichtig ist der Ausgleich des Säure-Basen-Haushaltes, da viele Patienten bereits eine latente Acidose aufweisen und Fasten per se zur Fastenacidose führt. Weiterhin ist in Bereichen, wo entsprechend der heutigen Ernährungsgewohnheiten Defizite zu erwarten sind, wie beispielsweise bei den hoch ungesättigten Fettsäuren, ebenfalls eine unterstützende Gabe bereits während der Mayr-Therapie notwendig (⇨ Kap. 9, S. 38).

6.3 Die Bedeutung der manuellen Bauchbehandlung

Die von Mayr entwickelte manuelle Bauchbehandlung unterstützt die therapeutischen Prinzipien idealerweise. Sie wird vom Mayr-Arzt während der Therapie möglichst oft durchgeführt. Mayr selbst beschreibt sie als „zarte rhythmische Drückung mit den Händen für die Dauer von 5 bis 10 Minuten, um die Peristaltik anzuregen" und nannte dies anfänglich **Darmgymnastik**. Und später ergänzend „durch zarte rhythmische Zusammendrückungen des Leibes von der Seite und von unten her gegen den Nabel werden alle Venen und Lymphgefäße im Bauch zusammen- und ihr Inhalt herzwärts gedrückt" (⇨ Mayr, Darmträgheit, S. 229). Relativ spät, als die Zusammenhänge mit der Atmung deutlich wurden, wurde noch das atemsynchrone Behandeln integriert.

Heute ist die manuelle Bauchbehandlung eine Zusammenfassung dieser von Mayr beschriebenen verschiedenen Abfolgen, wobei eine Trennung eher didaktisch und nicht in der praktischen Durchführung zu sehen ist (⇨ Abb. 4–7).

Wichtig ist, dass der behandelnde Arzt weich, mit der gesamten Handfläche, mehr fühlend, palpierend die Behandlung durchführt, als mit den „bohrenden Fingern". Auch sollte man sich vor dem geistigen Auge ein Bild der erwarteten Strukturen machen. Haut – Unterhaut – Fettgewebe – Peritoneum – Darm – Radix – je nach angewendetem Druck erreicht die fühlende und behandelnde Hand die Struktur. Zu wenig Druck bleibt oberflächlich, zu viel Druck führt eventuell zu Schmerz und Abwehrspannung.

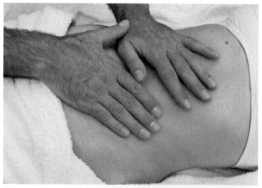

Abb. 4
„Einschmeicheln", durch Streichungen von der Seite.

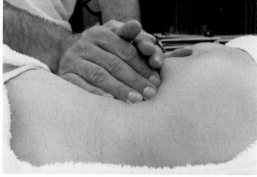

Abb. 5
Atemsynchrone Behandlung. Expiration.

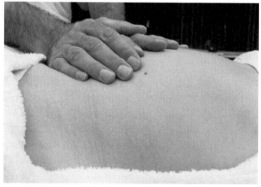

Abb. 6
Atemsynchrone Behandlung. Inspiration.

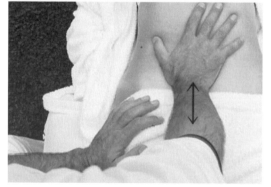

Abb. 7
Vibrationsbehandlung auf die Region des Dünndarmes mit der Radix mesenterii.

6.3.1 Verschiedene „Griffe"

▶ **Einschmeicheln**

Die erste Kontaktaufnahme mit dem Bauch erfolgt durch weiche Streichungen über den Bauch, z.B. im Uhrzeigersinn bzw. von den Flanken her. Dies dient einerseits dazu, den Kontakt zum Patienten herzustellen und ihn so eine anfänglich bestehende Vorsicht oder Skepsis gegenüber der Behandlung zu nehmen und andererseits auch gleich einer gewissen Diagnostik, wo nämlich Abwehrspannungen, Stauungen etc. im Verdauungsapparat zu finden sind. Letztlich erfolgt auch eine gewisse Durchwärmung und bereits Tonisierung des Dünndarms.

▶ **Rhythmische Behandlung**

In der Folge wird mit den Händen ein guter, aber weicher Kontakt zu den Strukturen des Darmes aufgenommen. Mit sanften rhythmischen Bewegungen werden einzelne Abschnitte des Darmes behandelt. Dabei kommt die Bewegung nicht aus den Händen und Armen, sondern entsteht indem der gesamte Oberkörper und die Hüften rhythmisch bewegt werden. Dies erfolgt sowohl für den Dünndarm, als auch für den Dickdarm. Letzterer kann auch entsprechend seinem Verlauf von oral nach aboral ausgestrichen werden. Dabei ist das Palpieren des Colon transversum nicht immer ganz einfach. Oft finden wir diesen Abschnitt entsprechend seiner Hypotonie weit nach kaudal reichend. Hier ist es oft leichter, beide Hände nebeneinander zu legen und von kranial mit allen Fingerkuppen tastend nach kaudal zu palpieren, bis das Quercolon spürbar wird. Leichtes, sanftes und wiederholtes Bewegen nach kaudal lässt das Colon transversum meist rasch und unverzüglich kranialwärts steigen.

▶ **Atemsynchrone Behandlung**

Im nächsten Schritt wird versucht, den Dünndarm möglichst umfassend in die Hände zu bekommen. Manchmal, vor allem bei kleinen Bäuchen, ist es einfacher, nur mit einer Hand zu greifen. Meist werden die Hände jedoch entlang der U-Delle so platziert, dass medial und kranial der Hände der Dünndarm zu liegen kommt. Durch die Lage des Oberkörpers wird der Druck so auf die Hände verteilt, dass jeweils nur entlag der U-Delle intensiver Kontakt mit dem Dünndarm besteht. Nun lässt man den Patienten einatmen und bemerkt, wie durch das Tiefertreten des Zwerchfells der Dünndarm gegen die behandelnden Hände „gepresst" wird. Ohne den Kontakt zum Dünndarm zu verlieren (Vorspannung), lässt man den Dünndarm in Inspiration nach vorne und unten kommen. In Exspiration wird der Darm wieder nach kranial bewegt und die Hände folgen der Bewegung nach kranial, bis das Ende der Expiration erreicht ist. Normalerweise ist zwischen Aus- und Einatmung eine kleine Atemruhephase. In dieser Phase des Ausgeatmetseins wird nun das Dünndarmpaket nach kranial angehoben, eventuell auch Richtung Leber bewegt. Wichtig ist hier, den Druck nicht nach dorsal zu richten, was als unangenehm empfunden wird, sondern wirklich nur entlang der U-Delle anzuheben, soweit dies leicht und schmerzfrei möglich ist. Mit dem nächsten Einatemzug lässt man den Darm wieder „in die Hände atmen" und wiederholt so die Behandlung während einiger Atemzüge.

Meist reagiert der Darm sehr rasch, sodass eventuell der Griff entsprechend des Kleinerwerdens des Darmes geändert werden muss.

▶ **Behandlung des Radixödems**

Die Radix des Dünndarms fixiert denselben von der Ileozäkalregion bis zur Flexura duodenojejunalis. Sowohl der Blutzufluss, als auch der -abfluss desselben sowie der Lymphe, der gesamte Stofftransport läuft über diesen peritonealen Stil. Bei chronischen Entzündungen mit intestinaler Autointoxikation kommt es im Bereich der Radix zu lymphatischen Stauungen, auch als Zeichen der Mitbeteiligung des Immunsystems. Dieses Radixödem wird dann als harte Resistenz im Bereich der Anheftungsstelle tastbar.

Die Behandlung zielt auf eine Förderung des Lymphabflusses hin. Die Hände werden dabei wie bei der atemsynchronen Behandlung an den Bauch gelegt, sodass der Dünndarm gut darin Platz findet. Nun wird der Druck durch Verlagerung des Oberkörpers so gewählt, dass – durch die Bauchdecke – Peritoneum und Dünndarm palpierend – die Radix in der Handfläche spürbar wird. Und durch eine feine Vibration aus dem Körper kommend wird dann der Lymphabfluss der Radix stimuliert.

Sofern die Schwellung nur „punktuell" wahrnehmbar ist, kann eine Vibration auch nur an einzelnen Abschnitten der Radix erfolgen. Häufig ist auch die Radix des Dickdarms lymphatisch gestaut (eingeschränkte Umgreifbarkeit). Hier gilt sinngemäß das Gleiche wie für den Dünndarm. Selbstverständlich wird zuerst wieder durch Palpation das betroffene Areal identifiziert und dann behandelt. Im Aszendensbereich empfiehlt sich die Behandlung über die radiale Handseite, im Deszendensbereich über die Ulnare, entsprechend der zuvor durchgeführten Palpation, sodass man hier sofort von der Untersuchung zur Behandlung kommt.

▶ **Vibration**

Alle rhythmischen Behandlungen können auch als Vibration ausgeführt werden. Wichtig dabei ist, dass die Vibration aus dem Körper und nicht aus der Hand kommt. Dies wäre zu „grob" und letztlich auch zu ermüdend für den behandelnden Mayr-Arzt. Sehr gut und rasch erfolgreich sind solche Vibrationen bei Störungen der Sphinkteren oder als Behandlung des Radixödems. Hierbei werden die Hände wie zur atemsynchronen Behandlung aufgelegt, der Druck durch Verlagerung des Körpers so gewählt, dass das Ödem der Radix mesenterii unter den Händen spürbar wird und dann in dieser Position die Vibration direkt auf die Radix ausgeführt. Wichtig ist, dass hierbei keine Schmerzen ausgelöst werden und der Patient lediglich ein angenehmes, wärmendes Durchfluten des lymphatischen Abflussgebietes verspürt.

▶ **Behandlung der Sphinkteren**

Besondere Bedeutung kommt der Behandlung der funktionellen Sphinkteren im Verlaufe des Darmrohres zu, stellen sie doch bei entsprechendem Exzitationstatium potentielle Passagehindernisse dar. Am häufigsten und leichtesten zu tasten in der Region der Ileozäkalklappe aber auch Flexura duodenojejunalis sowie beim Übergang vom Descendens zum Sigmabereich und am absteigenden Teil des Duodenums mit der Papilla Vateri sind Prädilektionsstellen für Spasmen. Die effektivste Behandlung ist auch hier eine weiche rhythmische Bewegung, welche auch als Vibration ausgeführt werden kann. Als ergänzende Diagnostik ermöglicht der Applied-Kinesiology-Test (⇨ Kap. 7) die Bestimmung des optimalen Behandlungsvektors, welcher rasch den Spasmus löst.

6.3.2 Wirkungen der manuellen Bauchbehandlung

Die manuelle Bauchbehandlung ist eine einfache, aber äußerst wirkungsvolle Therapie, deren Effekte nach kurzer Zeit am gesamten Organismus feststellbar sind. Im Verdauungsapparat selbst wird die Peristaltik angeregt, wodurch eine Entstauung eintritt. Dies führt zu einer **Verbesserung des Tonus** und damit der Form und Lage des gesamten Verdauungsapparates. Dies ist in einer raschen Verkleinerung und besseren Spannung des Darmes erkennbar, Abwehrspannungen werden geringer. Durch die rhythmische Bewegung werden auch die Gefäße entstaut. Folge ist ein verbesserter Blutrückfluss zum Herzen und insgesamt eine **verbesserte Durchblutung**. Auch die **Lymphe**, welche in erster Linie durch Druckänderungen weiterbefördert wird, fließt besser aus dem Bauchraum ab. Dies führt letztlich zu einer besseren Drainage aus der Peripherie.

Selbstverständlich wird die **Leber entstaut**, der **Gallefluss verbessert**. Durch die atemsynchrone Behandlung erfolgt eine verbesserte Sauerstoffaufnahme durch verstärkte CO_2- und Toxinabgabe. Dies kommt wieder allen Körperzellen zugute, die ja letztlich auf Sauerstoff und Nährlösungen aus dem Verdauungsapparat angewiesen sind. So wird also durch den Synergismus der verbesserten Durchblutung mit erhöhter Sauerstoffspannung der Gewebstonus im gesamten Organismus verbessert.

Dies ist rasch an der **Haut**, aber auch durch den Tonusprüfgriff am Jochbogen bemerkbar. In dem Maß, wie rasch die Veränderungen durch die manuelle Bauchbehandlung sichtbar werden, ist dies auch eine diagnostische Kontrolle. Man erkennt also sofort die Effektivität der Behandlung durch die diagnostischen Kriterien nach Mayr.

Aber auch im Laufe einer Therapie, bei der täglich die manuelle **Bauchbehandlung** durchgeführt wird, lassen sich Veränderungen während dieses Therapiezeitraums beurteilen und zusätzlich Fehler in der Durchführung der Therapie bzw. krisenhafte Entgiftungsreaktionen feststellen.

Immer aber wird man durch die Diagnostik erkennen, wie es dem Patienten geht und wo er noch Unterstützungen benötigt. In dem Maß entwickelt sich die manuelle Bauchbehandlung auch zum psychologischen Führungsinstrument während der Therapie. Durch die Behandlung im wahrsten Sinne des Wortes entsteht nicht nur ein Kontakt, sondern eine wechselseitige Beziehung zwischen Arzt und Patient. Den Patienten anzugreifen, zu erfühlen und ihm gleichzeitig das Gefühl zu geben, voll angenommen zu sein, ist eine wichtige Grundlage für den Erfolg der Therapie. Nur durch diese **empathische** Beziehung wird sich der Patient vertrauensvoll öffnen und auch die seelisch-geistige Dimension der Behandlung ermöglichen. In diesem Moment muss der Mayr-Arzt seinen Patienten voll akzeptieren, ja sogar lieben, erst dann werden Veränderungen möglich. Hier können vom Mayr-Arzt Zuversicht, positives Denken, Motivation und Information vermittelt werden.

Es muss dem Mayr-Arzt aber auch klar sein, dass er in einer **energetischen Wechselbeziehung** steht. Er gibt sehr viel und erhält sehr viel. Dies können durchaus positive Erfahrungen für den Mayr-Arzt sein, oft sind es jedoch „verzwickte Krankheitspersönlichkeiten", die von der Kraft zehren. Manchmal hat man richtig das Gefühl, energetisch ausgelaugt zu werden. Hier ist es wichtig, dass der Mayr-Arzt lernt, mit solchen Patienten und Situationen umzugehen und lernt, sich zu schützen. Einfache Maßnahmen sind das Händewaschen nach der Behandlung sowie reichliches Trinken. Verschiedene mentale Techniken bzw. Einstellungen helfen ebenfalls, dass der Mayr-Arzt zwar einfühlsam, aber nicht mitleidend und nach der Behandlung erschöpft und ausgezehrt ist.

> **Wirkungen der ärztlichen manuellen Bauchbehandlung**
> - Verbesserung von Lage, Form und Tonus des Verdauungsapparates
> - Verbesserung von Tonus/Leistungsfähigkeit jeder Körperzelle
> - Drainage von Lymphe und Venen
> - Leberentstauung
> - Atemtherapie
> - psychologisches Führungsinstrument
> - diagnostische Kontrolle
> - energetische Behandlung

6.4 Die Individualität in der Therapie

Eine gesunde Ernährungsweise ist immer eine individuelle. Ebenso ist die Mayr-Therapie eine individuelle Therapie. In der Diagnostik zeigte Mayr, wie man den aktuellen Gesundheitszustand des Winzelnen erkennt, mit Betonung der Individualität. In der Therapie gibt es eine grundsätzliche Vorgangsweise: die Anwendungen der therapeutischen Prinzipien von Schonung – Säuberung – Schulung und Substitution. Innerhalb dieser Prinzipien aber erfolgt die therapeutische Verordnung nach individuellen Gesichtspunkten.

Seit langem haftet der Mayr-Therapie das Klischee von Milch und Semmel an. Bedenkt man aber, wie unterschiedlich die Therapie Mayrs selbst war und welche Möglichkeiten heute zur Verfügung stehen, so ist es an der Zeit, die Therapie neu zu definieren und zu positionieren. Es ist sogar absolute Notwendigkeit, die Individualität als Konsequenz aus der Diagnostik zu berücksichtigen. Für den Vitalen wird die Milde Ableitungsdiät zu wenig Schoncharakter haben. Hier wird strenges Fasten notwendig sein, um zur Gesundung zu führen. Umgekehrt wäre für den zur Atrophie Neigenden das Teefasten eine absolute Überforderung und würde nicht zur Genesung, sondern zu einer weiteren Belastung führen.

Teefasten – Milchdiät – erweiterte Milchdiät – Milde Ableitungsdiät sind grobe Abstufungen der diätetischen Regime, innerhalb derer weitere Individualisierung möglich ist.

Dabei sind zwei Gesichtspunkte zu berücksichtigen: persönliche Vorlieben und biochemische Notwendigkeiten.

Mayr selbst beschreibt den Ekel vor einzelnen Lebensmitteln als Grund, die therapeutische Vorgangsweise zu ändern. Dies fängt beim Teefasten an. Manchen behagen gewisse Kräutertees nicht, anderen schmeckt die Gemüsebrühe nicht oder gerade besonders gut. Fasten beinhaltet die Freiwilligkeit. Der Mayr-Arzt ist also gut beraten, nicht über den Kopf des Patienten zu verordnen, sondern sich mit ihm im Rahmen des therapeutisch Sinnvollen und Notwendigen abzustimmen.

Gleiches gilt bei der Milchdiät. Hier soll aber auch einmal klar definiert werden, dass Milchdiät nicht unbedingt bedeutet, nur Kuhmilch als Diätetikum zu verabreichen. Vielmehr steht der Ausdruck für eine bestimmte intensiv-diätetische Behandlungsform auch noch in der Würdigung der Verdienste Mayrs, dem der Name zu verdanken ist.

Bereits in der Vergangenheit haben sich verschiedene Varianten mehr als bewährt. Süßmilch – Sauermilch – Joghurt – Malzkaffee mit Milch – Schafs- oder Ziegenmilchprodukte sind durchaus akzeptable Lebensmittel für diese Therapie. Mancher Patient mag Milch nicht, kommt aber mit Sauermilch oder Joghurt bestens zurecht. Es wäre widersinnig, die Milch ex cathedra zu verordnen. Wichtig ist jedoch, wenn sich der Patient für ein Lebensmittel entschieden hat, dass er dabei bleibt. Es entspricht nicht der Monotonie und Schonung, morgens Malzkaffee und mittags Sauermilch zu essen. Immer das gleiche lässt den Organismus rascher zur Regeneration finden. Sinngemäß gilt das Gleiche für die Milde Ableitungsdiät, wenn auch hier die Auswahl bereits umfangreicher ist.

Bei einigen Erkrankungen ist die differenzierte Auswahl der Lebensmittel sogar biochemische Notwendigkeit. Hier ist es dann zu wenig, den Patienten entscheiden zu lassen, ob er gerne Milch oder Joghurt in der Therapie isst. Bei allen Formen von Lebensmittelunverträglichkeiten ist darauf zu achten, dass nur jene Lebensmittel gegessen werden, die ordnungsgemäß verarbeitet werden können. Allenfalls kann man noch bei Kindern darauf vertrauen, dass sie sich instinktiv Lebensmittel aussuchen, welche ihnen gut bekommen. Aber auch darin würde ich Vorsicht empfehlen. Oft erlebt man als Reaktion auf die Empfehlung, keine Kuhmilchprodukte zu sich zu nehmen, die Antwort, aber gerade die esse ich so gerne. Dieses Phänomen, dass gerade das Lebensmittel gerne und häufig gegessen wird, was nicht vertragen wird, nennen wir „Addictive Allergy" (Suchtallergie). Hier versucht der Organismus einen Ausgleich im hormonellen System über das Aktivieren der Nebennierenfunktion. Gerade das unverträgliche Lebensmittel führt zu einer Produktion von Adrenalin und Cortison, welche wiederum „anregend" auf den gesamten Stoffwechsel wirken. So versucht die hormonelle Regulation der Erschöpfung entgegenzuwirken. Hier ist es also wichtig, die biochemische Individualität zu berücksichtigen bzw. zu unterstützen.

> Mayr-Therapie mit allergisierenden Lebensmitteln entspricht nicht dem therapeutischen Prinzip der Schonung, sondern bedeutet maximalen Stress.

Wiederum stehen verschiedene Lebensmittel als Alternativen zur Verfügung. Dinkel oder Roggen als Alternative zum Weizengebäck, Schafs- oder Ziegenmilch, Soja-, Hafer-, Reismilchprodukte anstelle von Kuhmilch.

Auch die Basensuppe ist eine gute und beliebte Alternative zur Milch. In den letzten Jahren hat sich für uns auch die Kartoffel als ausgezeichnetes Lebensmittel in der Diätetik bewährt. Für eine Candida-Therapie ist sie mittlerweile fast unverzichtbar geworden. Aber auch gegenüber der Kartoffel als Nachtschattengewächs gibt es Unverträglichkeitsreaktionen. Bei all diesen Formen ist also das Erkennen der Unverträglichkeit (z.B. Applied-Kinesiology-Test ⇨ Kap. 7 S. 38) sowie eine entsprechende Beratung und therapeutische Rücksichtnahme wichtig.

Im stationären Bereich fällt es oft leichter, darauf Rücksicht zu nehmen, weil der Patient durch die Küche bestens versorgt werden kann. Im ambulanten Bereich erwachsen oft Schwierigkeiten, einzelne Lebensmittel zu besorgen. Hier empfiehlt es sich also, bereits im Vorfeld gute Bezugsquellen ausfindig zu machen, wo der Patient sich entsprechend qualitativ gute Lebensmittel besorgen kann.

7 F. X. Mayr und Applied Kinesiology

Mayr gelang es durch seine feinsinnigen Beobachtungen, für uns Ärzte ein Diagnosesystem zu entwickeln, das in vielen Bereichen einzigartig ist. Alleine die Beurteilung des Abdomens mit all seinen vielseitigen Veränderungen ist eine Fundgrube für den diagnostischen Spürsinn des einzelnen Arztes. Aus der Pathogenese entwickelt ergeben sich logisch nachvollziehbare Veränderungen, welche in der täglichen Praxis Bestätigung finden. Es fällt schwer, zu diesem nahezu perfekten System noch etwas hinzuzufügen zu wollen. Tatsächlich lässt sich die Diagnostik auch kaum ergänzen oder gar erneuern. Sie hat die gleiche Gültigkeit wie zu Zeiten Mayrs.

Und trotzdem stehen wir heute manchmal vor der Tatsache, dass eine weitere Abklärung der erhobenen Befunde notwendig erscheint. Hierzu folgendes Beispiel: Wir finden relativ häufig den sog. entzündlichen Kotbauch mit all seinen Auswirkungen, auch Zeichen einer Gärungsdyspepsie. Natürlich können wir als Ursache oft eine mangelnde Esskultur feststellen, nicht immer aber erklärt dies die Befunde ausreichend und zufriedenstellend. Manchmal äußert der Patient auch den Verdacht, dass beim Genuss einzelner Lebensmittel die Beschwerden besonders stark auftreten oder überhaupt erst zutage treten. Oft stellt sich die Frage einer Dysbiose oder Parasitose. Natürlich lassen sich die Fragen durch zum Teil aufwändige Untersuchungen beantworten. Oft ist auch eine apparative Diagnostik hilfreich. Aber meist möchten wir die Antwort auf unsere Fragen unmittelbar.

Hier hat sich in der Praxis die Applied Kinesiology (AK) als zusätzliches Diagnostikum bewährt. Diese einfache Untersuchung ist nach entsprechendem Erlernen der Technik ebenfalls ohne apparativen Aufwand durchführbar.

7.1 Darstellung der Applied Kinesiology (AK)

Die Applied Kinesiology – im Folgenden mit AK abgekürzt – wurde von George Goodheart vor mehr als 40 Jahren in den medizinischen Bereich eingeführt. Er hatte festgestellt, dass sich die Stärke eines Muskels augenblicklich ändert, nachdem er therapeutisch relevante Regionen des Körpers behandelte oder auch nur berührte. Für einen Manualtherapeuten bzw. Chiropraktiker nichts Besonderes – möchte man meinen. Aber ähnlich wie F. X. Mayr stellte er immer wieder die Frage nach dem Warum. Was war passiert und wodurch ergibt sich diese Änderung im Muskeltest? Letztlich erkannte er viele beeinflussende Faktoren und fasste diese in der „Triad of Health" zusammen (⇨ Abb. 8).

Grundsätzlich lässt sich also sagen, dass durch einen Muskeltest nach Kriterien der AK Aussagen über verschiedene funktionelle Zusammenhänge gemacht werden können. Hierbei lassen sich sowohl belastende Faktoren wie Allergene, toxische Substanzen, unverträgliche Lebensmittel wie auch therapeutisch wichtige Stoffe, wie Medikamente, orthomolekulare Arzneien erkennen, aber auch manuelle Heilbehandlungen durchführen. Wichtig ist dabei, dass die AK in erster Linie eine diagnostische Methode ist. Sie kann die funktionellen Zusammenhänge zwischen körperlichen und emotional-geistigen Bereichen im Sinne der Triad of Health sichtbar und vor allem für den Patienten und Arzt spürbar machen. Man könnte in diesem Zusammenhang den Organismus auch als

7.1 Darstellung der Applied Kinesiology (AK)

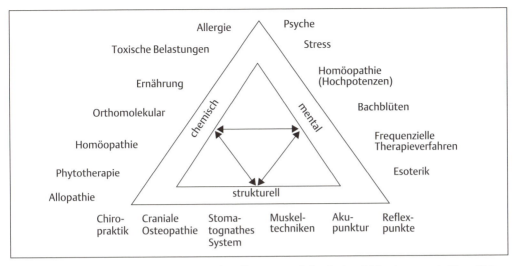

Abb. 8 Triad of Health. Nach Goodheart. Quelle: Gerz, Lehrbuch der AK in der naturheilkundlichen Praxis.

Messinstrument, den Muskel(-test) als Zeiger desselben verstehen.

Um nun als Untersucher reproduzierbar und diagnostisch relevante Ergebnisse zu erhalten ist die exakte Durchführung des Muskeltests notwendig. Goodheart selbst beschrieb den Ablauf am Beispiel des M. deltoideus folgendermaßen: (⇨ Abb. 9–11)

„Ich bitte den Patienten, den Arm in eine Position von 90° Abduktion mit 90° Beugung im Ellenbogen zu bringen. Dann erkläre ich dem Patienten in möglichst einfachen Worten den Testvorgang, der daraus besteht, dass der Patient gegen meinen Druck – so fest er kann – noch weiter in Richtung Abduktion drückt. Mein Druck gegen den Ellenbogen des Patienten erfolgt mit einem breiten, weichen Kontakt, bei dem jeder Schmerz vermieden wird.

Der gesamte Muskeltest ist isometrisch (= ohne Veränderung der Muskellänge); ich fühle, wie der Patient seine maximale Kraft entwickelt und drücke mit genau gleicher Kraft dagegen. Hat der Patient seine Maximalkraft erreicht, dann erhöhe ich meinen Druck fast unmerklich nochmals um ca. 2–4 % für eine Zeitdauer von maximal 1,5 bis 2,5 Sekunden.

Wir nennen den Muskel stark, wenn der Patient dem kleinen Extradruck widerstehen kann; als „Schwäche" definieren wir, wenn der Patient diesem Extradruck nicht standhalten kann. Wichtig ist also, dass der Patient als erstes zu drücken beginnt und dass man nicht die absolute Muskelstärke in Kilopond testet, sondern die Fähigkeit des Patienten, eine maximale isometrische Kontraktion gegen meinen ansteigenden Testdruck auszuführen.

Im Regelfall sollte die eigentliche Testung des Muskels nicht länger als ca. 2 bis maximal 3 Sekunden anhalten." (Gerz, S. 5)

Zusammenfassend lässt sich also Folgendes festhalten:
1. Wir benötigen eine exakte Testposition des Muskels.
2. Der Patient beginnt mit der Muskelkontraktion (= patienteninduzierter Test).
3. Der Muskel wird bei maximaler Kraftentwicklung getestet.

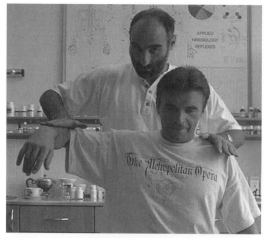

Abb. 9
AK-Testposition des M. deltoideus.

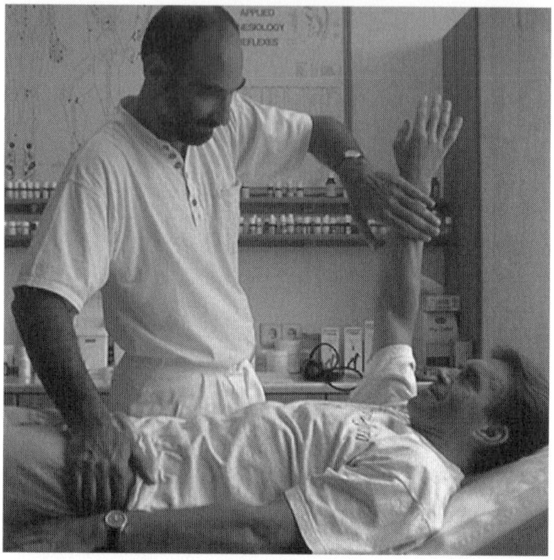

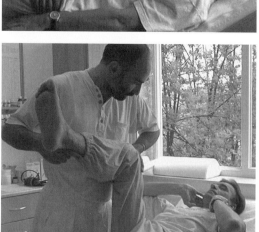

Abb. 10
AK-Testposition des Pectoralis major pars clavicularis.

Abb. 11
AK-Testposition des Rectus femoris.

4. Der untersuchende Arzt stellt sein Kraftniveau sowie die Geschwindigkeit des Tests auf den Patienten ein.
5. An der vom Patienten vorgegebenen Maximalkraft des zu testenden Muskels erfolgt vom Untersucher der eigentliche Testreiz, indem er ein wenig mehr in die entgegengesetzte Richtung drückt.
6. Als Ergebnis erkennt man, ob der erhöhte Testdruck toleriert wird oder nicht.

Nachdem mittlerweile viele „kinesiologische Testvarianten" existieren, erscheint es wichtig und notwendig, auf die Besonderheit des von Goodheart Gelehrten hinzuweisen. Entscheidend ist, dass der Patient mit maximaler Kraft gegen den Widerstand des Untersuchers drückt und dieser noch in der Lage ist, einen geringgradig höheren Testdruck von 2 bis 5 % auszuüben. Dabei soll nicht der Eindruck eines „Kräftemessens" oder gar des „Übertölpelns" des Patienten entstehen. Dieser Testablauf ist wichtig, weil beispielsweise im submaximalen Kraftbereich viele verschiedene Kompensationsmöglichkeiten von Seiten des Patienten bestehen. Somit würde eine falsche Interpretation des Muskeltestergebnisses möglich, ja sogar wahrscheinlich werden.

Auch wenn der Untersucher von Anbeginn an den Testdruck ausübt und der Patient sozusagen auf die Vorgaben des Untersuchers reagiert, kann durch den Untersucher das Testergebnis verfälscht bzw. verändert werden.

In diesem Zusammenhang stellt sich die Frage, was mit dem Muskeltest der AK eigentlich getestet wird.

Lange Zeit wurde von Seiten der amerikanischen Autoren das Nervensystem mit all seinen Verbindungen im Organismus als Erklärungsmodell verwendet. Verschaltungen auf segmentaler Ebene mit Projektion bis in die Hirnrinde mögen zwar für viele manuelle Phänomene eine ausreichende Erklärung darstellen, ihre Unvollständigkeit offenbart sich aber bereits bei der Testung von biochemischen Zusammenhängen des Stoffwechsels.

Von Pischinger und seinen Schülern bis hin zu Heine stammt die Erforschung der Grundsubstanz und des Systems der Grundregulation. In diesen Vorstellungen sind entwicklungsgeschichtlich alte, aber sehr effektive und rasche Informationswege denkbar und auch nachvollziehbar. Jegliche Information, in die Grundsubstanz eingebracht, ist überall in dieser verfügbar. Die Muskulatur ist als der Teil des Systems zu verstehen, der die Information sichtbar und spürbar macht.

Neue Forschungen aus dem Bereich der Quantenphysik bzw. -medizin bestätigen diese Denkweise. Als Übertragungsmöglichkeiten für die Information werden Longitudinalwellen diskutiert. Diese sind sowohl physikalische Größen frei jeglicher Materie, als auch möglicher Vermittler der muskulären Kontraktion.

Wenn auch in diesem Zusammenhang noch viele Phänomene und Details nicht vollständig geklärt sind, bleibt doch ein praktikabler Testansatz für die Praxis. Mit einiger Übung lassen sich reproduzierbare und vergleichbare Muskeltestergebnisse erzielen.

Wichtig ist, dass wir uns klar sind, dass Regulationsphänomene bzw. Abläufe auf von uns definierte Reize überprüft werden. Die wohl beste Beschreibung solcher Regulationsphänomene erbrachte Selye mit der Entwicklung seines **Stress**konzeptes:

„Stress ist die Summe aller Adaptionsvorgänge und Reaktionen körperlicher wie psychischer Art, mit denen ein Lebewesen auf seine Umwelt und die von innen und außen kommenden Anforderungen reagiert."

7 F. X. Mayr und Applied Kinesiology

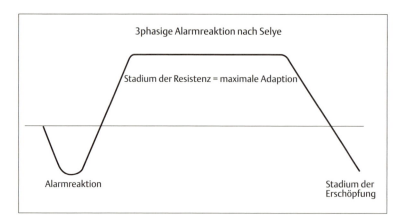

Abb. 12 Stressadaption nach Selye.

Daher läuft diese Reaktion auf Reize nach charakteristischem Schema ab (⇨ Abb. 12).

Nach Selye folgt auf einen Reiz eine kurze Alarmphase, anschließend erfolgt eine erhöhte Adaptation, diese mündet schließlich in der Erschöpfung. Diesen phasenhaften Ablauf beschreibt auch Mayr in seiner Pathogenese: Normotonus – Exzitation – Paralyse – Atrophie. Dieses Phänomen des phasenhaften Ablaufes eines Regulationsverhaltens scheint also ein Phänomen des Lebens zu sein und genau dieser Ablauf lässt sich auch im Muskeltest beobachten.

7.2 Der normotone Muskel

Als solcher wird ein Muskel bezeichnet, welcher im AK-Muskeltest dem ansteigenden Testdruck des Untersuchers ausreichend Widerstand entgegenbringt, sich aber auf definierte sedierende Reize vorübergehend schwächen lässt.

Dies kann sein, dass durch eine durchaus kräftige Manipulation im Muskelbauch die Muskelspindeln an der Übertragung des Impulses blockiert werden (sog. Muskelspindelzelltechnik). Weiter kann der zum Muskel assoziierte Meridian geschwächt werden, wodurch die gleiche Reaktion im Muskeltest erfolgt. Und schließlich führen starke Magnetfelder ebenfalls zu einer Abschwächung des Muskels. Wenn also eine dieser Maßnahmen im Muskeltest zu einer Schwäche führt, bezeichnen wir den Muskel als normoton.

7.3 Der hypertone Muskel

Führen obige Maßnahmen nicht zu den beschriebenen Änderungen im Sinne einer Schwäche im Muskeltest, bleibt der Muskel also unverändert stark und damit zu stark, bezeichnen wir diesen als hypertonen Muskel.

7.4 Der schwache Muskel

Testet der Muskel von Haus aus schwach, d.h. ohne entsprechend durchgeführte Sedationstechnik, bezeichnen wir ihn als schwach. Dies bedeutet, dass der Muskel dem auf ihn wirkenden Druck nicht standhält und nachgibt.

Nun beschreiben diese unterschiedlichen Reaktionen genau das von Selye beschriebene Stressverhalten biologischer Systeme. Der Muskeltest ist also das ideale Mittel, solche Phänomene genau zu untersuchen.

7.5 Therapielokalisation und Challenge als weitere Diagnosemöglichkeiten in der AK

Für die weiteren Untersuchungen haben wir in der AK zwei Methoden zur Verfügung, welche uns rasch weitere Informationen über den Organismus geben.

7.5.1 Therapielokalisation (TL)

Hierunter verstehen wir das Phänomen, dass sich bei Berührung einer Körperregion der Muskeltest augenblicklich verändert, sofern diese Region eine für den Patienten relevante Störung in sich trägt. Hierdurch lassen sich Aussagen über den Ort der Störung, nicht jedoch über dessen Art machen.

Die Therapielokalisation ist eine gute Untersuchungsmöglichkeit für

- strukturelle Störungen wie z. B. eines Wirbelsäulesegmentes oder Gelenkes
- Narben, Störfelder
- Zähne
- Reflexpunkte/-zonen (Akupunkturpunkte, NL-, NV-Punkte).

7.5.2 Challenge

Challenge bedeutet wörtlich übersetzt Herausforderung, Provokation bzw. in unserem Sinne auch Probebehandlung. Im Sinne der AK ist ein Challenge ein definierter Reiz mit diagnostischer und/oder therapeutischer Relevanz. Unmittelbar nach erfolgtem Reiz wird mit dem Muskeltest überprüft, ob der Reiz zu einer Änderung im Muskeltest geführt hat. Jede Änderung bezeichnen wir als positiven Challenge. Grundsätzlich kann ein Challenge aus allen drei Bereichen der Triad of Health erfolgen, also struktureller, chemischer oder mentaler Art sein.

Anders als bei der Therapielokalisation – wo lediglich die Lokalisation durch die Änderung des Muskeltestergebnisses definiert wird – hängt die Interpretation eines positiven Challenge auch von der Art des Reizes ab.

7.5.3 Challenge-Arten

Ziel jeglicher Behandlung ist es, den Muskel in eine normotone Reaktionslage zu bringen. Dies wird als normotoner Challenge bezeichnet. Egal, ob der Muskeltest zuvor einen Hypertonus oder einen schwachen Muskeltest ergab. Alle Maßnahmen, die zum normotonen Muskel führen, haben therapeutische Relevanz. Dies ist auch Grundlage für die Testung von Medikamenten aller Art, egal ob allopathischer, homöopathischer, phytotherapeutischer oder orthomolekularer Art. Führt die Substanz zum Normotonus, ist ihre therapeutische Gabe indiziert (⇨ Abb. 13).

▶ **Der hypertone Challenge (HC)**

Dies bedeutet, dass der gesetzte Reiz zu einem hypertonen Muskeltestergebnis führt. Im Regulationsverhalten nach Selye bedeutet dies maximalen Stress. Hier ist es egal, ob zuvor ein normotoner Muskeltest vorlag oder gar eine Schwäche. Diese Reaktion hat diagnostische Relevanz. Sollte dies durch ein Arzneimittel erfolgen, ist die Gabe nicht indiziert. Es ist zu erwarten, dass Nebenwir-

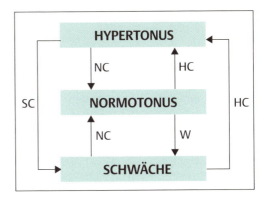

Abb. 13 Challenge-Arten.

kungen oder Unverträglichkeit gegenüber der Arznei auftreten.

▶ **Challenge in die Schwäche (W)**

Wird durch einen chemischen Challenge eine Schwäche ausgelöst, so zeigt dies eine Belastung an. Das System wird destabilisiert, die Adaption ist nicht möglich. Dies hat ebenfalls diagnostische Bedeutung. Führt zum Beispiel ein Lebensmittel, wie Weizen oder Kuhmilch, zu einer derartigen Reaktion, ist davon auszugehen, dass eine Unverträglichkeit desselben vorliegt. In der Mayr-Therapie werden solche Lebensmittel gemieden, und nur solche verabreicht, welche den normotonen Muskel nicht verändern.

Oft findet sich eine derartige Reaktion aber auch auf Arzneien jeglicher Art. Dies sind oft Reaktionen auf Füllstoffe, Begleitstoffe oder andere bei der Herstellung verwendete Substanzen. Gerade im Hinblick auf die Therapie von Allergien oder Intoleranzen ist es wichtig, solche Arzneien nicht zu verabreichen. Im Bereich der orthomolekularen Medizin lässt sich durch eine derartige Reaktion oft die Interaktion zwischen verschiedenen orthomolekularen Substanzen herausfinden (sofern wirklich Reinsubstanzen getestet werden!). Zum Beispiel findet sich oft ein Antagonismus bei Zink und Kupfer oder Calcium und Magnesium. Erfolgt eine Schwächung durch eine Substanz, ist meist der Gegenspieler therapeutisch wirksam.

▶ **Der Superchallenge (SC)**

Auch die Ausgangslage spielt für die Interpretation des Muskeltestergebnisses eine Rolle. Haben wir einen hypertonen Muskel und wird dieser durch eine chemische Substanz schwach, bezeichnen wir dies als Superchallenge – auch, um eine gewisse Hierarchisierung des Ergebnisses auszudrücken. Dieser Superchallenge hat ausschließlich diagnostische Bedeutung und findet sich oft beim „Allergiescreening". Hierbei werden verschiedene Mediatorsubstanzen (z.B. Hist-

amin) überprüft. Letztlich interpretieren wir dies ebenfalls als maximalen Stress. Dafür spricht auch, dass das Regulationsvermögen an der Kippe von erhöhter Adaption zur Erschöpfung steht (⇨ Stressadaption nach Selye, S. 41).

▶ **Der normotone Challenge (NC)**

Erreichen wir durch unsere Probebehandlung im Muskeltest einen Normotonus, bezeichnen wir dies als normotonen Challenge. Dies hat insofern therapeutische Relevanz, als dies jene Therapie darstellt, die zu einem normalen Regulationsverhalten führt. Im Bereich der Biochemie erwarten wir dies von einer therapeutisch effektiven Arznei, egal welcher Gruppe diese angehört. Wir suchen also den normotonen Challenge und werden in der Folge die Arznei auch therapeutisch einsetzen.

7.6 Vorgangsweise und Interpretation eines AK-Tests

Als erstes erfolgt die Testung der wichtigsten Muskeln. Die Erfahrung hat gezeigt, dass jeder Muskel mit einem Organ bzw. Meridiansystem der Akupunktur assoziiert ist. Somit ergibt sich eine weitere Verbindung zwischen Muskulatur und inneren Organen. Für den Mayr-Arzt sind natürlich die zum Verdauungsapparat assoziierten Muskeln interessant (⇨ Tabelle 1).

Sind alle getesteten Muskeln im AK-Test normoton, bedeutet dies, dass eine zufriedenstellende Reaktionslage vorherrscht. Der Organismus ist in der Lage, gut zu regulieren und wird in der weiteren Folge sowohl negative wie positive Reize erkennen und darauf reagieren.

Sind einzelne Muskeln schwach, so werden sich diese durch verschiedene – meist lokale therapeutische Maßnahmen – ausgleichen lassen. Vor allem der Hypertonus zeigt

Tabelle 1 Einige wichtige Muskel-Organ-Nährstoff-Beziehungen.

Muskel	Organ	Erkrankung	Nährstoff
M. rectus femoris	Dünndarm	Dysbiose, Allergie	Calcium, Vitamin C
M. tensor fasciae latae	Dickdarm	Anämie	Eisen, Vitamin B12, Darmsymbionten
M. pectoralis major, pars sternalis	Leber	Entgiftung	Vitamin A, Bitterstoffe, Lebermittel
M. pectoralis major, pars clavicularis	Magen	Säure-Basen-Haushalt	Zink, Basenpulver
M. sartorius	Nebenniere	hormonelle Regulation	Vitamin C, Vitamin B6, Zink,
M. infraspinatus	Thymus	Immunsystem	Zink, Kupfer, Vitamine A und C

jedoch ein Stressverhalten an. Dies ist vor allem dann gegeben, wenn alle getesteten Muskeln hyperton sind. Wir bezeichnen dies als generalisierten Hypertonus. Dies ist ein häufiger Befund in der täglichen Praxis und letztlich liegen die Ursachen wieder in der Überforderung des Einzelnen. Dieser maximale Stress kann seine Ursachen in allen drei Bereichen der Triad of Health haben, am häufigsten ist jedoch die chemische Seite – also der Stoffwechsel – verantwortlich.

Selye selbst betonte, dass als erste und wichtigste Maßnahme Ruhe, Erholung und Regeneration notwendig sind, um den Stress nachhaltig zu beeinflussen. Langfristig ist die Änderung der Lebensführung des Betroffenen das Ziel.

Das Ziel einer Mayr-Therapie ist identisch. Auch wir wollen über eine Änderung der Ernährungsweise zu einem Neubeginn der Lebensweise führen. Schonung – Säuberung – Schulung als therapeutische Prinzipien sind noch detaillierter formuliert und praktikabler als der Ansatz Selyes. Stress erfordert aber notwendigerweise auch Substitution, da vielfach durch die vorangegangenen Belastungen enorme Defizite aufgetreten sein können.

Der Vorteil der AK in diesem Zusammenhang ist, dass wir uns durch den Muskeltest leiten lassen können, die auftretenden Frage zu beantworten. Woher kommt der Stress im Detail? Sind es die Lebensmittel? Ist es eine Dysbiose, die hormonelle Regulation oder etwa ein emotionales Problem? Diese Differenzierung ist mit der Mayrschen Diagnostik alleine nicht durchführbar.

Haben wir nun die allgemeine Reaktionslage des Patienten erkannt, werden wir mit den Untersuchungsmethoden von Therapielokalisation und Challenge detailliert feststellen, wo „Schwachstellen" im System sind. Dies sei anhand eines Beispiels eines Allergiescreenings dargestellt.

Ausgangspunkt wäre ein generalisierter Hypertonus beim Patienten. Daraufhin wird mit den Mediatorstoffen einer möglichen Allergie überprüft, ob diese zu einem Superchallenge führten (⇨ Tabelle 2).

Der Vorteil dieser Testung ist auch, dass sofort im Anschluss therapeutisch relevante Substanzen auf deren Wirksamkeit überprüft werden können. Findet sich also beispielsweise eine histaminerge Reaktion (SC auf L-Histidin) würde sofort überprüft werden, ob der nun schwach gewordene Muskel

Tabelle 2 Allergie-Screening.

Screening	Diagnose	Therapie
L-Histidin	Histaminintoleranz	Calcium, Histamin D12, D30
PCCK	Kininallergie	Zink
TL Thymus, Cu/Zn	Thymusallergie	Zink/Kupfer
TL Leber	Cholinallergie	B3, Cholin
Candidaantigen	Candidose	Pilzmittel
TL zu Ly2, To, ICV, Ma 25, KG 4	Tox. Belastung, Herd Darmassoziiert	Nosoden, DMPS, Pilz/Parasiten

sich durch die orthomolekulare Gabe von Calcium, Kupfer, Vitamin B6 oder Vitamin C normoton stärken lässt. Ist dies der Fall, erhält der Patient die Substanzen entsprechend den therapeutischen Richtlinien.

Dieses Testergebnis bedeutet, dass der Patient eine allergische Diathese hat. Nachdem eine Histaminintoleranz immer verdächtig auf diverse Lebensmittelunverträglichkeiten ist, werden im nächsten Schritt sofort die für die Mayr-Therapie relevanten Lebensmittel auf Verträglichkeit überprüft.

Ausgehend vom nun normotonen Muskel werden die Lebensmittel auf die Zunge gegeben und überprüft, ob eine Änderung im Muskeltest eintritt. Bleibt der Muskel normoton, bedeutet dies eine gute Verträglichkeit. Wird der Muskel hyperton oder schwach, spricht dies für eine Unverträglichkeit des entsprechenden Lebensmittels.

So lassen sich rasch und einfach die Lebensmittel herausfinden, mit welchen die folgende Mayr-Therapie durchgeführt werden kann. Dies nicht zu überprüfen bedeutet, statt der geforderten Schonung als Heilprinzip durch die Gabe eines unverträglichen Lebensmittels einen maximalen Stress während der Mayr-Therapie auszuüben.

Ohne auf die vielen methodischen Details eingehen zu wollen, ist die AK eine ideale Ergänzung der Diagnostik und Therapie nach F. X. Mayr. Wie bei dieser ist eine rasche Diagnose ohne apparativen Aufwand möglich – so wie Mayr es postulierte „mit den eigenen fünf Sinnen". Darüber hinaus wird das Vertrauen des Patienten in die Sicherheit der Diagnose durch das eigene Erleben der Untersuchung gestärkt. In der Untersuchung nach Mayr lassen sich viele Befindlichkeitsstörungen erkennen, im Muskeltest der AK spürt er förmlich, was ihm gut tut und was ihm schadet. Die Motivation, die sich daraus ergebenden therapeutischen Konsequenzen durchzuführen, ist durch dieses Erleben besonders gut. Der Patient arbeitet aktiv an der Gesundung mit, was Voraussetzung zur Unterstützung der Selbstheilung ist. Diagnose und Therapie werden für den Patienten logisch, verständlich und nachvollziehbar.

> **Diagnostik und Therapie nach F. X. Mayr und Applied Kinesiology**
>
> Die ideale methodische Ergänzung bei:
> - Allergie / Intoleranz
> - Dysbiose / Parasitose
> - ICV-Syndrom
> - Herd-Störfeld-Diagnostik
> - Säure-Basen-Haushalt
> - orthomolekularer Therapie
> - toxischer Belastung
> - psychischer Belastung
> - manual-medizinischer Therapie

8 Die Rolle des Proteins in der Therapie nach Mayr

Protein ist ein lebensnotwendiger Nährstoff. Wir müssen das von uns benötigte Eiweiß ständig mit der Ernährung zuführen. Allerdings sind hierbei verschiedene Aspekte zu berücksichtigen, die gerade für den Mayr-Arzt von besonderer Bedeutung sind. Wir werden immer wieder mit Fragen zum Bedarf der notwendigen Zufuhr während der Mayr-Therapie, um Muskelabbau zu vermeiden, oder den Fragen zum Säure-Basen-Haushalt in Bezug auf Protein konfrontiert. Auch wird die Speicherfähigkeit des Eiweißes nach wie vor kontrovers diskutiert. Die enorme Zunahme von Allergien, welche ebenfalls hauptsächlich mit Eiweiß in Verbindung stehen, sollten uns auch zu denken geben. Viele Fragen also, denen wir uns im Folgenden stellen wollen.

8.1 Aufgaben, Funktion und Bedarf

Protein ist also ein lebensnotwendiger Bestandteil unserer Ernährung. Der Mensch ist auf die regelmäßige Zufuhr von Eiweiß angewiesen, um seinen täglichen Bedarf zu decken. Hierbei allerdings treten bereits erste Diskrepanzen mit der Bewertung auf.

Der minimale Eiweißbedarf wird mit ca. 0,35 bis 0,40 g/kg Körpergewicht angegeben. Dies – so die Lehrmeinung – ist für die vielfältigen Aufgaben, denen das Eiweiß nachkommt, notwendig. Vielfach werden dann zur Sicherheit der Versorgung 30 bis 40 % Zuschlag gerechnet. Somit ergibt sich ein Bedarf von ca. 0,5 g/kg Körpergewicht. Neben diesem minimalen Eiweißbedarf gibt es noch die Angabe der Berechnung nach dem „ausreichenden Bedarf". Hier rechnet man sehr großzügig mit bis zu 1 g/kg Körpergewicht. Dies ist mittlerweile vielen „Ernährungsexperten" und entsprechenden Gesellschaften zu viel geworden, sodass man mit maximal 0,8 g/kg Körpergewicht rechnet. Warum ist die Kenntnis dieser Grenzen wichtig?

Rechnet man die angegebenen Werte auf die täglich verbrauchte Menge um, so ergeben sich bei 70 kg Körpergewicht (der medizinische Normmensch!) 25 g (Minimalbedarf) bis 56 g (Eiweißdeckung). In der Realität jedoch nimmt der Durchschnittsbürger in Deutschland und in Österreich etwa 100 g Eiweiß pro Tag zu sich. Egal welche Berechnungsgrenzen man heranzieht, es ist immer wesentlich mehr als die empfohlene Menge. Es stellt sich nun die Frage, was mit dem Eiweiß passiert, das wir über das nötige Maß hinaus zu uns nehmen.

Vielfach herrscht die Meinung vor, Eiweiß werde nicht gespeichert und müsse daher ständig zugeführt werden. Tatsache ist, dass es verschiedene Aufgaben im Körper übernimmt, sodass man grob zwischen Funktionseiweiß und Struktureiweiß unterscheidet. Zwischen diesen beiden besteht ein dynamisches Gleichgewicht. Das bedeutet, dass ständig Umbau, Erneuerung aus sich heraus sowie Ergänzung von Aminosäuren aus der Nahrung bzw. aus der physiologischen Reserve erfolgen. Alleine diese Tatsache fordert zwingend einen Eiweißpool, auf den bei Bedarf zurückgegriffen werden kann.

Prof. Dr. L. Wendt erkannte in der Grundsubstanz den Eiweißspeicher des menschlichen Organismus. Es sei aber gleich hier betont, dass der Speicher nicht aus kalorischen Gründen angelegt ist – hier ist das Fett als Depot wesentlich effektiver – sondern aus der Notwendigkeit, jederzeit ausreichend Aminosäuren für Struktur und vor allem für Funktionsproteine zur Verfügung zu haben.

Verfolgt man den **Weg des Nahrungseiweißes** durch den Körper, so erkennt man folgende Stationen:

Nach der Aufschließung im Verdauungsapparat gelangen die Aminosäuren via Pfortader zur Leber. Ihr kommt die Schlüsselfunktion in der Steuerung des Aminosäurenpoles zu. Die Leber ist einerseits der Ort des Harnstoffzyklus, über welchen überschüssiges Eiweiß via Niere ausgeschieden wird. Allerdings stellt dies nur ein „Überlaufventil" dar, dessen Bedeutung später genauer betrachtet wird. Andererseits gibt die Leber aber auch die verschiedenen Eiweißmoleküle und Aminosäuren an das Blutsystem weiter. Durch Konzentrationsgefälle von Kapillar- zu Bindegewebe treten diese nun in die Grundsubstanz über. Diese ist allen Zellen vorgeschaltet, sozusagen als Filterstation und Modulator des Nährstoffstromes. In dem Bereich, wo enge Beziehungen zu Organzellen bestehen (interstitielles Bindegewebe) werden die Proteine von den Zellen resorbiert. In den Bereichen, in denen wenig Organzellen sind, wie im Unterhautbindegewebe, werden diese nicht oder nur gering von den Zellen resorbiert. Der hier stattfindende Stau von Proteinen ist aber der adäquate Reiz für die Bindegewebszellen, das Protein bzw. die Aminosäuren als Kollagen zu speichern. Somit ergibt sich die Grundsubstanz als idealer Speicherort für Protein und übrigens auch für alle anderen Moleküle.

Nun ist klar, dass es sinnvoll ist, dass einerseits der Proteinstrom via Interstitium in die Zellen geht, um diese zu ernähren und parallel dazu ein Teil via Subcutis gespeichert werden kann. Dies bedingt auch, dass bei einem Überangebot an Protein nicht verhindert werden kann, dass gleichzeitig auch mehr an das Interstitium gelangt. Um dieses Überangebot und damit einen Proteinstau zu verhindern, ist der **Harnstoffzyklus** sozusagen das metabolische Druckventil. Seine Leistungsfähigkeit entscheidet letztlich auch über die Folgen eines zu hohen Eiweißkonsums.

Die Funktion des Harnstoffzyklus wird auch durch die Beobachtung bestätigt, dass nach Eiweißfasten eine Eiweißmahlzeit ohne Harnstoffausscheidung erfolgt. Nach längerer Eiweißüberernährung wird jedoch der gesamte Stickstoff des Nahrungseiweißes als Harnstoff ausgeschieden.

Hinzu kommt noch, dass die Leistungsfähigkeit des Harnstoffzyklus konstitutionellen Schwankungen unterliegt. Ein leistungsfähiger Harnstoffzyklus wird folgende Funktionen übernehmen:

1. Beim normal Ernährten: den Eiweißbedarf an die Körperzellen, den Überschuss an die Speicher – sofern nicht voll – zu leiten bzw. ausscheiden.

2. Bei Eiweißmangel mit relativ leerem Speicher: den Bedarf an die Zellen liefern, den Überschuss zum Auffüllen der physiologischen Speicher verwenden und nichts ausscheiden.

3. Beim Eiweißgesättigten mit vollen Speichern: alles ausscheiden und nichts an die Zelle oder Speicher liefern.

Selbstverständlich ist dies keine Einbahnstraße. Bei Eiweißbedarf ohne entsprechende Zufuhr über die Ernährung erfolgt der Umbau von Kollagen zu Aminosäuren und Proteinen, um diese dem Pool zur Verfügung zu stellen. Im gesunden Bereich wird ständig ein Auf-, Um- und Abbau von Eiweiß erfolgen. Auffüllen der Speicher wird abgelöst von Entleeren derselben. Allerdings ist der Übergang zur pathologischen Eiweißspeicherung fließend.

Auch ist die **Kapazität der Speicher** unterschiedlich. Das subkutane Bindegewebe ist relativ gut und leicht zu untersuchen. Letztlich erfolgt eine Prüfung desselben auch mit dem Tonusprüfgriff nach Mayr.

Das subkutane Bindegewebe enthält ca. ein Drittel des Gesamtkörpereiweißes, die Hälfte bis zwei Drittel der Fettmasse sowie ein Drittel des gesamten Körperwassers. Seine Speicherkapazität scheint nach oben hin offen zu sein, wenn gefüllte Speicher auch mit der Entwicklung von Risikofaktoren einhergehen.

Anders das interstitielle Bindegewebe. Hier steht ein Raum von ca. 5 bis 10 µm Verfügung. Dieser enthält Kollagen und MPS. Im Bereich der Kapillarmembranen sind die Größenordnungen noch kleiner – ca. 600 Å (ein Å = 10^{-10} Meter). Dass hier keine großen Mengen mehr gespeichert werden können, ist klar. Zudem birgt das noch das Risiko in sich, dass eine Minderversorgung der Organzellen mit einer Verstopfung der Transitstrecke auftritt.

Auch das Blut hat eine gewisse, wenn auch nur vorübergehende, Speicherfunktion. Wendt bezeichnet als physiologische Speicherkapazität des Blutes die Differenz zwischen oberem und unterem Hämatokrit-Wert, wobei er 42 % als obere Grenze ansieht. Wichtig ist auch zu erkennen, dass die Funktion des Speichers zwar bei allen gegeben ist, der **Zweck** der einzelnen Speicher jedoch unterschiedlich ist. Ist der subkutane Proteinspeicher für „echte Notzeiten" gedacht, so haben die übrigen hier die Aufgabe, postprandiale Spitzen sowie Phasen des Überangebotes abzufangen. Diese Speicher sollen einen übermäßigen Stau von Protein an den Transportwegen verhindern bzw. den Stau auflösen – eben durch Speicherung des Proteins. Daher werden diese auch „Stauspeicher" genannt.

Klingt der Proteinstau wieder ab, werden die Stauspeicher wieder entleert um bei neuerlichem Bedarf wieder funktionstüchtig zu sein. So ist es auch eine physiologische Funktion der Basalmembran von Kapillaren bei Verdickung des Blutes durch Nährstoffe das anflutende, überschüssige Eiweiß so lange zu speichern, bis die Zellen Bedarf signalisieren. Die Basalmembran kann so bis zu 1 200 Å „dick" werden, wodurch die Viskosität des Blutes erhalten bleibt und der Hämatokrit wieder sinkt.

8.2 Die pathologische Eiweißspeicherung

Wird dem Organismus mehr Protein zugeführt, als im Bindegewebespeicher deponiert, den Zellen verarbeitet und über den Harnstoffzyklus ausgeschieden wird, so erscheint ein erhöhtes Angebot an Protein in der Zirkulation. Erhöhte Blutspiegel bei verlangsamter Mikrozirkulation sind die Folge und führen unweigerlich zu Stau. Dieser Stau wirkt aber als adäquater Reiz für die Bindegewebszellen, das überschüssige, gestaute Protein zu speichern. Somit ist das Kollagen der Grundsubstanz langsam dicker, das Netzwerk dichter und je nach Lokalisation des Geschehens treten verschiedene **Risikofaktoren** auf:

1. Das verdichtete Bindegewebe behindert den Stoffaustausch von und zur Zelle. Diese wird mehr oder weniger rasch atrophieren, eventuell kommt es auch zu einer Nekrose.

2. Die verdichtete Grundsubstanz behindert auch physiologische Funktionen der Zellen. Es mangelt an Glucose, Sauerstoff, etc., welche ebenfalls zur Zelle diffundieren müssen. Somit wird auf die anaerobe Glycolyse umgeschaltet. Das bedeutet aber geringere Energiegewinnung und Beginn der Gewebsacidose. Gleichzeitig kommt es auch zu einer Behinderung des Abtransportes von Stoffwechselprodukten von der Zelle via Grundsubstanz zur Kapillare. Somit verstärkt die verzögerte Elimination von Stoffwechselschlacken die Gewebsacidose. Der Circulus vitiosus schließt sich.

3. Durch den Stau im Bindegewebe kommt es langsam aber sicher auch zu einem Proteinstau, vorerst in den Kapillaren später in den weiteren Gefäßen „stromaufwärts". Dies führt zur Strömungsverlangsamung und zum Stau sämtlicher Nährstoffe – Proteine, Kohlenhydrate, Fette. Dies ist der Beginn der Entstehung

von Risikofaktoren. Durch diese Hämokonzentration steigt auch die Viskosität, während Strömungsgeschwindigkeit und Mikrozirkulation sinken.

Wie oben bereits angeführt, führt Verlangsamung der Strömung zu Stau und damit zum Reiz an die Speicherzellen, die gestauten Moleküle zu speichern.

Die Speicherzelle der Gefäßwand ist die Endothelzelle. Diese baut nun das Protein in die Basalmembran ein. Somit wird zwar das Blut „verdünnt", die Basalmembran jedoch „verdickt". Je dicker diese wird, desto schlechter permeabel ist sie. Das wiederum behindert nochmals den Nährstoffstrom zur Zelle, welche sich in der Folge veranlasst sieht, einen erhöhten Bedarf an Nährstoffen anzumelden. Daraufhin wird als adäquate Reaktion der Blutspiegel der Nährstoffe weiter erhöht, bis der Konzentrationsunterschied ausreicht, eine Ernährung der Zelle zu gewährleisten.

Ist die Speicherkapazität der Basalmembran im Kapillarbereich erschöpft und bleibt das erhöhte Angebot bestehen, so wird der Speichervorgang letztlich auch auf die größeren Arteriolen und später Arterien übergreifen. Dies ist der Beginn einer multifaktoriellen Arteriosklerose.

Abb. 14 zeigt die gesamten Wege nebeneinander. Auch um klar zu machen, dass dies in der Natur nie ein Entweder- oder ist, sondern alle drei Mechanismen immer gleichzeitig und nebeneinander ablaufen.

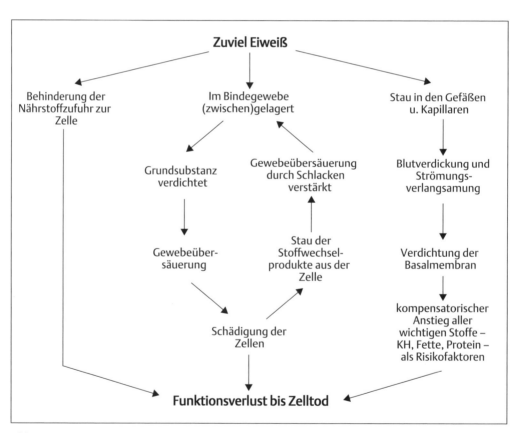

Abb. 14 Pathologische Eiweißspeicherung, modifiziert nach Wendt.

Nachdem diese pathologische Eiweißspeicherung nur der Versuch des Organismus ist, Vitalfunktionen aufrecht zu erhalten, können wir davon ausgehen, dass bei entsprechender Eiweißrestriktion die Prozesse rückläufig sind. Dass dies der Fall ist, zeigen auch die Bilder von Wendt. Abb. 15 zeigt einen überfüllten Eiweißspeicher sowie einen leeren Basalmembranspeicher.

Wir können also davon ausgehen, dass eine richtig durchgeführte Mayr-Therapie die Eiweißspeicher wieder entleert und somit in der Lage ist, die entstehenden Risikofaktoren abzubauen. Wenn die Erfahrung zeigt, dass durch die Mayr-Therapie alle Risikofaktoren günstig beeinflusst werden, so liefert Wendt mit seiner Vorstellung der Eiweißspeicherung den biochemischen Hintergrund hierzu. Es wird aber auch verständlich, dass entsprechend der Pathogenese nach Mayr nicht als erstes die Grundsubstanz gereinigt wird. Entsprechend der Reihenfolge der Entstehung werden nun die Stadien von Paralyse und Exzitation in entgegengesetzter Richtung durchlaufen. Somit wird auch verständlich, dass es in der Mayr-Therapie zunächst durch vermehrtes Mobilisieren der Nährstoffe zu einem Anstieg verschiedener Parameter (kurzfristiger Anstieg von Harnsäure, Leberwerten etc.) kommen kann.

8.3 Eiweiß und Verdauung

Die ordnungsgemäße Verdauung des Nahrungsproteins ist insofern wichtig, als artfremdes Eiweiß vom Körper erkannt wird. Das Immunsystem wird versuchen, dieses Artfremde zu entfernen. Aufgaben im Bereich des Verdauungsapparates ist es nun, das Nahrungseiweiß seiner Individualität zu entledigen. Biochemisch bedeutet dies den Abbau von Polypeptiden zu Mono-, Di- und maximal Tripeptiden, welche durch die Darmschleimhaut resorbiert werden können. Im Körper selbst wird daraus das körpereigene Eiweiß synthetisiert.

Die Verdauung vom Protein beginnt im sauren Milieu des Magens, wo Nahrungsprotein in Oligo- und Polypeptide zerlegt wird. Später im alkalischen Milieu des Dünndarms werden diese weiter abgebaut zu den Mono-, Di- oder Tripeptiden. Soweit die physiologischen Grundlagen.

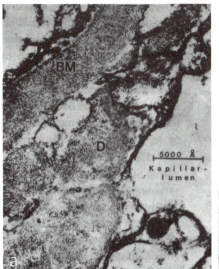
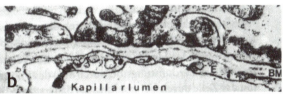

Abb. 15 a und b Eiweißspeicher

a) überfüllt

b) normal

Quelle: Wendt, Eiweißspeicherkrankheiten, 2. Aufl., Karl F. Haug, Heidelberg 1987, S. 112 und 116.

Tabelle 3 Übersicht über biogene Amine.

Beispiele für biogene Amine		
Tyrosin	Tyramin, Dopamin Adrenalin Noradrenalin	Gewebshormon
Tryptophan	Tryptamin, Serotonin Melatonin	Gewebshormon
	Skatol, Indol	Bakterielle Abbauprodukte
Histidin	Histamin	Gewebshormon
Lysin	Cadaverin	Bakterielles Abbauprodukt
Ornithin	Putrescin	
Cystein	Cystamin	CoA-Baustein

Tatsache ist, dass im Darm aus dem Nahrungsprotein durch bakterielle Umwandlung biogene Amine entstehen können, dies vor allem dann, wenn ein übermäßiges Angebot vorliegt (⇨ Tabelle 3). Immer, wenn das physiologische Gleichgewicht zwischen enzymatischer Verdauung und bakterieller Zersetzung zugunsten letzterer verschoben wird, entstehen eine Reihe von Fäulnisprodukten. Diese biogenen Amine sind gemeinsam mit den alkoholischen Gärungsprodukten aus dem Kohlenhydratstoffwechsel Wegbereiter der intestinalen Autointoxikation.

Die wohl größte Bedeutung unter diesen Stoffen kommt dem Histamin und seinem Stoffwechsel zu. Histamin ist als allergisierend bekannt. Darüber hinaus gibt aber auch das Krankheitsbild der Histaminintoleranz (⇨ Kap. 11.2).

Wichtig in diesem Zusammenhang ist, dass der Abbau fast aller biogenen Amine über das gleiche Enzymsystem der Diaminoxidasen (DAO) abläuft. Somit ist eine kompetitive Hemmung nicht nur wahrscheinlich, sondern fast vorprogrammiert – zumal oft die Co-Faktoren Kupfer und Vitamin B6 fehlen oder zumindest erniedrigt sind.

Früher hatte man in der Indikanprobe einen guten Parameter zur Messung von Eiweiß und Fäulnis. Aufgrund der umständlichen Bestimmung wird sie heute kaum mehr durchgeführt.

8.3.1 Möglichkeiten zur Entstehung von biogenen Aminen

8.3.1.1 Fructoseintoleranz

Hierbei wird Fructose im Dünndarm nicht resorbiert und es kommt aufgrund der hohen Konzentration von Fructose zur nichtenzymatischen Glycosilierung und Bildung schwer löslicher Komplexe, sog. Amadoriprodukte. Dies führt einerseits dazu, dass die Aminosäure Tryptophan komplexiert und damit nicht aufgenommen wird, eine Mangelsituation im Körper entsteht und Tryptophan als Vorstufe des Serotonins nun nicht mehr zur Verfügung steht. Klinisch klagen die Patienten oft neben Meteorismus über labile Stimmung bis hin zu depressiven Verstimmungen. Der Abbau der Amadoriprodukte erfolgt aber wieder zu den biogenen Aminen.

8.3.1.2 Parasiten/Candida

Parasiten und Pilze bilden per se verschiedene Stoffe, welche dem Schmarotzer ein optimales Mikromilieu ermöglichen. Gleichzeitig sind diese Stoffe jedoch Toxine für den Wirt. Von Candida albicans sind mittlerweile ca. 60 verschiedene Toxine identifiziert worden. Neben spezifischen Alkoholen (z.B. bei Askariden) werden aber auch biogene Amine gebildet. Hier stellt wieder Histamin den größten Teil, aber auch andere sind möglich.

8.3.1.3 Dysbiose

Die Dysbiose selbst ist eine der wichtigsten Ursachen zur Bildung von Toxinen. Je nach Art der Bakterien werden verschiedene biogene Amine aus dem Nahrungsprotein metabolisiert.

Ist nun der Gehalt an biogenen Aminen im Darm hoch, so hat dies eine Allergieförderung zur Konsequenz. Gleichzeitig sind aber auch einzelne biogene Amine, wie Tyramin oder Cadaverin selbst als Krankheitsverursacher identifiziert worden.

8.3.1.4 Malignome

Biogene Amine wie Putrescin, Spermin und Spermidin finden sich bei nahezu allen Malignomen erhöht. Spermidin entsteht aus der Aminosäure Arginin, Ornithin und Putrescin entstehen als Zwischenprodukte. Hohe Spermidinspiegel erhöhen die Mitoserate der Zellen, erhöhen also die Proliferationsrate derselben. Niedrige Spermidin-Spiegel führen zur zellulären Differenzierung sowie längerem Verweilen der Zelle in der G1-Phase. Dies bedeutet verbesserte Funktion und vor allem Regeneration und Ausreifung der Funktion. Niedrige physiologische Konzentrationen dieser biogenen Amine entfalten also durchaus positive Wirkungen, erst das Zuviel schafft Probleme. Ein erhöhter Spermidinspiegel spricht also entweder für einen erhöhten Zellzerfall oder für eine zu große Eiweißzufuhr.

Winkler, M. (Regenerations- und Funktionsverbesserung von Zellen durch ärztlich kontrolliertes Fasten – Wissenschaftlicher Nachweis für die Wirksamkeit der F.X.-Mayr-Kur; Mayr Rundschreiben 1996) konnte zeigen, dass durch eine konsequent durchgeführte Mayr-Therapie die Konzentration von Spermidin signifikant gesenkt werden kann. Somit konnte er nachweisen, dass die Mayr-Therapie in der Lage ist, sowohl vorbeugend gegenüber einer Aktivierung der Zellproliferation zu wirken, als auch Fäulnis als Ergebnis der Eiweißübersättigung zu reduzieren.

8.4 Eiweiß und Säure-Basen-Haushalt

Die Bedeutung des Säure-Basen-Haushalts wird auf S. 69 dargestellt. Protein zählt in diesem Zusammenhang zu den sauren Lebensmitteln. Dabei ist der Proteingehalt im Lebensmittel der entscheidende Faktor. Je stärker konzentriert das Eiweiß ist, desto stärker säurespendend ist das Lebensmittel.

Tabelle 4 zeigt den Eiweißgehalt einiger Lebensmittel.

Die Übersicht lässt folgende Interpretation zu:

Wir haben eine Gruppe von Lebensmitteln mit niedrigen Eiweißkonzentrationen. Hierbei handelt es sich vor allem um Gemüse, Obst, aber auch Milch. Durch den niedrigen Gehalt an Protein sind diese Lebensmittel eher alkalisch und als Basenspender zu bewerten. Die zweite Gruppe von Lebensmitteln ist jene mit ca. 10% Eiweiß. Hierzu zählen vor allem die Getreide- sowie die Milchprodukte, Topfen und Frischkäse. Diese sind bereits Säurespender, jedoch nicht so intensiv wie die dritte Gruppe, nämlich Fleisch, Fisch, Käse und Hülsenfrüchte. Hier ist der Eiweißgehalt 20–35%. Diese Lebens-

Tabelle 4 Übersicht eiweißhaltiger Lebensmittel.

Eiweiß in Lebensmitteln bezogen auf 100 g des jeweiligen Lebensmittels	
Kartoffel	0,6 %
Gemüse, Obst	1–2 %
Kastanie	3 %
Kuhmilch	3,5 %
Schafsmilch	5,3 %
Hühnerei	6–7 %
Reis	7,9 %
Getreide	10 %
Frischkäse, Topfen (Quark)	10–13 %
Teigwaren	10–13 %
Quinoa, Amaranth	13–14 %
Fisch	16–21 %
Nüsse	17–26 %
Fleisch	18–22 %
Schmelzkäse, Hartkäse	20–38 %
Hülsenfrüchte	22–33 %

mittel zählen zu den stärksten Säurespendern. Somit wird für die Ernährungsempfehlung klar, dass gerade die Lebensmittel mit hohen Eiweißkonzentrationen nicht so oft gegessen werden sollten. Käse ist in diesem Zusammenhang keine Alternative zur Eiweißreduktion. Fleischlose Gerichte sollten daher tatsächlich vegetarische sein. So wird in der Therapie nach Mayr neben der leichten Bekömmlichkeit auch der Eiweißgehalt zu berücksichtigen sein, sodass in Summe gesehen nicht zuviel Eiweiß und damit zuviel Säure zugeführt wird. Nachdem Säure auch immer mit Schmerzen und Entzündungen einhergeht, ist vor allem bei schmerzhaften oder entzündlichen Erkrankungen eine Eiweißrestriktion anzustreben. Gerade dem entzündlichen Darm sollte in diesem Zusammenhang besondere Bedeutung geschenkt werden. Der Rückgang der Entzündung erfolgt unter Eiweißrestriktion noch rascher und effektiver. Vor allem aber der rheumatische Patient sollte zumindest eine Zeitlang streng eiweißrestriktiv behandelt werden und auch langfristig seine Ernährungsgewohnheiten umstellen. Als Ausgleich im Säure-Basen-Haushalt empfiehlt sich die Kombination mit basischen Lebensmitteln, allen voran Gemüse und Kartoffel.

8.5 Therapeutische Konsequenzen

In der Beratung des Patienten ist darauf Rücksicht zu nehmen, dass er sich unter den Mengenangaben 30 g bis 40 g Eiweiß pro Tag nichts vorstellen kann. Ihm sind „Schnitzeleinheiten" schon vertrauter. Hierzu folgende Überlegungen:

In der Gastronomie wird von ca. 160 g bis 180 g Fleisch bzw. Fisch je Portion ausgegangen. Ein Steak kann in verschiedenen Größen gewählt werden, meist von 200 g aufwärts. Dies sind noch nicht jene Restaurants, wo das Schnitzel über den Tellerrand hängt. Nimmt man grob ca. 20 % reines Protein an, so ergeben sich 36 g bis 40 g reines Eiweiß lediglich von dieser einen Fleisch- oder Fischmahlzeit. Hier sind Beilagen, diverse Garnituren oder Nachtische noch nicht eingerechnet. Der „70 kg Normmensch" hätte damit aber bereits seinen Eiweißbedarf für diesen Tag gedeckt.

Ernährungsgewohnheiten der Mitteleuropäer führen daher dazu, dass – wie eingangs erwähnt – der Eiweißverzehr im Schnitt bei ca. 100 g pro Tag liegt.

Die Mayr-Therapie ist eigentlich die ideale Form einer Therapie der „Eiweißmast", wie sie Wendt formulierte und fordert. Seine

Maßnahmen beruhen auf Diät, Aderlass und Basentherapie.

> Diätetisch fordert Wendt Folgendes:
> - 2 oder 3 Mahlzeiten pro Tag
> - eine Mahlzeit soll vegetarisch sein
> - einen Tag pro Woche nur vegetarische Speisen
> - einen Monat pro Jahr nur vegetarische Speisen
> - keine Zwischenmahlzeiten
> - nach reichlichen Fleischmahlzeiten Auffüllen der Basenreserve durch Einnahme von Kaisernatron

In der Mayr-Therapie können wir anfangs sogar noch restriktiver sein, müssen aber gleichzeitig entsprechend differenziert vorgehen. Nachdem es kaum praktikable Möglichkeiten gibt, die Leistungsfähigkeit des Harnstoffzyklus zu objektivieren, bleibt auch hier die Diagnostik nach Mayr als Leitfaden.

> Je nach Intensität der Mayr-Therapie ergeben sich folgende Möglichkeiten:
> - strenges Fasten: keine Eiweißzufuhr
> - Milchdiät: ca. 12–15 g Eiweiß/Tag
> - Milchdiät mit Topfenzulage: ca. 20–25 g Eiweiß/Tag
> - Milde Ableitungsdiät Stufe 1, 2 mit Fleisch oder Fisch: ca. 25–30 g Eiweiß/Tag
> - Milde Ableitungsdiät Stufe 1, 2, vegetarisch: 20 g Eiweiß/Tag.

Wichtig ist zu erkennen, dass der zur Atrophie Neigende eher früher und durchaus mehr Protein benötigt als der füllige Vitale. Es sollte auch gerade während der Mayr-Therapie besonders leicht bekömmliches Eiweiß ausgewählt und ebenso zubereitet werden.

Sind bereits klinisch fassbare Risikofaktoren, vor allem aus dem Herz-Kreislauf-System, vorhanden, so kann und soll während der Mayr-Therapie die Eiweißreduktion konsequent durchgeführt werden.

Die von Wendt geforderten Langzeitverhaltensregeln entsprechen völlig unserer täglichen Erfahrung. Gelingt es langfristig, die Einseitigkeit des Eiweißkonsums zu durchbrechen, so reduzieren sich die überfüllten Eiweißspeicher, der Säure-Basen-Haushalt gleicht sich aus, und das Allgemeinbefinden wird subjektiv und objektiv deutlich besser.

Wir können auch die Sorge ablegen, dass bei strenger Eiweißrestriktion während der Mayr-Therapie sofort Struktur oder gar lebenswichtiges Funktionseiweiß abgebaut wird. Die Kritik richtet sich hier gegen den Abbau der Muskulatur, aus welchem das Protein mobilisiert werden würde.

Wir dürfen darauf vertrauen, dass die Natur den Organismus mit einer „gesunden Hierarchie" ausgestattet hat. Es zeigt die Erfahrung nämlich immer wieder, dass als erstes **nicht** Funktions- oder Struktureiweiß abgebaut wird, sondern die Schlacken aus den Depots mobilisiert werden. Nicht der Herzmuskel wird abgebaut, sondern die Bindegewebsspeicher. Außerdem dürfen wir auch darauf vertrauen, dass der Körper zwischen gesund und krank, oder zumindest belastet unterscheidet. Er wird auch hier zuerst das krankhafte, belastete Gewebe beseitigen und nicht das gesunde.

Trotzdem ist eine ständige Überwachung notwendig. Erkennt man beispielsweise in der Diagnostik nach Mayr das Nachlassen des Tonus, mangelnde Spannkraft und damit Leistungsfähigkeit, so ist eine Eiweißzulage zu verabreichen.

8.6 Aderlasstherapie

Wendt empfiehlt den Aderlass, um den Stauspeicher Blut zu entlasten. Diagnostisch lässt sich der Hämatokrit zur Verlaufsbeobachtung sehr gut heranziehen. Die Untersuchung ist einfach (⇨ Abb. 16).

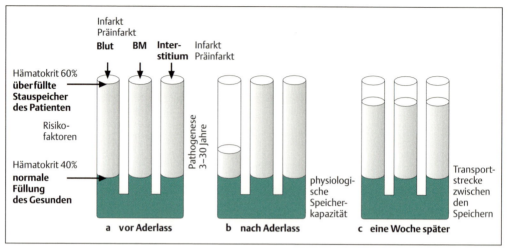

Abb. 16 Eiweißspeicherkrankheiten. Nach Wendt, L.: Die Eiweißspeicherkrankheiten.

Tatsächlich sind die Normwerte heute vielfach zu hoch. Bedenkt man, dass im Spitzensport Hämatokritwerte über 50 z.B. zum Ausschluss bei der Tour de France geführt haben, so wundert es, dass viele Mediziner bei ihren Patienten solche oder noch höhere Werte akzeptieren. Wir wissen auch, dass bei einem Hämatokrit über 46 die Fließeigenschaften des Blutes schlechter werden. Ca. 50 % der Erythrozyten können nicht mehr durch die kleinsten Kapillaren, da ihre Verformbarkeit nachlässt, übrigens auch ein Zeichen der Übersäuerung. Außerdem kommen bereits hier häufig Sludge-Phänomene vor. Anzustreben sind Hämatokrit-Werte zwischen 38 und 42 %. Kurzfristig kann zur Entlastung der Hämatokrit auch weiter absinken. Dies ist ein intensiver Impuls für den Eiweißabbau aus dem Bindegewebsspeicher der Basalmembran und der Grundsubstanz.

Idealerweise werden Aderlässe als kleine Aderlässe durchgeführt. Dies bedeutet, dass 50–200 ml Blut entnommen werden. Im Sinne einer isovolämischen Hämodilution bewährt es sich in der Folge, die entnommene Menge als Flüssigkeit zu reinfundieren. Dies verbessert nochmals die Viskosität. Nimmt man hier 4,2 %iges-Natriumbicarbonat so ergibt sich auch ein entsäuernder Effekt.

Solche Aderlässe mit **Natriumbicarbonat-Infusionen** lassen sich 1–2-mal pro Woche wiederholen, bis der Hämatokrit dauerhaft zwischen 38 und 42 % liegt. Der Eiweißabbau kann laut Wendt auch durch größere Aderlässe nicht beschleunigt werden, zumal die Kapazität der Abbauenzyme nicht beliebig steigerbar ist. Es kann zwar initial hilfreich sein, beispielsweise einen großen Aderlass von ca. 500 ml durchzuführen, um eine rasche Entlastung zu erreichen, aber der Eiweißabbau und Eliminationsprozess benötigen Zeit.

Man kann beispielsweise davon ausgehen, dass das Speichervolumen eines belasteten Menschen mit bereits bestehenden Risikofaktoren ca. 20 kg und mehr betragen kann. Mit der Eiweißreduktion und regelmäßigen kleinen Aderlässen sind ca. 60 g pro Tag abbaubar. Somit sind erst nach 100 Tagen 6 kg Speichereiweiß abgebaut. Allerdings merkt der Patient bereits nach dem ersten Tag bzw. Aderlass eine enorme Erleichterung. Neben

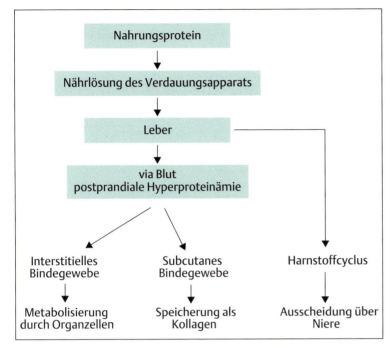

Abb. 17
Stoffwechselweg von Nahrungsprotein.

dem subjektiven Befinden reduzieren sich meist der Blutdruck auf normale Werte, die Lungenfunktion wird verbessert und die Risikofaktoren senken sich ebenfalls langsam.

Entsprechende Kontrollen des **Hämatokrits** sind logisch. Allerdings muss man bedenken, dass anfangs der Hämatokritabfall nicht von Dauer sein wird. Das hat auch viele dazu bewogen zu meinen, dass diese isovolämische Hämodilution keine adäquate Therapie sei.

Wie eingangs erwähnt, sind die verschiedenen Eiweißspeicher Interstitium, Bindegewebe und Blut miteinander verbunden. Lediglich das Blutsystem ist für die Therapie zugänglich (⇨ Abb. 17). Senkt man nun durch Aderlässe und Eiweißrestriktion die Konzentration des Blutspeichers, erfolgt ein Nachfließen von Eiweiß aus den anderen Speichern. Nachdem das Eiweiß hier aber erst von der Speicherform in die Transportform umgewandelt werden muss, dauert dies einige Tage, bis der Hämatokrit wieder leicht ansteigt, die Speicher insgesamt aber weniger gefüllt sind. Nun beginnt das Procedere wieder von neuem, so lange bis der Eiweißspeicher normale Größenordnungen angenommen hat.

8.7 Basentherapie

Die Basentherapie ist ebenfalls ein wichtiger Bestandteil, um den Risikofaktor Eiweiß in den Griff zu bekommen. Mit der isovolämischen Hämodilution in Kombination mit Natriumbicarbonat-Infusionen ist hier eine ideale Kombinationsmöglichkeit gegeben.

Weitere therapeutische Ansätze einer Basentherapie sowie die praktische Durchführung sind in Kap. 10 (⇨ S. 69 ff) beschrieben.

9 Die Bedeutung der Fette in der Mayr-Therapie

Fett macht dick – dies ist die weitverbreitete Meinung über diese doch wichtige Nährstoffgruppe. Der Fettkonsum wird heute für viele Stoffwechselstörungen verantwortlich gemacht, ohne dass genauer zwischen physiologischen Wirkungen, notwendiger Zufuhr durch die Ernährung und übermäßigem Verzehr unterschieden wird. Die „Cholesterinhysterie" hat das Ihre dazu beigetragen, dass überall „low fat – halb Fett – magere Lebensmittel", usw. angeboten werden und der Konsument glaubt, sich durch die Auswahl solcher Lebensmittel etwas Gutes zu tun. Vielmehr gilt, dass Fett nicht Fett ist und dass Fett alleine noch nicht dick macht. Dies wird durch die folgenden Überlegungen klar:

9.1 Systematik der Fettsäuren

Inhaltsstoffe der Fette sind Fettsäuren. Natürlicherweise kommen sie in pflanzlichen und tierischen Lebensmitteln vor.

Abb. 18 zeigt eine Übersicht der verschiedenen Fettsäuren. Dabei unterscheiden wir grundsätzlich zwischen gesättigten und ungesättigten Fettsäuren. Gesättigte Fettsäuren können im Körper selbst synthetisiert werden, sofern sie nicht von außen zugeführt werden. Gleichzeitig sind Fettsäuren die Speicherform von Glucose, d.h. bei erhöhter Zufuhr von Zucker wird dieser in Form von gesättigten Fettsäuren gespeichert. Dies ist tatsächlich eine Ursache für die Zunahme des Speicherfettgewebes. Ungesättigte Fett-

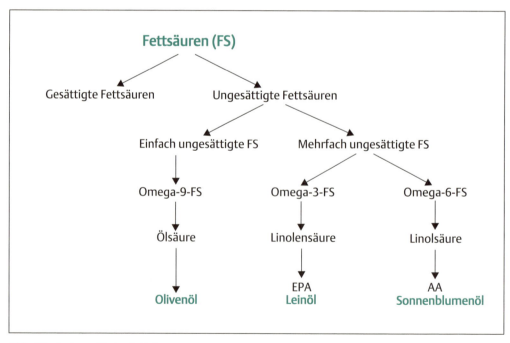

Abb. 18 Systematik der Fettsäuren.

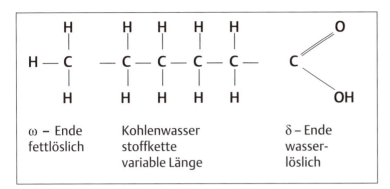

Abb. 19 Struktur von Fettsäuren.

säuren hingegen können vom Körper nicht selbst synthetisiert werden. Sie müssen mit der Nahrung zugeführt werden. Diese Fettsäuren sind es jedoch, welche die wichtigen biologischen Funktionen ausführen. Allerdings können im Körper die Fettsäuren via Kettenverlängerung verändert werden.

9.2 Nomenklatur der Fettsäuren

Fettsäuren bestehen aus mehr oder weniger langen Kohlenwasserstoffketten. An einem Ende befindet sich eine CH_3-Gruppe, am anderen eine COOH-Gruppe. Diese Endgruppen bestimmen die Löslichkeit der Fettsäuren (⇨ Abb. 19).

Das Omega-Ende der CH_3-Gruppe ist fettlöslich, das Delta-Ende der COOH-Gruppe wasserlöslich. Die Bezeichnung der Fettsäuren erfolgt nach folgenden Kriterien:

Hier bedeutet die Trans-Stellung, dass sich die H-Atome bei der Doppelbindung gegenüberliegen, während sie sich bei der Cis-Stellung an ein und derselben Seite der Doppelbindung befinden (⇨ Abb. 20).

Letztlich ergibt sich hierdurch eine andere sterische Konfiguration der gesamten Fettsäurekette. Die Transstellung ergibt ein gestrecktes Molekül, während die Cisstellung einen „räumlichen Knick" ergibt (⇨ Abb. 21).

Durch diese veränderte räumliche Anordnung ergeben sich natürlich andere biologische Aufgaben und Wertigkeiten der einzelnen Fettsäuren. Bereits jetzt sei erwähnt, dass **alle biologischen aktiven Fettsäuren in der Cisform vorkommen**, und Transfette diese Aufgaben nicht erfüllen. Sie belasten den Stoffwechsel dadurch enorm, nachdem sie nur mehr kalorischen Wert besitzen. Somit ergibt sich die „biologische Schreibweise" einer Fettsäure aus den obigen Kriterien zur Nomenklatur (⇨ Tabelle 5).

Tabelle 5 Nomenklatur von Fettsäuren.

Anzahl der C-Atome	4, 18, 20, etc.
Zahl der Doppelbindungen	4:0, 18:2, 20:4 etc.
Lage der Doppelbindung vom ω-Ende gerechnet	ω-3, ω-6, ω-9
Stellung der H-Atome der Doppelbindung	Cis-/Transform

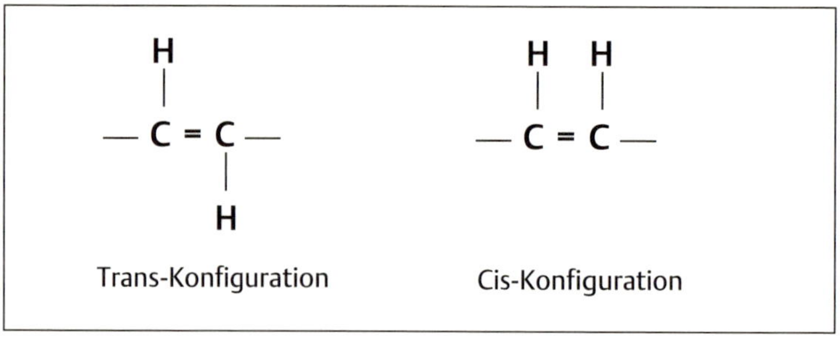

9 Die Bedeutung der Fette in der Mayr-Therapie

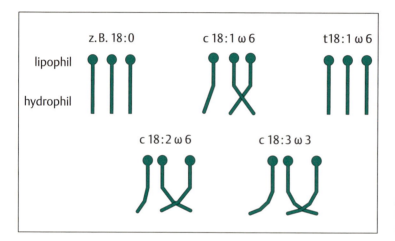

Abb. 20 Cis- und Transkonfiguration von Fettsäuren.

Abb. 21 Räumliche Darstellung von Fettsäuren.

Beispiele dafür:
- Buttersäure 4:0
- Linolsäure Cis 18:2 ω 6
- Ölsäure Cis 18:1 ω 9
- Linolensäure Cis 18:2 ω 3

Vor allem auch im Laufe der phylogenetischen Entwicklung des Gehirns bzw. der Organe mit hohem Sauerstoffverbrauch war die Anwesenheit von ungesättigten Fettsäuren besonders wichtig.

9.3 Biologische Funktionen der Fettsäuren

Ungesättigte Fettsäuren haben vielfältige biologische Funktionen, genau genommen ist ein Leben ohne Fettsäuren nicht möglich. Daher sind viele ungesättigte Fettsäuren als essenziell anzusehen. Wir können allerdings durch Kettenverlängerung einzelne langkettige Fettsäuren selbst synthetisieren. Zum Beispiel wird aus Linolensäure Eicosapentaensäure oder aus Linolsäure Arachidonsäure hergestellt (s. Prostaglandinsynthese).

Ungesättigte Fettsäuren
- steuern Lebensprozesse
- wirken stoffwechselanregend, fördern Fettverbrennung und Cholesterintransport, senken Triglyceride und Blutfette
- sind Dipole, d.h. puffern sowohl Säuren als auch Basen
- verbessern die Drüsenausscheidung
- sind als Membranbestandteile verantwortlich für Fluidität
- entgiften, vor allem fettlösliche Toxine

- steuern die hormonelle Regulation
- bilden wichtige Vorstufen der Eicosanoide

Im Folgenden wollen wir uns nur auf einige, für uns in der Mayr-Therapie wichtige Funktionen beschränken.

9.4 Membranbestandteile

Biologische Membranen sind Phospholipiddoppelschichten. Dies gilt sowohl für die Zellmembran, als auch für intrazelluläre Membrane, z.B. Kernmembran, Golgi-Apparat oder Mitochondrien. Ungesättigte Fettsäuren sind integraler Bestandteil dieser Membranen und letztlich für die Fluidität der Membran verantwortlich.

Abb. 22 zeigt eine sterische Konfiguration der einzelnen Fettsäuren. Daraus wird klar, dass eine Membran, bestehend aus gesättigten Fettsäuren bzw. Transfetten starrer und unbeweglicher wird.

Werden in die Membranen ungesättigte Fettsäuren eingebaut, ist die Membran insgesamt flexibler (⇨ Abb. 23).

Somit wird die Membran verformbarer, was beispielsweise bei der Zellmembran von Erythrozyten wichtig ist, wenn sie durch die kleinen Kapillaren wandern wollen, deren Durchmesser kleiner als der eigene ist. Aber auch Makrophagen müssen ihre „Opfer" umfließen, um sie in der Folge auflösen zu können. Die Fluidität der Membran ist daher eine zellspezifische Notwendigkeit. Allerdings muss – wie überall – auf ein ausgewogenes Verhältnis geachtet werden. Die Membran darf nicht zu fluide sein oder werden, somit würde sie an Stabilität verlieren. Aus diesem Grund wird Cholesterin in die Membran eingebaut, welches ein Zerfließen verhindert. Auf diesem Mechanismus beruht eine der cholesterinsenkenden Wirkungen von ungesättigten Fettsäuren.

Auch sind ungesättigte Fettsäuren wichtige Membranbestandteile, weil sie die Möglichkeit schaffen, verschiedene Proteine in der Membran zu integrieren. Seien dies Transportproteine, Rezeptoren oder ähnliches – sie werden über SH-Gruppen an die Fettsäuren gebunden, wobei spezifische Fettsäurekonfigurationen für die einzelnen Proteine notwendig sind. Somit ergibt sich das kom-

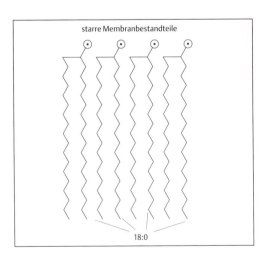

Abb. 22 Detail aus Membranen mit gesättigten Fettsäuren bzw. Transfetten, einfache Phospholipidschicht.

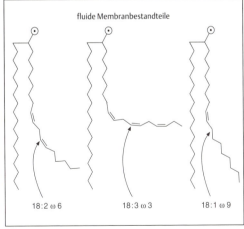

Abb. 23 Detail aus Membranen mit ungesättigten Fettsäuren, einfache Phospholipidschicht.

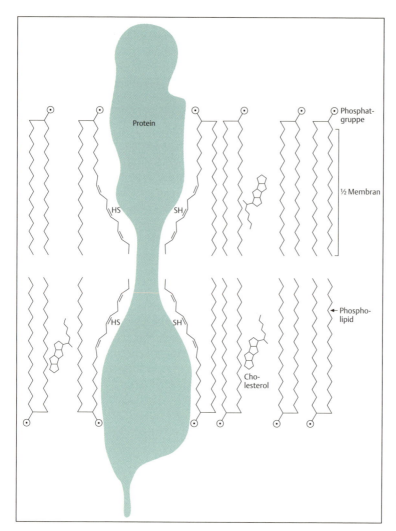

Abb. 24
Aufbau biologischer Membranen.

plexe Bild einer biologischen Membran wie in Abb. 24 gezeigt.

9.5 Entgiftungsfunktion der Fettsäuren

Die Lipidperoxidation durch freie Radikale bedeutet zwar eine Zerstörung der biologischen Fettsäuren, aber gleichzeitig im Wesentlichen die Möglichkeit, den radikalischen Flächenbrand zu begrenzen. Nachdem viele Toxine eine derartige Wirkung entfalten, ist auch auf eine ausreichende Regeneration der Fettsäuren bzw. ihre Erneuerung zu achten. Gerade an den Grenzflächen des Organismus spielen sich derartige Reaktionen ab. Der Darm in seiner Gesamtheit ist als biologische Membran zu sehen. Gerade hier greifen Unmengen an fettlöslichen Toxinen auch aus der intestinalen Autointoxikation an und stören das Gleichgewicht. Vor allem die alkoholischen Gärungsprodukte sind hier zu nennen, welche als fettlösliche Substanzen bekannt sind.

Durch ihren Dipolcharakter können ungesättigte Fettsäuren in das Säure-Basen-Gleichgewicht eingreifen. Dabei können pro Doppelbindung zwei H-Atome gebunden werden. Nachdem diese jedoch stellvertretend für Säurereste gesehen werden, ist auch hier eine entgiftende Wirkung für Säuren zu sehen. Diese ist in der Summe wesentlich stärker als z.B. bei Natriumbicarbonat. Hier erfolgt die Neutralisation im Verhältnis von 1:1. Daher sind ungesättigte Fettsäuren für den Entgiftungsvorgang unersetzliche Substanzen.

9.6 Hormonelle Regulation

Ungesättigte Fettsäuren spielen auf unterschiedlichen Ebenen der hormonellen Regulation eine wichtige Rolle. Vor allem sind dies der Thymus, die Nebenniere und die Gonaden. Für den Thymus sind ungesättigte Fettsäuren insofern wichtig, als die Prägung der T-Lymphozyten von diesen abhängig ist. Das spielt gerade am Anfang des Lebens eine große Rolle, wo das Immunsystem im Aufbau ist. Daher hat die Natur auch hier vorgesorgt. Die Muttermilch hat einen hohen Anteil an Omega-3-Fettsäuren (DCHA / EPA), sodass diese Funktion sowie die Entwicklung des Gehirns sichergestellt ist. Bezüglich der Steroidgenese sei auf Abb. 38 (⇨ S. 125) hingewiesen. Daraus wird ersichtlich, dass alle Steroidhormone vom Cholesterin ihren Ursprung nehmen. Nun ist Cholesterin zwar keine ungesättigte Fettsäure, aber sein Stoffwechsel ist unmittelbar mit dem der Fettsäuren in Zusammenhang zu sehen. Darüber hinaus wird aus der Übersicht klar, dass eine alleinige Cholesterinsenkung aus Angst vor Arteriosklerose im hormonellen Gefüge einige Probleme bereiten wird. Cholesterin haben wir darüber hinaus als membranstabilisierend kennen gelernt, und es ist für die Hormonproduktion unerlässlich.

Nachdem alle toxischen Reaktionen auch als Stressreaktionen nach Selye gesehen werden können beobachten wir auch immer

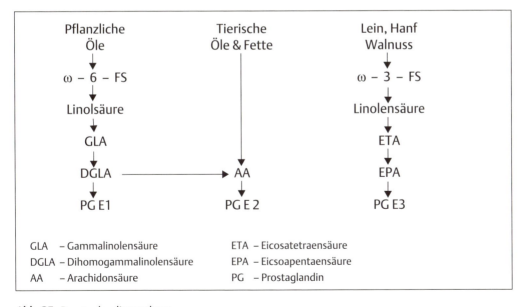

Abb. 25 Prostaglandinsynthese.

eine Reaktion im hormonellen System – speziell der Nebenniere. Darüber hinaus bedeutet das Entgiften oft selbst für den Organismus einen Stress – zumindest am Anfang.

9.7 Prostaglandinsynthese

Abb. 25 zeigt einige wichtige Schritte der Synthese der Prostaglandine aus ungesättigten Fettsäuren. Dabei sind Prostaglandine als Gewebshormone entscheidend an vielen Stoffwechselprozessen beteiligt. Die moderne Forschung bringt immer weitere Kenntnisse, wo diese Substanzen überall mitwirken. Für unsere Betrachtung ist aber Folgendes wichtig:

Ungesättigte Fettsäuren führen je nach Ursprung zur Bildung von Prostaglandinen. Deren Wirkung sind in Tabelle 6 ersichtlich und zum Teil antagonistisch, zum Teil synergistisch. Immer jedoch werden sie situationsbezogen und ausgewogen gebildet.

Vor allem dem Gleichgewicht von Prostaglandin 1 und Prostaglandin 2 kommt bei einer Entzündung entscheidende Bedeutung zu. Die Funktion der Entzündung ist eine wichtige Abwehrfunktion, ist sie übersteigert, wie z.B. bei chronischer Darmentzündung oder rheumatischen Erkrankungen, ist das Gleichgewicht der Fettsäurevorstufen zu beachten bzw. kann therapeutisch ausgenutzt werden (s. „Rheumatische Erkrankungen").

Die Hemmung der Prostaglandinsynthese ist auf unterschiedlichen Ebenen, z.B. durch Cortison oder nichtsteroidale Antirheumatika möglich. Dies führt jedoch bei gleichbleibender Zufuhr der Vorstufen zu einer vermehrten Bildung von Leukotrienen, welche ebenfalls entzündliche Reaktionen begünstigen (⇨ Abb. 26).

9.8 Natürliches Vorkommen der Fettsäuren

Natürliche ungesättigte Fettsäuren kommen vor allem in Pflanzen, deren Samen, Nüssen und bei Tieren, die sich von ebensolchen Pflanzen und Samen ernähren, vor. Lediglich die Butter hat als tierisches Produkt noch hohe Anteile an ungesättigten Fettsäuren (sofern sie naturbelassen ist). Wichtig ist auch, dass der Mensch Omega-3-Fette nicht in Omega-6-Fettsäuren umwandeln kann oder umgekehrt. Wir sind also auf die Zufuhr beider via Ernährung angewiesen. Ist die Linolsäure als Omega-6-Fettsäure noch weit verbreitet im Pflanzenreich, findet sich die Linolensäure als Omega-3-Fettsäure hauptsächlich in Moosen, Algen, Farnen, welche

Tabelle 6 Biologische Wirkung von Prostaglandinen.

Prostaglandin E1	Prostaglandin E2
• reduziert Thrombozytenaggregation • reduziert den Gefäßtonus • reduziert Cholesterinproduktion • erhöht die Natriumausscheidung • senkt den Blutdruck • antiinflammatorisch • verbessert Zirkulation • antipektanginös • verhindert Arachidonsäurefreisetzung • stimuliert Thymus • reguliert Calciummetabolismus	• erhöhte Thrombozytenaggregation • erhöhter Gefäßtonus • Natriumretention • erhöhter Blutdruck • proinflammatorisch

9.8 Natürliches Vorkommen der Fettsäuren

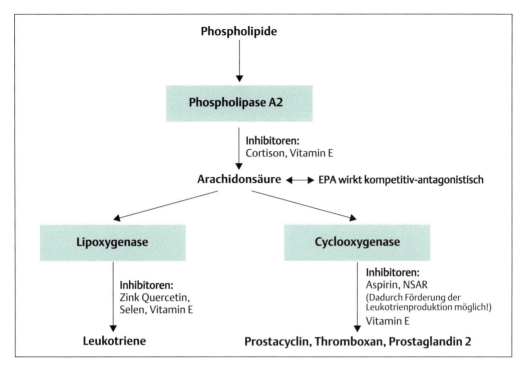

Abb. 26 Arachidonsäuremetabolismus.

die Fähigkeit haben, diese aus der Linolsäure umzuwandeln. Eine hohe Konzentration findet sich noch im Leinsamen, bereits deutlich weniger in Hanf und Soja (⇨ Tabelle 7).

Nun ist die Verteilung bzw. das Verhältnis der einzelnen Fettsäuren zueinander im Organismus je nach Gewebe unterschiedlich. Im Gehirn z.B. haben wir Omega-6 zu Ome-

Tabelle 7 Omega-3- und Omega-6-Gehalt einzelner Öle.

Öl	%ω3	%ω6	Öl	%ω3	%ω6
Lein	55	13	Mohn	1	72
Hanf	23	49	Sonnenblume	0,5	60
Walnuss	13	57	Mais	0,5	50
Weizen	9	55	Kürbiskern	0,5	51
Raps	9	20	Traubenkern	0,5	66
Soja	8	53	Olive	0,5	10
			Schwarzkümmel	0,5	55

ga-3 im Verhältnis von 1:1, während im Fettgewebe das Verhältnis 5:1 beträgt. Auch in der Ernährung war das Verhältnis während der letzten 10 000 Jahre in den aufgenommenen Lebensmitteln ca. 4:1. In den letzten Jahren hat sich durch die geänderten Ernährungsgewohnheiten der Anteil der Omega-3-Fette deutlich reduziert, sodass das Verhältnis heute 20:1 beträgt. Dies bedingt natürlich auch eine geänderte Körperfettzusammensetzung und damit einhergehend einen relativen Mangel an Omega-3-Fettsäuren. Dieser Mangel wird noch dadurch verstärkt, dass die Umwandlung der Omega-3-Fettsäuren zu deren Derivaten langsamer erfolgt. Zwar sind dieselben Enzyme dafür verantwortlich wie für die Omega-6-Fette, aber die Affinität der Enzyme zu den Omega-6-Fetten ist um ein Vielfaches höher als zu den Omega-3-Fetten. Somit ergibt sich bei einem erhöhten Angebot von Omega-6-Fettsäuren (20:1) ein schleichender Mangel an Omega-3-Derivaten mit allen nachteiligen Konsequenzen. Bedenkt man jedoch die Häufigkeit möglicher Omega-3-Mangelsymptome, so wird klar, wie wichtig eine ausreichende Zufuhr, vor allem von Omega-3-Fettsäuren ist.

Mögliche Omega-3-Mangelsymptome
- erhöhter Blutdruck
- erhöhte Triglyceride
- erhöhter Cholesterinspiegel
- erhöhte Trombozytenaggregation
- erhöhtes cardiales Risiko
- Ödemneigung
- Entzündungsneigung
- trockene Haut
- Thymusstörung
- Desorientiertheit

9.9 Bedarf und Therapie

Entsprechend den Ernährungsempfehlungen sollen ca. 30 % der Nahrungsenergie als Fett zugeführt werden. Hiervon sollen je ein Drittel als gesättigte, ein Drittel als einfach ungesättigte und ein weiteres Drittel als mehrfach ungesättigte Fettsäuren zugeführt werden. Von den Gesamtfetten nehmen wir mindestens 50 % als sog. versteckte Fette in den Lebensmitteln zu uns (⇨ Tabelle 8). Diese sind vor allem in tierischen Lebensmitteln enthalten, sodass mit der notwendigen Reduktion

Tabelle 8 Versteckte Fette in 100 g Lebensmittel (Auswahl).

Schweinefleisch(-produkte)	23–35 %
Käse	25–50 %
Wurstwaren	20–35 %
Lamm	18 %
Rind	7 %
Kalb	2 %
Pute	1 %
Schinken gekocht	10 %
Putenwurst	5 %
Topfen	5 %
Magerquark	0,3 %
Milch – Kuh – Schaf – Ziege	3,5 % 6,3 % 4,9 %
Joghurt	1,5 %
Buttermilch	0,5 %
Sahne (saure)	10 %
Schlagsahne	36 %
Fische: – Lachs – Hering – Forelle – Scholle – Zander – Kabeljau	14 % 18 % 2,7 % 1,9 % 0,7 % 0,4 %

tierischer Lebensmittel, vor allem Fleisch, Fisch, Käse und Wurstwaren auch automatisch eine Reduktion der gesättigten Fettsäuren erfolgt.

Somit lassen sich durch die Auswahl und besonders die Zubereitung enorme Mengen, vor allem an gesättigten Fettsäuren einsparen. Unser Hauptaugenmerk gilt dann der Zufuhr von ungesättigten Fettsäuren. Einfach ungesättigte Fettsäuren sind vor allem in kaltgepressten Olivenölen enthalten. Diese Öle sind vorwiegend Omega-9-Fettsäuren, welche im Herz-Kreislaufsystem eine günstige Wirkung entfalten. Mehrfach ungesättigte Fettsäuren finden sich in Sonnenblumenöl, Distelöl, Mohnöl, Nussöl, Weizenkeimöl, Leinöl, Hanföl oder anderen Ölen. Selbstverständlich sind diese Fettsäuren auch in den Früchten (Olive) und entsprechenden Samen bzw. Nüssen enthalten. Von den tierischen Lebensmitteln sind vor allem die Fischöle von Kaltwasserfischen (Lachs, Hering, Makrele) zu nennen.

Bezogen auf die Omega-3- und Omega-6-Fette ergibt sich also ein täglicher Bedarf von 2,5–10 g. Hiervon sollen wiederum wieder ca. 0,5–2 g Omega-3-Fettsäuren und 2–8 g Omega-6-Fettsäuren sein. In der Praxis bewährt sich die Empfehlung, **täglich ca. 2 bis 3 Esslöffel eines guten, kaltgepressten Pflanzenöls** zu den Speisen einzunehmen. Dies ist relativ leicht durchführbar, indem man für kalt zubereitete Speißen ausschließlich ein kaltgepresstes Pflanzenöl verwendet oder, wie in der mediterranen Küche nach dem Anrichten der Speisen diese mit einem kaltgepressten Öl verfeinert. Dadurch ergeben sich viele Möglichkeiten, den persönlichen Vorlieben und Neigungen Rechnung zu tragen. Für therapeutische Zwecke können die Mengen durchaus gesteigert werden, bzw. einzelne Fettsäuren bevorzugt eingesetzt werden. Solange die Gabe als Öl akzeptiert wird und keine geschmacklichen Einwände bestehen, soll das Öl den Speisen zugesetzt werden.

Vor allem gegenüber dem **Leinöl** bestehen oft Vorbehalte, sodass sich Folgendes bewährt hat: Das frischgepresste Leinöl wird mit Topfen und Mandelmus vermengt und verliert dadurch weitgehend seinen Eigengeschmack. Dies kann während der Mayr-Therapie als Zulage, Aufstrich, etc. verwendet werden, später kann durch Obst eine Ergänzung erfolgen, sodass es z.B. ein hervorragendes Frühstück darstellt oder anstelle von Mandelmus mit Kräutern als Aufstrich gegessen werden kann.

Wichtig zu wissen ist auch, dass Licht, Luft und Wärme die kaltgepressten Öle wertlos macht. Sauerstoff und Temperatur ab 50–60 °C zerstören die Doppelbindungen durch Oxidation, sodass darauf geachtet werden muss, dass die kaltgepressten Pflanzenöle in kleinen, dunklen Flaschen gut verschlossen im Kühlschrank aufbewahrt werden. Sie sind auch zum baldigen Verbrauch bestimmt, wenn die Flasche einmal geöffnet ist. Die kaltgepressten Pflanzenöle dürfen nicht erhitzt werden, daher werden sie nicht zum Kochen, Braten, Frittieren u. dgl. verwendet. Gleiches gilt für Butter, aber auch vor allem für das kaltgepresste Olivenöl.

9.10 Praktischer Umgang mit den Fetten während der Mayr-Therapie

Die Mayr-Therapie stellt besondere Herausforderungen an den Organismus. Sie ist einerseits eine hervorragende Möglichkeit der Entgiftungen aus dem wässrigen Milieu; die Reinigung des Darmes, der Grundsubstanz sowie Blut- und Säftereinigung sind einzelne Stationen dieses Vorganges. Andererseits ist aber gerade im Fettmilieu auch ein erhöhter Turn-over gegeben. Die Erneuerung von Membranen bis in die Zellorgane stellt ebenso eine Herausforderung für den Fettstoffwechsel dar, wie die durch die Mayr-Therapie freiwerdenden Toxine und damit potentielle Lipidperoxidation. Auch die Fastenacidose sowie fettlösliche Toxine erfordern eine gewisse Substitution von wertvollen Fettsäuren. Diese Ergänzung kann bereits während den einzelnen Diätstufen durch Zugabe kaltgepresster Pflanzenöle erfolgen.

Meist ist es nicht notwendig, während des strengen Tee-/Wasserfastens eine Ergänzung mit Ölen durchzuführen. In Einzelfällen starker entzündlicher Erkrankungen können morgens und mittags ein Teelöffel Öl eingenommen werden.

Viel einfacher ist die Zugabe von Ölen bei der Semmel mit Basensuppe. Letztere kann problemlos mit bis zu einem Esslöffel kaltgepressten Pflanzenöl gegessen werden. Auch die Aufstriche können mit verschiedenen kaltgepressten Pflanzenölen ergänzt bzw. angereichert werden. Die einzelnen Rezepte hierzu finden sich in den Kochbüchern der *Milden Ableitungsdiät* bzw. *Milde Ableitungsdiät schnell und einfach* (⇨ S. 189). Vor allem oben erwähnte Mischung aus Quark mit Leinöl und Mandelmus hat sich als Basis für verschiedene Aufstriche bzw. als „Müsli-Ersatz" bei der notwendigen Gabe von Leinöl bestens bewährt.

Selbstverständlich können auch relativ einfach nahezu alle Speisen der Milden Ableitungsdiät durch die entsprechenden Öle individuell abgewandelt werden. Gerade in der Berücksichtigung dieser Vorlieben liegt die Kunst und das Geheimnis, dem Betreffenden die Verwendung der Öle so schmackhaft zu machen, dass er bereit ist, dies auch längerfristig durchzuführen.

Erst wenn die Gabe über die Mahlzeiten nicht wirklich möglich ist, sollten die einzelnen Öle als Nahrungsergänzungen therapeutisch eingesetzt werden. Die Industrie bietet mittlerweile nahezu alle langkettigen Fettsäuren als Einzelsubstanzen oder Substanzgemische an. Allerdings sind diese meist aus Fischölen isoliert, sodass sich alle Vor- und Nachteile dieser Öle ergeben (Schwermetallbelastung, Geschmack, etc.). Andererseits ist auch Leinöl als Nahrungsergänzung, z.B. in Kombination mit Borretsch-Öl, verfügbar.

Bei Hautreaktionen bzw. -erkrankungen bewährt sich auch die **äußerliche Anwendung** der Öle. Im Gegensatz zu vielen Cremes verstopfen die Öle nicht so sehr die Poren der Haut, was während der Mayr-Therapie günstig ist. Vor allem Olivenöl lässt sich gut als Hauttherapeutikum einsetzen. Öl als Badezusatz bei ekzematösen Erkrankungen bzw. Neurodermitis verhindert das rasche Austrocknen der Haut. Gerade bei Hauterkrankungen ist jedoch auch die innere Einnahme anzustreben. Wie erwähnt suchen die Fettsäuren im Stoffwechsel das Licht und den Sauerstoff. Das bedeutet, dass die Fettsäuren vom Stoffwechselprozess her von innen nach außen die Haut durchwandern und so bei der Genesung helfen.

Auch ein Leinölfleck über entzündete Gelenke kann sehr hilfreich sein.

10 F. X. Mayr und der Säure-Basen-Haushalt

10.1 Einleitung

Der Säure-Basen-Haushalt ist ein grundlegendes Regulativ des gesamten Stoffwechsels. Seine vitale Bedeutung erkennen wir in der Notfallmedizin, wo bereits relativ geringe Abweichungen von einem optimalen Blut-pH, als Ausdruck des aktuellen Verhältnisses von Säuren und Basen, lebensbedrohlich werden können. Darüber hinaus spielt aber gerade dieses Verhältnis von Säuren zu Basen eine entscheidende Rolle für die Gesundheit des gesamten Organismus. Die Regulation von Säuren und Basen wird peinlich genau überwacht. Wenn auch in einzelnen Körperkompartimenten – entsprechend den unterschiedlichen Aufgabenstellungen – zum Teil erhebliche Unterschiede bestehen, lässt sich doch wie ein roter Faden eine grundlegende Übereinstimmung feststellen.

Im Folgenden soll versucht werden dieses Grundlegende darzustellen – als Diskussionsgrundlage für weiterführende Betrachtungen – wohlwissend, dass noch viele Details offen sind, die Betrachtungen und Beobachtungen jedoch der klinischen Erfahrung entsprechen.

Dass sauer nicht nur lustig macht, wissen wir spätestens seit der Feststellung der „sauren Sümpfe". Säuren und Basen – als polare Gegenspieler – sind Bestandteile der Natur mit entsprechenden Einflüssen. Säuren führen in der Natur zu Schädigungen, wie Waldschäden (Saurer Regen) und dergleichen mehr, welche zumindest teilweise von der Natur (solange sie es selbst vermag) durch Mineralstoffmobilisation aus dem Boden ausgeglichen werden können. Die Mineralstoffe können aber auch vom Menschen zugesetzt werden – wofür bereits vor Jahren ein österreichisches Unternehmen den „Umweltschutzpreis" erhielt (Verringerung der Waldschäden durch Magnesiumbeigabe!). Heute sind die Produkte in jedem Baumarkt zur Verbesserung des Graswuchses erhältlich.

Ähnliches gilt für den menschlichen Organismus. Ein pH von 7,35–7,4 bedeutet letztlich Basizität. Geringe Abweichungen davon Richtung Neutralität werden sofort und vehement beantwortet. Bedenkt man darüber hinaus, dass entsprechend der Henderson-Hasselbalchschen Gleichung

$$pH = pk + \log \frac{Base}{Säure}$$

die Neutralität des Blutes nicht bei 7 sondern entsprechend des pk-Werts bei 6,1 liegt, so wird klar, dass das Blut nicht schwach basisch, sondern sehr stark basisch ist. Außerdem drückt das Verhältnis Base:Säure von 20:1 doch einen gewissen Schutzmechanismus von Basen gegenüber Säuren aus. Die Aggressivität von Säuren soll also durch einen deutlichen Überhang von Basen, jederzeit abgepuffert werden können, weshalb letztlich neben dem pH-Wert die „Pufferkapazität" der entscheidende Faktor ist. Eine Entgleisung des pH-Wertes werden wir erst dann finden, wenn die Pufferkapazität erschöpft ist!

Unsere Überlegungen werden außerdem durch die Tatsache erschwert, dass Säuren und Basen in unterschiedlichen Kompartimenten vorkommen und dort natürlich unterschiedliche Wirkungen entfalten. Es ist nicht einerlei, ob Säuren intra- oder extrazellulär vorkommen. Messtechnisch entziehen sich intrazelluläre Säuren den Elektroden, was viele Fehlinterpretationen und Irrtümer verursachen kann. Gesundheitliche Relevanz hat dies insofern, als sich die intrazellulären Säuren auch weitgehend den körpereigenen Erkennungs- und Eliminationsmechanismen entziehen. Intrazelluläre Säuren werden weder erkannt noch ausgeschieden. Eine Ausnahme bildet hier das lockere Bindegewebe – die Grundsubstanz nach Pischinger – welche eine enorme Säurebindungskapazität aufweist. Diese Grundsubstanz ist eigentlich extrazellulärer Raum, messtechnisch jedoch wie intrazellulär zu betrachten und für die direkte Messungen nicht unmittelbar zugänglich. Für die Beurteilung des Säure-Basen-Haushaltes sind jedoch gerade das intrazelluläre Verhältnis und die Pufferkapazität entscheidende Parameter, welche letztlich durch geeignete Messverfahren quantifiziert werden können (⇨ „Diagnostik", Kap. 10.8)

10.2 Die Wirkung von Säuren im Körper

Oft wird die Tatsache der Übersäuerung negiert und als pathognomonisch nicht relevant eingestuft, weil zur Beurteilung des Stoffwechsels nur der pH-Wert herangezogen wurde.

Biochemisch sind Säuren Verbindungen, die sauer reagieren und Wasserstoff enthalten, der sich durch ein Metall unter Bildung eines Salzes ersetzen lässt. Hierbei spielen die Erd- und Alkalimetalle eine besondere Rolle: Natrium, Kalium, Calcium und Magnesium. Entgegengesetzt dazu das Verhalten von Basen. Sie enthalten Sauerstoff und Wasserstoff als OH-Gruppe und mit Ausnahme von Ammonium (NH_4) ein (Erd- oder Alkali-)Metall. Bei der Neutralisation entstehen aus der Base mit der Säure das entsprechende Salz und Wasser, wobei die Base das Metallion liefert (z.B. $HCl + NaOH \rightarrow NaCl + H_2O$). Durch diese Neutralisation wird die Aggressivität von Säuren abgefangen. Dass Säuren nicht nur zu lokalen Problemen des Magens im Sinne einer Hyperazidität führen, ist bekannt.

Säuren beeinträchtigen alle Elemente lebendiger Strukturen, sowohl im hydrophilen als auch im lipophilen Milieu. Säuren sind ab einem bestimmten Übermaß nicht mit dem Leben vereinbar. Es ist jedoch nicht so, dass jede Säuremahlzeit sofort zum Tod des Organismus führt. Hier müssen wir mehr an die zelluläre, biochemische Ebene denken. Säuren führen zu geänderten Ionenverhältnissen und damit zu veränderten Stoffwechselsituationen. Eine saure Stoffwechselsituation führt im Grundsystem zu einer Aktivierung der Energiefreisetzung. ATP wird abgebaut, wobei die Intensität der Reaktion vom Grad der pH-Veränderung abhängt. Durch Toxine (Säuren) wird das Molekularsieb der Proteoglycane durch Ionentausch von Natrium und Kalium auf Calcium und Magnesium derart verändert, dass es zu Wasseraufnahme bzw. -abgabe kommt. Durch geänderte Porengrößen des Molekularsiebs wird die Ausbreitung der Toxine verhindert bzw. begrenzt (Perger).

Es wird klar, dass sich bereits auf dieser Ebene ein Mangel an entsprechenden Mineralstoffen ungünstig auf das Reaktionsverhalten der Grundsubstanz auswirkt, nachdem gerade diese der Hauptspeicher für die sauren Valenzen ist. Der Organismus versucht also mit allen Mitteln, den Überschuss an sauren Valenzen zu neutralisieren bzw. ins Bindegewebe abzuschieben, wo diese normalerweise effektiv gepuffert werden. Wird jedoch die Speicherkapazität überfordert, entstehen unterschiedliche Stadien einer Acidose durch folgende Faktoren:

10.3 Ursachen für Acidosen

10.3.1 Endogen

- Kardinalfehler der Ernährung nach Dr. F. X. Mayr – mangelnde Esskultur, damit Induktion von Fehlverdauung
- Bildung großer Säuremengen durch
  – Gärung/Fäulnis im Verdauungsapparat
  – Erkrankungen endokriner Drüsen wie Diabetes mellitus, Hepatopathien usw.

- Nierenunterfunktion
- Magenunterfunktion und damit Ausfall des Basenflutens

10.3.2 Exogen

- ernährungsbedingte Basenmängel bei zu geringem Frischkostanteil und fehlerhafter Zubereitung (falsche Küchentechnik)
- übermäßige Eiweißzufuhr (Fleisch, Fisch, Käse), wodurch ein Zuviel an Säuren gegenüber Basen entsteht
- Fehlverarbeitung von Kohlenhydraten und Fetten, wodurch organische Säuren (Ketosäure, Milchsäure etc.) entstehen

Neben diesen Hauptfaktoren spielen selbstverständlich unterschiedliche Situationen wie Hunger, Fieber, Diarrhöe, Hepatopathien, Hypoxämie bei Herzinsuffizienz, Vergiftung, Erstickung, körperliche Belastung, zerebrale Durchblutungsstörungen, exogene Toxineinwirkung sowie ganz allgemein Stress und vieles andere mehr eine bedeutende Rolle bei der Entstehung von Acidosen. Auch Fasten bzw. eine Therapie nach F. X. Mayr führt per se zur „**Fastenacidose**".

10.4 Stadien einer Acidose (nach Sander)

Entsprechend den biochemischen Verhältnissen können folgende Stadien einer Acidose unterschieden werden:

10.4.1 Latente Acidose

Es besteht eine kompensatorische Verminderung der Pufferbasen ohne pH-Änderung.

In den Depots (Bindegewebe) werden saure Valenzen abgelagert. Der Zustand ist klinisch allenfalls durch humoral pathologische Zeichen erkennbar (⇨ „Lehrbuch der Diagnostik und Therapie nach F. X. Mayr").

10.4.2 Akute Acidose

Erkrankungen, wie akute Infekte, bedingen akute Acidosen, wobei der Organismus versucht die Toxine (= Säuren) durch entsprechende Ausscheidungsvorgänge zu eliminieren. Diese bedingen auch die Symptomatik der Erkrankung wie Fieberkatarrhe, Erbrechen usw.

10.4.3 Chronische Acidose

Hier finden sich zum Teil charakteristische klinische Veränderungen der chronischen Erkrankungen, wie der rheumatische Formenkreis oder die Osteoporose. Die Basenreserven sind weitgehend erschöpft. Es können sich auf dem Boden chronischer Acidosen akute oder sogar lebensbedrohliche Zustände entwickeln.

10.4.4 Lokale Acidose

Werden Gewebsbezirke durch Säure besonders in Mitleidenschaft gezogen, spricht man von lokalen Acidosen. Kern sieht hierin eine mögliche Ursache für „Infarkte" von Gewebsbezirken und bezeichnet den Schlaganfall oder Herzinfarkt als „Säurekatastrophe".

10.4.5 Säuretod

Dass Säuren zum Absterben von Lebendigem führen, ist bekannt. Dies trifft auch für Teile des lebenden Organismus (⇨ Kap. 10.4.4) ebenso wie für den Gesamtorganismus zu. Letztlich sterben wir am Unvermögen der Säureelimination und am finalen Anstieg der Säurekonzentration.

10.4.6 Beispiele typischer Krankheitsbilder von Acidosen

Akute Acidose

- Jede Entzündung
- Katarrhalische Erkrankungen
- Infekte
- Alle Schmerzsyndrome
- Infarkte (am Boden latenter Acidosen)

Latente Acidosen

- Osteoporose
- Parodontose
- Rheumatische Erkrankungen
- Typische Risikofaktoren des
  - Herz-Kreislaufsystems
  - Diabetes mellitus
  - Gelosen
  - „Alterserscheinungen" wie Nachlassen der Konzentration, Leistungsfähigkeit
  - Malignome
  - „Zivilisationserkrankungen"

10.5 Organe des Säure-Basen-Haushaltes und dessen Regulationsmechanismen

Der Magen nimmt im Säure-Basen-Haushalt eine zentrale Stellung ein (⇨ Abb. 24). Er ist das einzige Organ, welches relevante Mengen sowohl an Säuren als auch Basen äquimolar bilden kann. Die benötigten Substanzen hierzu sind reichlich vorhanden, und die Umwandlung erfolgt durch das zinkabhängige Enzym Carboanhydrase:

$$NaCl + H_2O + CO_2 \rightarrow HCl + NaHCO_3.$$

Die Säure (HCl) wird ins Mageninnere abgegeben, wo sie zu Zeiten der Nahrungsaufnahme wichtige Aufgaben für die Erschließung einzelner Lebensmittel im Sinne einer Vorverdauung hat. Salzsäure ist eine starke Säure und ihre Aggressivität wird durch entsprechende Schutzmechanismen kontrolliert.

Die Base ($NaHCO_3$) wird an das Blutsystem abgegeben und zu den sog. basophilen Organen transportiert. Alle Speicheldrüsen, Leber, Galle und der Dünndarm haben die Aufgabe durch basische Sekrete die Verdauung im Darm bei einem pH-Wert von zum Teil über 8 zu ermöglichen. Nicht zum Verdauungsapparat gehörende, jedoch auch basophile Organe sind die lactierende Mamma, Prostata und das Grundsystem nach Pischinger in seiner Gesamtheit.

Aus diesen physiologischen Tatsachen ergeben sich folgende grundsätzliche Überlegungen:

- Nachdem sich die HCl aus dem Magen (mit den Lebensmitteln vermengt) im Dünndarm dann wieder mit dem Natrium-bicarbonat der Verdauungsdrüsen trifft, neutralisieren sie sich selbst und die ursprünglichen Ausgangssubstanzen (NaCl, H_2O und CO_2) entstehen wieder in gleichen Mengen wie zuvor eingesetzt (Kochsalzkreislauf). Mit den Lebensmitteln führen wir letztlich auch saure oder basische Valenzen zu. Enthält die Nahrung zuviel saure Valenzen oder entstehen durch Fehlverdauungsprozesse (Gärung, Fäulnis) mehr saure Valenzen als durch die ursprüngliche Menge und Qualität der Verdauungssäfte neutralisierbar, müssen Reserven mobilisiert werden um
  a) aggressive Säurewirkungen zu verhindern,
  b) die Verdauung im Darm einigermaßen ordnungsgemäß ablaufen zu lassen.

Führen wir mit den Lebensmitteln basische Valenzen zu, so kann der Organismus eigene Basen einsparen und für Säureelimination im Körper heranziehen, wodurch

- das in Abhängigkeit von der Nahrungsaufnahme entstehende Basenfluten unterstützt wird (⇨ Abb. 27, S. 73).

Durch die Produktion von Säuren und Basen im Magen und den Transport von Blut durch den gesamten Organismus können vor allem in der Grundsubstanz saure Valenzen neutralisiert und via Niere elimi-

10.5 Organe des Säure-Basen-Haushaltes und dessen Regulationsmechanismen

niert werden. Dieses Basenfluten ist im Organismus messbar (Harntitration nach Sander), wobei Tageskurven eine zirkadiane Rhythmik erkennen lassen. Bei chronisch Kranken (wie in Abb. 30, S. 78 am Beispiel des Diabetes gezeigt), ist dieses Basenfluten verloren gegangen, eine „Säurestarre" entsteht.

- Der Magen ist der limitierende Faktor bei der Produktion.

Gehen wir davon aus, dass Salzsäure lediglich als „Nebenprodukt" bei der Erzeugung der viel wichtigeren Base Natriumbicarbonat anfällt (und nicht umgekehrt), so wird der Organismus bei jedem Zuviel an Säure im Körper versuchen, diese durch Produktion von Natriumbicarbonat auszugleichen. Aus Gründen der Chemie entstehen jedoch äquimolare Mengen von Salzsäure, welche im Mageninneren durch Schutzmechanismen abgefangen werden müssen. Ab bestimmten niederen pH-Werten (angenommen 1–2) wird der Organismus aus Überlebensstrategien die Produktion von Salz-

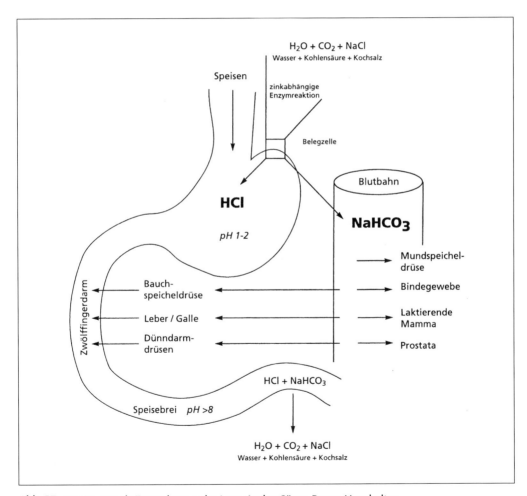

Abb. 27 Der Magen als Zentralorgan des intestinalen Säure-Basen-Haushaltes.
Quelle: Stossier/Mayr: Candida-Diät. Karl F. Haug, 1. Aufl. 1996.

säure vermindern oder ganz einstellen, damit aber auch die von Natriumbicarbonat, auch wenn ein noch so hoher Bedarf an Natriumbicarbonat besteht. Via Hyperazidität des Magens sind wir in der Erschöpfung – Hypoazidität gelandet (entspricht dem Stressregulationsverhalten nach Selye!). Werden dem Organismus von außen durch die Nahrung Basen oder medikamentös Natriumbicarbonat zugeführt, steigt der pH-Wert des Magens, die Regulation ist wieder möglich, jedoch werden durch die einströmenden Säuremengen bald wieder die ursprünglichen Verhältnisse hergestellt. Natriumbicarbonat führt zwar zu einem Säureeinstrom in den Magen, jedoch nur weil mit der Zufuhr wieder eine Regulation möglich wurde, die der Organismus auch sofort nützt. Geduldiges Fortsetzen der Therapie führt zur gesundheitlichen Verbesserung und zum Abklingen der Beschwerden.

Selbstverständlich spielen für die Regulation auch die Lunge und Niere eine bedeutende Rolle, da diese Organe die Fähigkeit zur Säureelimination besitzen (CO_2 und flüchtige Säuren über die Lunge, anorganische Säureelimination und -neutralisation über die Niere). Gerade die Ausscheidungsfunktion der Nieren kann durch entsprechende Messungen quantifiziert werden, wodurch wichtige Hinweise auf das Verhältnis von Säuren und Basen im Körper erhalten werden.

10.6 Elimination von Säuren, Bedeutung von Mineralstoffen

Der Gesunde hat eine erhebliche Leistungsreserve in der Säureelimination, welche zum Teil über die Lunge (flüchtige Säuren – CO_2), zum überwiegenden Teil jedoch über die Niere erfolgt. Die Auswirkungen auf den Stoffwechsel sind Langzeiteffekte und entwickeln sich daher anfangs unbemerkt und schleichend.

Die Niere hat die Fähigkeit, Säure auszuscheiden ohne dass Natrium oder Bicarbonat verloren geht (Rückresorption von Natriumbicarbonat).

Die Ausscheidung fixer titrierbarer Säuren erfolgt großenteils über den Phosphatpuffer, nur zu einem geringem Teil als „freie Säuren" (⇨ Abb. 28). Es wird klar, dass aus diesem Grund der pH-Wert des Harnes keine Auskunft über die tatsächlichen Säureverhältnisse gibt! Die Phosphorsäure ist dreibasisch und liegt je nach pH-Wert als primäres, sekundäres und tertiäres Natriumphosphat vor. Dabei werden je nach Notwendigkeit der Säureelimination die sauren Valenzen (H^+) gegen Natrium ausgetauscht, welches seinerseits den Natriumbicarbonatpuffer regeneriert.

Die so im Urin ausgeschiedenen Säuren lassen sich durch Titration bestimmen. Wird das sekundäre Phosphat in primäres Phosphat umgewandelt, ist die Kapazität des Puffers erschöpft. Bei anhaltender Acidose (latente Acidose nach Sander) kommt es als Reaktion zu einer Phosphatmobilisation aus dem Knochen, wo Calciumphosphat der Hauptbestandteil der Knochensubstanz ist. Nicht unerwähnt sollte in diesem Zusammenhang bleiben, dass z.B. Schwermetalle, wie Blei oder Cadmium die Stelle von **Calcium** einnehmen können. Der Knochen wird somit selbst zur Schwermetalldeponie. Hier scheint auch der biochemische Angriffspunkt einer Chelattherapie mit begleitender orthomolekularer Substitution zu sein. Es kommt nämlich als Effekt zu einer Verbesserung der Knochenmineralisation, nachdem Schwermetalle und begleitend freie Radikale eliminiert wurden.

Beim Calcium ist die physiologisch aktive Form das ionisierte Calcium, welches einen Serumanteil von ca. 50 % hat. Eine acidotische Stoffwechsellage führt zu einer Vermehrung des ionisierten Calciums, weil es

10.6 Elimination von Säuren, Bedeutung von Mineralstoffen

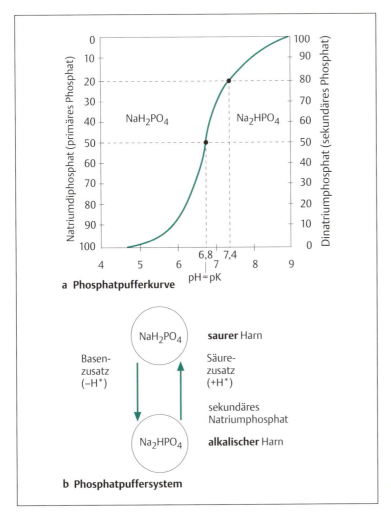

Abb. 28
Phosphatpufferkurve.
Nach Glaesel.

offensichtlich aus dem Knochen/Zahnbereich resorbiert wird. Es konnte gezeigt werden, dass durch die Verabreichung von $KHCO_3$ (Pottasche) eine postmenopausal erhöhte Calciumausscheidung reduziert wird.[6] Dadurch wird die Überlegung, die erhöhte Calciummobilisation als Ausdruck einer latenten Acidose, wie z. B. bei der Osteoporose durch Basenzufuhr zu reduzieren, gestützt. Deutlich besser bewährt sich hier die Gabe von Natriumbicarbonat bzw. Basenpulvermischungen, nachdem die Pottasche relativ nierenbelastend ist.

Auch **Kalium** hat eine besondere Rolle im Säure-Basen-Haushalt. Bei Kalium-Mangel werden zur Aufrechterhaltung des Membranpotentials Wasserstoffionen in die Zelle eingeschleust. Somit wird – als Folge des Kaliummangels – eine Alkalose postuliert. Dies ist nur bedingt richtig: Da wir nur extrazellu-

---

[6] New England Journal of Medicin, Band 330, Seite 1776, 1994.

lär messen, messen wir beim Kaliummangel eine Alkalose im Serum. Aufgrund der Wasserstoffionenverschiebung nach intrazellulär entsteht jedoch eine intrazelluläre Acidose, die sich sowohl den körpereigenen Erkennungs- und Eliminationsmechanismen als auch der Messsonde entzieht. Dadurch wird sogar der Urin alkalisch. Im Tierversuch sinkt bei kaliumfreier Diät die Serum-Bicarbonat-Konzentration, nachdem die Basen als Folge des Abwanderns der sauren Valenzen ins Zellinnere ausgeschieden werden. Durch Ausgleich des Kalium-Defizits oder kontrollierte forcierte Kaliumgabe steigt die vorher abgesunkene Säureelimination rasch an und der Harn-pH sinkt in saure Bereiche ab. Eine wirksame Entsäuerung ist daher auf das Vorhandensein von Kalium angewiesen (Jörgensen).

Zink ist als Mineralstoff Bestandteil vieler Enzyme, so auch der Carboanhydrase. Dieses für den Säure-Basen-Haushaltes so wichtige Enzym reguliert die Bildung von HCl und Natriumbicarbonat aus H_2O, CO_2 und NaCl. Herrscht eine Mangelsituation an Zink, wird diese Schlüsselfunktion beeinträchtigt sein: Im Magen wird die Bildung des so notwendigen Natriumbicarbonats verringert und die Säureelimination der Niere wird an Kapazität einbüßen.

Leider sind heute Zinkmangelzustände häufiger als allgemein angenommen und beispielsweise durch eine Vollblutanalyse feststellbar. Ursachen für Zinkmangel können Umweltbelastungen, mangelhafte Ernährung (Auszugsmehle und deren Produkte, raffinierte Kohlenhydrate etc.), Amalgamfüllungen, Dysbiose des Darms inkl. intestinaler Mykose, oxidativer Stress und vieles mehr sein. Diesen Einflüssen können wir uns heute allgemein nur schwer entziehen.

Die wenigen Beispiele sollen den engen Zusammenhang zwischen Säure-Basen- und Elektrolyt-Wasser-Haushalt aufzeigen. Die gegenseitige Beeinflussung ist Grundlage sämtlicher Regulationsvorgänge.

10.7 Einfluss von Lebensmitteln auf den Säure-Basen-Haushalt

Es ist nun leicht ersichtlich, dass Lebensmittel, sofern sie Säuren oder Basen in den Organismus einbringen, entweder eine Verstärkung der sauren Seite zur Folge haben oder Basen in den Körper einbringen. Daher ist es grundsätzlich wichtig zu wissen, ob Lebensmittel Säurespender oder Basenspender sind. Wenn wir im Folgenden einzelne Lebensmittelgruppen auf ihre Stellung im Säure-Basen-Haushalt hin untersuchen, werden wir feststellen, dass die Ernährungsgewohnheiten in der heutigen Zeit zu stark in Richtung Säuren ausgerichtet sind (⇨ Abb. 29).

10.7.1 Säurespendende Lebensmittel

Alle **Eiweiße,** allen voran tierisches Eiweiß wie **Fleisch, Fisch, Käse,** sind die stärksten Säurespender. Getreide ist zwar pflanzlicher Herkunft, jedoch ebenfalls ein säurespendendes Lebensmittel. Alkohol, Kaffee, Nikotin sind ebenfalls Säurelieferanten genauso wie saure Südfrüchte (Zitrone, Ananas, Orange etc.), tierische Fette und warmgepresste Pflanzenöle.

▶ **Säurewirkung durch Basenentzug**

Hier sind vor allem die **raffinierten Kohlenhydrate**, wie Fabrikzucker, Weißmehlprodukte sowie alle daraus hergestellten Speisen zu nennen. Diese entziehen dem Organismus basische Mineralstoffe, welche zum Verstoffwechseln dieser Lebensmittel benötigt werden. (z.B. kann Glucose nur im Beisein von Vitamin B, Calcium, Magnesium usw. verstoffwechselt werden.)

10.7.2 Basenspendende Lebensmittel

Praktisch alle Gemüsesorten, vor allem die Kartoffel, Milch (jedoch nicht Milchprodukte wie Topfen oder Käse – stark säuernd!), reifes heimisches Obst (nicht jedoch sauer schmeckende Südfrüchte!), heimische Gewürz- und Wildkräuter, kaltgepresste Pflanzenöle sind basenspendende Lebensmittel.

Achtung: Basenspendende Lebensmittel können durch Fehlverdauungsprozesse (Gärung) zu einer sauren Stoffwechselsituation führen. Wir nennen das „Umkehrwirkung von Basen".

10.7.3 Neutrale Lebensmittel (annähernd im Säure-Basen-Gleichgewicht)

Wasser, Butter, Hirse sind neutrale Lebensmittel.

Sauer	Basisch
• tierisches Eiweiß	• Gemüse
• pflanzliches Eiweiß	• reifes, heimisches Obst
• Milchprodukte	• Gewürzkräuter
• Zitrusfrüchte	• Milch, Schlagsahne
• raffinierte Öle und Fette	• Mandel
• Industriekost	• hochwertige, kaltgepresste Pflanzenöle
• raffinierter Zucker	
• Auszugsmehle	
• Genussmittel (Alkohol, Kaffee)	
Neutral	
Hirse, Vollzucker, Rohzucker	
Sinnvolle Kombination	
⅓ sauer – ⅔ basisch	

Abb. 29 Säure-Basen-Übersicht für Lebensmittelauswahl.

10.8 Diagnostik des Säure-Basen-Haushalts

10.8.1 Laborchemische Untersuchungen

Die Diagnostik des Säure-Basen-Haushaltes ist oft schwieriger, als die erste Betrachtung vermuten lässt. Die für uns so wichtige Information der intrazellulären Verhältnisse ist nicht direkt messbar. Körperflüssigkeiten sind zwar gut untersuchbar, sind jedoch streng genommen Extrazellularraum. Wenn wir nur den pH-Wert des Blutes messen, müssen wir bedenken, dass das Blut „ein ganz besonderer Saft" ist. Die Verhältnisse im Blut werden sehr rasch und effizient geregelt, weil feine Abweichungen nach beiden Seiten hin mit schwerwiegenden gesundheitlichen Störungen einhergehen und sogar lebensbedrohlich werden können. Auch gibt der pH-Wert alleine nur indirekt Auskunft über die Relation zwischen Säuren und Basen. Dies hat vor Jahrzehnten bereits den Säure-Basen-Forscher Sander dazu bewogen, den Urin näher zu untersuchen. Durch Titration des Harnes wird die tatsächliche Menge von ausgeschiedenen Säuren und Basen gemessen.

Durch mehrere – über den Tag verteilte Messungen – erhält man eine Tageskurve, wobei als rechnerische Größe der „mittlere Aziditätsquotient" ermittelt wird. Durch diese Methode lässt sich das für die Regulation des Säure-Basen-Haushaltes so wichtige Säuren- und Basenfluten nachweisen (⇨ Abb. 30).

Nachdem die Verhältnisse im Urin recht genau die Verhältnisse der „Grundsubstanz nach Pischinger" wiederspiegeln, ist somit erstmals die Messung dieses so wichtigen Systems möglich geworden. Die Messung selbst ist zwar einfach durchführbar, erfordert aber doch gewisse Laborbedingungen, sodass bisher nur wenige Einsendelabors dies durchführen. Die Sander-Methode

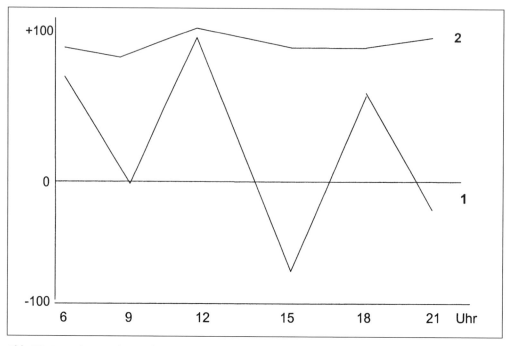

Abb. 30 Tageskurven des Aziditätsquotienten nach Sander (schematisiert)
1 normales Basen- und Säurefluten eines Gesunden
2 Säurestarre bei Diabetes mellitus

bleibt vorerst jedoch die einzige zur Beurteilung der tageszeitlichen Veränderung im Sinne von Säure- und Basenfluten des Bindegewebes.

Will man die so wichtigen intrazellulären Verhältnisse beurteilen, empfiehlt sich die einfache Messmethode nach Jörgensen. Hierbei wird durch Titration die Pufferkapazität im Vollblut und Plasma bestimmt. Aus der Differenz beider (Vollblut – Plasma) ergibt sich der intrazelluläre Puffer (IZP) als entscheidender Parameter zur Beurteilung der intrazellulären Basenreserve. Somit ist zumindest rechnerisch der Wert für die intrazelluläre Basenkonzentration zu ermitteln. Dies ist deshalb von enormer Bedeutung, weil die intrazellulären Verhältnisse entscheidend sind für die Wahl der therapeutischen Maßnahmen und die Prognose von Erkrankungen.

Neben dieser intrazellulären Basenreserve ist noch der **Kalium**gehalt der Zelle entscheidend für den Grad einer intrazellulären Übersäuerung. Bei Kaliummangel (und dieser kann in der Therapie nach F. X. Mayr leicht entstehen) werden Wasserstoffionen von extra- nach intrazellulär verschoben, um das Membranpotential der Zelle aufrecht zu erhalten. Damit wird jedoch – bei extrazellulär gemessener Alkalosetendenz (z. B. als pH-Anstieg) eine intrazelluläre Acidose entstehen. Diese ist für die Entstehung von Erkrankungen wesentlich bedeutsamer. Sie kann Symptome aggravieren, oder aber in der Therapie zu mitunter starken Kur-Reaktionen führen. Jedenfalls wird der intrazelluläre Säureanstieg auch von der Niere als Ausscheidungsorgan nicht registriert. Daher bleibt die intrazelluläre Acidose so lange bestehen, bis entsprechende Defizite ausgeglichen werden.

Noch ein Mineralstoff verdient besonders erwähnt zu werden, nämlich **Zink**. Zink ist eines der wichtigsten Mineralstoffe und entfaltet seine Wirkung auch im Bereich des Säure-Basen-Haushaltes. Zink ist ein zentrales Mineral der Carboanhydrase, jenes Enzyms, das für die chemische Umwandlung von Wasser, CO_2 und Kochsalz in HCl und $NaHCO_3$ verantwortlich ist. Hier ist mengenmäßig vor allem der Magen (Produktion von HCl und Natriumbicarbonat) und die Niere als Ausscheidungsorgan für Säuren zu nennen. Alle Mangelsituationen von Zink – egal wodurch ausgelöst – beeinträchtigen die enzymatische Aktivität der Carboanhydrase. Messungen von Zink im Vollblut (intrazelluläres Mineral) und gegebenenfalls Substitution können eine entscheidende Verbesserung des Krankheitverlaufes bewerkstelligen.

10.8.2 Diagnostische Kriterien nach F. X. Mayr bei Verdacht auf Übersäuerung

Der Begriff der Übersäuerung wurde von Mayr nicht in dem heutigen Verständnis der Regulation des Säure-Basen-Haushaltes verwendet. Zu Zeiten Mayrs waren die Labormethoden noch nicht so verbreitet wie heute, sodass sich die Diagnostik vornehmlich mit dem beschäftigte, was als „klinisches Zeichen" der Erkrankung in Erscheinung tritt, was also mit den Sinnen erfahrbar, tast- und fühlbar gemacht werden kann.

Mayr beschrieb die „Durchsäuerung" des **Darmes** als Ursache wie Folge der intestinalen Autointoxikation. Fließende Übergänge von akuter bis chronischer Säurebelastung werden zu unterschiedlich ausgeprägten Symptomen führen, die Zuordnung einzelner diagnostischer Kriterien wird nur im Zusammenhang mit der Gesamtsituation beurteilt werden können. Ohne Anspruch auf Vollständigkeit der Erwähnung finden wir jedoch häufig folgende Hinweise:

Nachdem Fehlverdauungsprozesse, wie Gärung und Fäulnis, oft auslösend sind, finden wir gerade im Verdauungsapparat selbst typische Befunde. Spastische Darmabschnitte, vor allem im Bereich der Sphinkteren – beginnend bei der Mündung der Ducti choledochus und pancreaticus (Papilla Vateri) wo der pH-Umschlag erfolgen soll, weiter die Flexura duodenojejunalis, die Ileozäkalklappe, die Kohlrausch-Falte bis zum Übergang des Colon descendens ins Sigma. Oft sind diese Areale auch besonders schmerzhaft und zeigen einen lokalen Lymphstau. Ist der Lymphabfluss des Dünndarms insgesamt betroffen, wird die Radix mesenterii als mehr oder weniger ausgeprägter Lymphstau periumbilikal tastbar.

Entsprechend der geänderten Verhältnisse im Darm selbst werden auch die Stuhlausscheidungen saurer und irritieren in der Folge die empfindlichen Schleimhäute. Gerade am Übergang von Darmschleimhaut zur Haut – also am After – können so deutliche Säurereaktionen auftreten (Entzündung, Rhagaden, Brennen, Rötung, Bläschengefühl usw.).

Die **Haut** als weiteres Ausscheidungsorgan kann lokal und als Ganzes betroffen sein. Unklare Ekzeme, Akne, Rötungen, Juckreiz u.v.m. deuten auf eine Säurebelastung hin. Hautareale, die über einen längeren Zeitraum Säuren eliminieren müssen, werden manchmal auch pigmentierter erscheinen (Leberfleck). Sehr häufig sind Hautreaktionen während der Entgiftung innerhalb der Therapie nach Mayr zu beobachten, nämlich immer dann, wenn die Ausscheidungen nur unzureichend über die anderen Organsysteme (Darm, Niere, Lunge) erfolgen. Über die Topografie der betroffenen Hautareale lassen sich auch Zuordnungen zu den inneren Organen finden.

Die **Zunge** ist als Visitenkarte des Verdauungsapparates zu werten. Die Mund- und Zungenschleimhaut sind der Spiegel der Schleimhäute des Verdauungsapparates. Für

Säurebelastung sprechen Risse in der Zungenschleimhaut, tiefe Sulci, fleckige Beläge, Aphten und dergleichen. Zahneindrücke weisen auf eine lymphatische Stauung auch der Radix mesenterii hin.

Entzündung ist eine saure Stoffwechselsituation. Daher werden alle Entzündungszeichen generell auch Zeichen einer Säurebelastung sein. Je akuter die Entzündung, desto offensichtlicher werden Calor, Rubor, Tumor, Dolor und Functio laesa in Erscheinung treten. Bei chronischen Belastungen können, aber müssen nicht, alle Symptome gleich intensiv auftreten. Immer wird aber eine Funktionsstörung das Beschwerdebild des Patienten mitbestimmen.

Die Säurebelastung in der Grundsubstanz verdient besondere Beachtung. Hier kommt es durch die Einlagerung saurer Stoffwechselprodukte sowohl zu einer strukturellen Änderung in der Art und Weise der Kollagenmoleküle als auch in der Menge derselben. Insgesamt zeigt die Grundsubstanz Neigung zu Fibrosierung, welche z.B. in der Zahnpulpa deutlich in Erscheinung tritt. Der Zahnarzt findet oft „zugewachsene" Wurzelkanäle, nachdem die Pulpa völlig fibrosiert und sklerosiert. Auch das Gewebswasser ändert seinen Zustand. Die Gelose der verspannten Muskulatur ist die entsprechende klinische Erscheinung.

Klinische Zeichen einer Säurebelastung

Zunge:	Säurerisse, Flecken-Landkarte (auch glz. Leber), Zahneindrücke
Haut:	Turgorverlust, Sudores, Akne, Tränenstraße
Nägel/Haare:	Wachstumsstörungen, Haarausfall
Schleimhaut:	-itis, Parodontose, Aphten,
Leber:	Schwellung, Kapselschmerz, pos. Succussion
Dünndarm:	-itis, Spasmen, Radixödem
Dickdarm:	-itis, Spasmen, Diverticulitis
Muskel/Sehnen:	Gelosen, Ansatzschmerz, Ablagerungen, Schmerz

10.9 Basentherapie

Fasten führt per se zur Fastenacidose. Durch die Umstellung des Stoffwechsels Richtung Ausscheidung von Schlacken und Giftstoffen wird die im Fasten logische Verwertung von Fettsäuren zur Energiegewinnung noch verstärkt. Viele Reaktionen der Entgiftung während des Fastens sind Reaktionen auf die Säureelimination. Häufig besteht gerade am Anfang einer Therapie nach Mayr ein Missverhältnis zwischen der Menge der anfallenden Toxine und der Kapazität der einzelnen Ausscheidungsorgane, diese Toxine betreffend. Diese Anfangsreaktionen sind also als akute Säurebelastung zu werten und erfordern unsere therapeutische Beachtung und Intervention. Solche Reaktionen treten auch im Laufe einer Mayr-Therapie immer wieder auf und sind gleichermaßen zu werten. Folgendes Vorgehen hat sich bewährt:

10.9.1 Bewegung

Bewegung fördert zwar durch das Abatmen von Kohlensäure die Säureelimination, sodass dies die rascheste Regulation des Säure-Basen-Haushaltes darstellt. Im normalen Therapieverlauf kommt dem auch besondere Bedeutung zu, sofern das wichtigste therapeutische Prinzip nach Mayr – die Schonung – auch in diesem Bereich berücksichtigt wird. Forcierte, übermäßige, nicht den individuellen und momentanen Möglichkeiten des Einzelnen entsprechende Bewegung wird – wenn auch gut gemeint – aber zur Verstärkung der sauren Stoffwechselsituation führen. Daher ist auf streng aerobe Belastung zu achten, gegebenenfalls auch die

2 mmol Lactatschwelle unter Belastung zu messen, um eine sinnvolle pulskontrollierte Bewegungstherapie durchführen zu können. Solange dies gewährleistet ist, wird ein positiver Effekt im Stoffwechsel erzielt, ja sogar forciert Fett mobilisiert, was vielfach wünschenswert ist.

In akuten Krisensituationen wird eine Bewegungstherapie allerdings kaum möglich sein, allenfalls ein leichter Spaziergang an frischer Luft.

10.9.2 Ausreichendes Trinken

Grundsätzlich ist es in der Mayr–Therapie wichtig und notwendig ausreichend zu trinken. Im Falle von Entgiftungsreaktionen ist der Flüssigkeitsbedarf nochmals erhöht, sodass in diesen Fällen besonders akribisch auf ausreichende Zufuhr zu achten ist. Sollte es, auf Grund der Heftigkeit der Reaktion (Übelkeit, Erbrechen, etc.) nicht möglich sein, die Menge an Flüssigkeit durch Trinken aufzunehmen, empfiehlt sich die Verabreichung als Infusion. Hier bietet sich die Kombination mit der Basenzufuhr als Baseninfusion an (⇨ Kap. 10.9.4.3, S. 84).

10.9.3 Basenbetonte Auswahl und Zusammenstellung der Speisen

In Kapitel 10.7 sind saure und basische Lebensmittel tabellarisch zusammengefasst. Entsprechend der Henderson-Hasselbalch-Gleichung wird verständlich, dass der Organismus ein Verhältnis von Basen zu Säuren von 20:1 benötigt, um einen konstanten pH-Wert im Gewebe zu gewährleisten. Nachdem dies ein von außen beeinflussbares und abhängiges Verhältnis ist, kommt der Zufuhr saurer und basischer Valenzen via Ernährung eine besondere regulative Bedeutung zu. Dabei ist das Regulationsverhalten mehr langfristigen als kurzfristigen Änderungen unterworfen. Es ist sicher weder nötig noch machbar, dass das Verhältnis von Basen zu Säuren in der Ernährung ebenfalls 20:1 beträgt. Eher realistisch und von vielen Forschern als sinnvoll angegeben ist ein Verhältnis von 2:1 anzustreben. Diese Angaben beziehen sich meist auf die tägliche Ernährungssituation und nicht auf die besonderen therapeutischen Verhältnisse während einer MAYR-Therapie. Trotzdem kann es auch für uns als Richtlinie Gültigkeit haben.

Es ist klar, dass nahezu alle in der klassischen Mayr-Therapie therapeutisch eingesetzten Lebensmittel, vor allem die Eiweißzulagen, zu den sauren Lebensmitteln zu zählen sind. Lediglich die Milch ist als basisch anzusehen. Die möglichen Alternativen – Kartoffel und Gemüse – sind zwar basisch, zeigen jedoch weniger Schulungscharakter beim Kauen. Einfacher wird es bei der Milden Ableitungsdiät, das Säure-Basen-Verhältnis zu berücksichtigen.

Nun ist klar, dass die intensive Form einer Mayr-Therapie die Fastenacidose eher verstärken als abmildern wird. Daher wird es hier absolute Notwendigkeit sein, mit basischen Mineralstoffen zu substituieren. Bereits bei den Zulagen sollte jeder über ein Repertoire von basischen Aufstrichen aus diversen Gemüsen verfügen und auch kaltgepresste Pflanzenöle gezielt einsetzen. Die Milde Ableitungsdiät ist dann der Übergang in den Alltag, wo das Säure-Basenverhältnis weitgehend berücksichtigt werden soll. Es ist relativ einfach zu erreichen, wenn Fleisch, Fisch und Käse als die konzentriertesten säurespendenden Lebensmittel maximal 1/3 der Mahlzeit ausmachen, die als „Beilagen" gewohnten Gemüse und wieder die kaltgepressten Pflanzenöle die wichtigen basischen 2/3. Auch soll dieses Verhältnis langfristig berücksichtigt werden, im Tagesablauf, im Wochen- und Jahresplan (⇨ Abb. 31). Kurzfristig einseitige, meist saure Lebensmittelauswahl wird zu keinem nachteiligen Effekt führen, wenn bei der nächsten Mahlzeit oder am nächsten Tag der notwendige basische Ausgleich erfolgt.

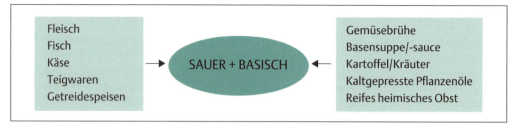

Abb. 31 Sinnvolle Lebensmittelkombinationen für den Säure-Basen-Ausgleich.

10.9.4 Orthomolekulare Therapie

Im Wissen um die enorme Bedeutung des Säure-Basengleichgewichtes in der Therapie nach Mayr kommt der Gabe von orthomolekularen Substanzen immer größere Bedeutung zu.

Mayr selbst kannte weder den Begriff „orthomolekular" noch war es Anfang dieses Jahrhunderts notwendig, diese Substanzen in größerem Umfang einzusetzen. Aber Mayr hatte in den von ihm in Karlsbad geleiteten Behandlungen „unbewusst" eine Basentherapie durchgeführt. Karlsbader Wasser, welches von seinen Patienten getrunken wurde, hat neben Bitter- und Glaubersalz einen ca. 50 %igen-Natriumbicarbonatanteil der Mineralien. So erhielten die Patienten bereits damals eine Basenzufuhr.

Heute würde eine derartig niedrige Konzentration an Natriumbicarbonat nicht mehr ausreichen, vor allem nicht bei den zum Teil heftigen Reaktionen. Ein sinnvoller Einsatz von Mineralstoffen, Spurenelementen und Vitaminen zur Unterstützung ist zwar in vielen Fällen notwendig, muss aber individuell abgestimmt werden.

Auch braucht man während der Therapie nach Mayr keine Sorge bezüglich einer Überdosierung von Natriumbicarbonat zu haben, da dies allenfalls bei Überschreiten der Nierenschwelle problemlos ausgeschieden wird.

Die Zufuhr von Basen kann durch unterschiedliche Mischungen bzw. auf orale und parenterale Weise erfolgen. Letzteres wird hauptsächlich in besonderen Entgiftungssituationen durchgeführt.

10.9.4.1 Natriumbicarbonat

Natriumbicarbonat kann in oraler Form als gereinigtes Pulver (Bullrichsalz) oder in Tablettenform verabreicht werden. „Speisesoda" war früher in nahezu jedem Haushalt zur Verfügung, um nach einer üppigen Mahlzeit und/oder Sodbrennen Erleichterung zu verschaffen.

Dosierung: 1 Teelöffel auf ¼ l Wasser (lauwarm)

10.9.4.2 Basenpulver

Neben reinem Natriumbicarbonat stehen eine Vielzahl von Basenpulvermischungen zur Verfügung. Die erste Rezeptur stammt noch von Sander selbst, weitere wurden im Laufe der Zeit entwickelt.

Für alle Basenpulver gilt in der **Verabreichung** das Gleiche:

Ca. 1 gestrichener Teelöffel auf ¼ l lauwarmes Wasser, sodass es gut getrunken werden kann. Die beste Einnahme ist zwischen den Mahlzeiten, um nicht die für die Mahlzeit benötigten, konzentrierten Verdauungssäfte zu verdünnen bzw. zu neutralisieren. Ideal ist daher eine drei- bis viermalige Einnahme über den Tag verteilt, wobei die abendliche, vor dem Schlafengehen eingenommene Dosis, v.a. die Entgiftungsarbeit

Rezepturen verschiedener Basenpulver

Rp. Basenpulver nach	Sander	Rauch	Stossier
$KHCO_3$	10,00	10,00	
Na_2HPO_4	10,00	10,00	10,00
$NaHCO_3$	80,00	85,00	80,00
$CaCO_3$	100,00	70,00	100,00
Kaliumcitricum		15,00	10,00
Magnesiumcitricum		10,00	
M. d. s. Basenpulver			

der Leber während der Nachtstunden unterstützt.

Bei krisenhaften Reaktionen in der Therapie nach Mayr wird das Basenpulver noch öfter eingenommen, um ad hoc die Säurebelastung zu reduzieren. Hier empfiehlt es sich, individuell je nach Beschwerdebild vorzugehen. Vor allem bei der Übersäuerung des Magens mit Sodbrennen, saurem Aufstoßen, Gastritis, Ulcus u. dg. ist die regelmäßige Einnahme des Basenpulvers solange zu empfehlen, bis Beschwerdefreiheit eintritt. Manchmal berichten Patienten, dass nach kurzfristiger Besserung die Säurebeschwerden wieder spürbar zugenommen hätten. Auch hier empfiehlt sich das geduldige Fortsetzen der Therapie. Entsprechend den erschöpften Regulationsmöglichkeiten, kommt es nur langsam wieder zur endogenen Natriumbicarbonat- und Salzsäureproduktion (⇨ „Regulation des Säure-Basen-Haushalts", Kap. 10.5). So lassen sich sowohl die Hyperazidität als auch die Hypoazidität durch Basengabe günstig beeinflussen. Letzte wird noch die Gabe von weiteren Mineralstoffen sowie Bitterstoffen erforderlich machen.

Man beachte, dass das oral eingenommene Basenpulver seine Wirkung nicht erst nach seiner Resorption entfaltet. Vielmehr wird das Natriumbicarbonat im Magen die Salzsäure neutralisieren, wodurch wieder Wasser, Kochsalz und Kohlensäure entstehen.

Letztere kann sich manchmal als unangenehmes Luftaufstoßen bemerkbar machen. Gleichzeitig wird aber im Stoffwechsel jene äquimolare Menge an Natriumbicarbonat frei verfügbar, welche zuvor gemeinsam mit der Salzsäure gebildet wurde.

Obige Basenpulvermischungen zeigen bei im Wesentlichen gleicher Pufferkapazität geringfügige Unterschiede in ihrer Wirksamkeit und können so auch differenziert eingesetzt werden.

Calciumcarbonat als Bestandteil des Basenpulvers dient nicht der Calciumzufuhr. Dieses wird als Carbonat schlecht resorbiert, hat aber die Möglichkeit zwei Säurereste zu puffern. Die Wirkung ist daher eher auf den Dünndarm bezogen, was in diesem Zusammenhang erwünscht ist.

Kalium und Magnesium sind als Citrat in der Mischung nach Rauch beigefügt. Dies bewährt sich besonders bei entsprechenden Mangelsituationen, wobei auch hier die lokale Wirkung im Vordergrund steht. Spasmen des Darmes, die spastische Obstipation, aber auch leichtere Formen von Krämpfen in der Skelettmuskulatur sprechen gut auf diese Basenmischung an.

Kalium ist für die Entwicklung einer intrazellulären Acidose von Bedeutung. Beim Kaliummangel wird ein H^+ (Säurerest) in die Zelle verschoben, um das Membranpotential aufrecht zu erhalten (⇨ Kap. 10.6). Die somit entstehende, gefährliche intrazelluläre Acidose kann nur durch Ausgleich bzw. Substitution rückgängig gemacht werden. Erst nach ausreichender Gabe von Kalium gelangen die Säurereste wieder nach extrazellulär und können neutralisiert und eliminiert werden. Dem wurde in der Mischung nach Stossier Rechnung getragen, auch insofern, als $KHCO_3$ (Pottasche) schlecht resorbiert wird und leicht nierenbelastend sein kann. Auch ist durch die Verwendung der Citrate der Geschmack leicht verändert, was für viele die Einnahme erleichtert.

▶ **Tipps zur Einnahme von Basenpulver**

Am besten gibt man einen gestrichenen Teelöffel Basenpulver in ¼ l lauwarmes Wasser, sodass eine nahezu isotone Lösung entsteht. Manchen Patienten fällt es leichter, das Basenpulver konzentriert in wenig Wasser aufgelöst zu nehmen. Dann muss ¼ l Wasser nachgetrunken werden. Auch ist es möglich, die Menge pro Einnahme geringer zu gestalten, dafür aber öfter davon zu trinken.

Wenig Sinn macht es, Geschmackskorrigentien beizufügen, da diese meist die Pufferkapazität verringern.

Alternativ möglich wäre die Gabe als Tabletten (Bullrichs Magentabletten, Bullrichs Vital etc.) oder in Kapselform. Die Tablette ist zwar für manche einfacher in der Einnahme, aber nicht für jedermann geeignet. Um eine Tablette herstellen zu können, benötigt man gewisse Hilfs- und Zusatzstoffe. Bei sensiblen Patienten mit Neigung zu Unverträglichkeiten oder Allergien besteht die Gefahr einer Reaktion auf die Füll- und Zusatzstoffe. Hier ist dann die Verkapselung meist günstiger, der Preis liegt jedoch weit höher.

10.9.4.3 Baseninfusion

Sollte die orale Basenzufuhr nicht ausreichend sein, ist auch die Gabe als Natriumbicarbonatinfusion möglich. Die Industrie bietet eine Reihe von infundierbaren Fertiglösungen an. Dabei ist zu beachten, dass konzentriertes Natriumbicarbonat eine hypertone Lösung ist und als solche zu lokalen Reizungen an der Injektionsstelle bzw. der betreffenden Vene führen kann. Daher empfiehlt es sich, die industriell angebotenen Infusionslösungen von 8,4 %igem-Natriumbicarbonat mit Kochsalz zu verdünnen, sodass maximal 4,2 %iges-Natriumbicarbonat infundiert wird. Sofern dies bereits als fertige Lösung angeboten wird, erübrigt sich das Verdünnen. Trotzdem sollte eine großlumige Vene gesucht und langsam infundiert werden.

▶ **Indikationen zur Infusionstherapie**

– Starke klinische Beschwerden wie Schmerzen, Gicht, rheumatische Beschwerden, akute Entzündungen, spastischer Darm, heftige Therapiereaktionen, Migräne, Angina pectoris, Hyperviskosität, Prä-Apoplex, u.a.m.

– Latente Acidose mit hohem, mittleren Aziditätsquotienten, IZP unter 20mmol/l

Sofern die Beschwerden nicht schon sehr lange bestehen, werden nur wenige Infusionen notwendig sein, um zu einer klinischen Verbesserung zu führen bzw. um einen messbaren Anstieg des IZP zu erreichen.

10.9.4.4 Mineralstoffe, Spurenelemente, Vitamine

Neben der Basenzufuhr in Form von Natriumbicarbonat spielen noch eine Reihe von weiteren Mineralstoffen eine wichtige Rolle.

Kalium wurde bereits erwähnt und sollte ebenso wie **Magnesium** ausreichend vorhanden sein. Die gemeinsame Gabe empfiehlt sich bei allen muskulären Krampfzuständen, welche auf Bewegung besser werden (typisch für Magnesium). Magnesium hat auch Einfluss auf die spastische Obstipation sowie viele klinische Beschwerdebilder, bis zu Hypertonus und Herzbeschwerden.

Zink verdient unsere besondere Beachtung. Es ist das entscheidende Mineral bei ca. 300 enzymatischen Vorgängen. So hat Zink auch Bedeutung im Säuren-Basen-Haushalt. Die Carboanhydrase, jenes Enzym, welches die Umwandlung von Kochsalz, Kohlensäure und Wasser in Salzsäure und Natriumbicarbonat katalysiert, ist zinkabhängig. Die Aktivität dieses Enzyms bestimmt die Kapazität der endogenen Basenproduktion. Fehlt Zink, wird zuwenig Synthese möglich sein, sodass sich eine latente Acidose entwickelt. Umgekehrt kann in der Therapie nach Mayr die alleinige Gabe von Natriumbicarbonat die Enzymaktivität nicht beeinflussen. Der doppelte Tagesbedarf von ca. 15 mg ergibt eine sinnvolle therapeutische Dosierung, idealerweise abends verabreicht.

Im Übrigen sei hier auf das Kapitel der Substitution bzw. die umfangreiche orthomolekulare Literatur verwiesen. Ohne intensive Beschäftigung mit diesem Thema ist eine moderne Mayr-Therapie nicht mehr denkbar. Es ist selbstverständlich, dass die Gabe dieser orthomolekularen Substanzen individuell erfolgt, sowohl was Art, Dauer und Dosierung anbelangt. Kontrollen via Vollblutanalyse, AK-Testung oder anderer geeigneter Verfahren erfolgen regelmäßig.

10.9.4.5 Fettsäuren

Ungesättigte Fettsäuren haben ebenfalls großen Einfluss im Säure-Basen-Haushalt. Diese können in Form von kaltgepressten Pflanzenölen diätetisch verabreicht werden (zwei Esslöffel pro Tag) oder in Form von orthomolekularen Präparaten.

10.9.5 Zusatzmaßnahmen

Um die Ausscheidung von Säuren aus dem Körper zu erleichtern, gibt es eine Reihe von naturheilkundlichen Maßnahmen. Allen gemeinsam ist die Unterstützung der Ausscheidungsorgane auf einfache Weise, um Giftstoffe rasch und effektiv aus dem Körper zu entfernen.

10.9.5.1 Baseneinlauf

▶ **Durchführung:**

ca. 1 bis 2 El Basenpulver oder Natriumbicarbonat je Liter Einlaufwasser geben

▶ **Indikationen:**

Spastisches Colon, Diverticulose bzw. -itis, Hämorrhoiden, heftige Entgiftungsreaktionen während der Therapie nach Dr. Mayr

10.9.5.2 Colonhydrotherapie

Im Einzelfall, bei entsprechender Indikationsstellung, ist dies eine wertvolle Maßnahme, die die Wirkung des Einlaufes noch übertrifft. Sie kann bei Notwendigkeit mit einer Baseninfusion oder Magnesiumgabe kombiniert werden, um besonders spastische Darmabschnitte behandeln zu können.

Nicht zu oft durchführen!

10.9.5.3 Basensalbe

Rp. Natriumhydrogencarbonat		3,0
Aqua dest.		22,0
Eucerin. Anhyr.	ad	50,0
m.f.ung.		

▶ **Indikationen:**

entzündliche Dermatitiden, Akne, Ekzeme, Hautirritationen durch Schweiß, Sonnenbrand, Pruritus, Verbrennungen (evtl. in Kombination mit Rescue-Bachblüten-Salbe), Gelenkschmerzen, Neuritis

10.9.5.4 Basenzahnpulver

▶ **Indikationen:**

allgemeine Zahnpflege, Parodontose bzw. Parodontitis, Aphten

10.9.5.5 Baseninhalationen

Mit Emser Sole (Na-Cl-HCO_3-Sole).

Wichtig: 1:10 verdünnen, da unverdünnt pH-Wert 9!

▶ **Indikationen:**

akute und chronische Infekte von Rachen, Kehlkopf, Bronchien, Nase, Nasennebenhöhlen, Asthma

10.9.5.6 Basenbad

Hier wird die Haut als wichtiges Ausscheidungsorgan bei der Säureelimination unterstützt, wobei die regelmäßige Anwendung die Entgiftungsfunktion der Haut schult und somit verbessert.

▶ **Durchführung:**

Im Badewasser für ein Vollbad werden basische Mineralstoffe aufgelöst. Diese ermöglichen der Haut die Abgabe saurer Substanzen, welche in der Folge im Badewasser neutralisiert werden. Hierzu eignen sich Natriumbicarbonat, Calciumcarbonat oder Mischungen wie Bullrichs Badesalz. Noch einfacher geht es mit der guten alten Schichtseife, welche ebenfalls basisch wirkt. Dabei wird der ganze Körper mehrmals mit viel Seife gewaschen und eventuell auch mit einer Bürste sanft bearbeitet. Die Wassertemperatur soll angenehm um 37° Celsius betragen. Kühlt das Wasser während des Badens ab, wird entsprechend warmes Wasser nachgefüllt. Die Badedauer beträgt 30 bis 40 Minuten, anschließend empfiehlt sich eine Ruhepause von ca. 1 Stunde. Dieses Bad lässt sich daher gut abends, vor dem Zubettgehen, durchführen.

Der Schmutzrand, der sich nach dem Bad an der Badewanne zeigt, ist nicht Ausdruck mangelnder Hygiene, sondern Ergebnis der aus dem Körper eliminierten Giftstoffe. Daher wird das Bad auch als „Auslaugebad" bezeichnet, was jedoch irreführend ist. Hier bedeutet „auslaugen" den Vorgang des Herauslösens von Giftstoffen aus der Haut und nicht im Sinne von Basenentzug.

▶ **Indikationen:**

mangelnde Ausscheidungsfunktionen der Haut, (pseudo)rheumatische Beschwerden, beginnende Infektionskrankheiten u.a.m.

Das Basenbad kann mehrmals wöchentlich, in besonderen Fällen auch täglich durchgeführt werden. Vorsicht ist lediglich bei kreislauflabilen Patienten geboten. Hier empfiehlt es sich, mit der Temperatur etwas niedriger zu bleiben und/oder vor dem Aufstehen aus der Badewanne Stirn, Nacken und Ellenbeugen mit kaltem Wasser zu befeuchten. Langsames Aufsetzen und Aufstehen unter Aufsicht ist selbstverständlich.

Teil 2

Die F. X. Mayr-Therapie in der modernen Praxis

11 F. X. Mayr und Allergie

11.1 Einleitung

Wir beobachten in den letzten Jahren eine steigende Zahl allergischer Reaktionen bei unterschiedlichen Patienten und Erkrankungen. Hier stellt sich die Frage nach Gemeinsamkeiten – sofern es sie gibt – und natürlich nach Ursache und Behandlungsmöglichkeiten.

Wenn auch von der bisherigen Lehrmeinung her allergische Reaktionen klar umschriebene, biochemische Abläufe darstellen und nach Typ I-IV eingeteilt werden können, so findet man viele ähnliche Erscheinungsbilder am Patienten, ohne dass obiges Schema zutreffen wird. Viele pseudoallergische Reaktionen oder sog. Unverträglichkeiten zeigen ähnliche Bilder und Beschwerden.

Für den Betroffenen ist es anfänglich einerlei, welcher Gruppe er angehört, ob echte Allergie, Pseudoallergie oder Unverträglichkeit – die Beschwerden und Symptome sind ähnlich. In der Prognose gibt es Unterschiede, doch dazu später.

11.2 Histaminintoleranz

Auch die etablierte Medizin muss sich mit dem neuen Krankheitsbild der Histaminintoleranz anfreunden. Jarisch von der Universität Wien hat den Begriff universitär gesellschaftsfähig gemacht. Histamin ist als Substanz bei allergischen Reaktionen lange bekannt. Es wurde Anfang des letzten Jahrhunderts im Mutterkorn entdeckt. Man glaubte lange, dass es Bestandteil des Mutterkorns sei, ehe man erkannte, dass Histamin das Produkt eines bakteriellen Umwandlungsprozesses ist. Histamin ist also nicht im Mutterkorn enthalten, sondern entsteht erst bei bakterieller Kontamination desselben. Dies ist insofern wichtig, weil es

Tabelle 9 Übersicht über Histamingehalt in Lebensmitteln.

Histaminarm	Histaminreich
frischer Fisch und frisches Fleisch tiefgefrorener Fisch und Fleisch Dorsch, Seelachs, Scholle, Kabeljau	Geräuchertes, Gepökeltes, Getrocknetes, Verdorbenes, schlecht Gelagertes, Mariniertes Hering, Sardellen, Thunfisch, Makrelen Selchfleisch, Salami, Osso Collo
frisches Gemüse und Obst Grüner Salat, Kirschen, Zitronen, Kohl, Bohnen	Sauerkraut, Tomaten, Spinat, Banane, Orange, Kiwi, Erdbeere, Apfel, Kürbis, Karotte
frische Milch und -Produkte, Butter, Kefir Topfen, Cottage Cheese, Joghurt	lange gereifter Käse wie Gouda, Camembert, Emmentaler, schimmelgereifter Käse
Schnaps, Weißwein, Saure Weine, Gemüsesäfte, Bohnen-, Malzkaffee	Alte Rotweine, Likör, Sekt, Champagner, Brennesseltee, schwarzer Tee Schokolade, Nougat, Kakao, Rotweinessig Knabbergebäck

unmittelbar auf Lebensmittel und auf den Verdauungsapparat übertragbar ist. Histamin entsteht also auch im Verdauungsapparat, sofern Bakterien Eiweiß zersetzen.

Auch bei der Reifung von Lebensmitteln entsteht Histamin. So enthalten z.B. lange gereifte Käse viel Histamin, ebenso wie alter Rotwein (⇨Tabelle 9). Im Körper selbst entsteht Histamin aus L-Histidin – einer (semi-) essenziellen Aminosäure durch Decarboxylierung (⇨Abb. 32).

Histamin entfaltet als Gewebshormon und Mediator seine konzentrationsabhängigen Wirkungen – Entzündungsmediator, Gefäßerweiterung, Uteruskontraktion, Bronchialkonstriktion usw.

Vieles ist physiologisch sinnvoll und notwendig, kann aber bei hoher Histaminkonzentration unangenehm und gefährlich werden (Herzwirkung, Bronchialwirkung, etc.), sodass der Körper Schutzmechanismen entwickelt hat. Daher gibt es im Organismus rasche und effektive Abbauwege über Enzyme. Die Diaminoxidase (DAO) ist ein Enzym, das vorwiegend im Dünndarm, aber auch in Leber, Niere und Leukozyten zu finden ist. Der Sinn dieser Organverteilung scheint zu sein, dass Histamin, welches im Darm entweder durch histaminhaltige Lebensmittel zugeführt oder durch bakterielle Zersetzung entstanden ist, rasch unschädlich gemacht werden kann. So finden sich z.B. in der Tierwelt bei Aas- und Fleischfressern hohe Aktivitäten der histaminabbauenden Enzyme im Verdauungsapparat, sodass die Toxine aus dem verdorbenen Fleisch unschädlich gemacht werden.

Beim Menschen finden sich auch in der Schwangerschaft eine erhöhte Konzentration von Diaminoxidasen, was sich klinisch für Allergikerinnen in einer Abnahme der Symptomatik bemerkbar macht. Neben der DAO gibt es noch weitere Methyltransferasen, welche z.B. in der Leber jenes Histamin abbauen, welches über den Darm resorbiert wurde.

Entscheidend für das Auftreten des Krankheitsbildes ist wieder das Gleichgewicht zwischen Aufnahme von Histamin und den Abbaumöglichkeiten des Organismus. Von einer Histaminintoleranz spricht man, wenn dieses Gleichgewicht zugunsten des Histamins verschoben ist.

Hierzu gibt es folgende Möglichkeiten:

- angeborener Mangel der abbauenden Enzyme (DAO) – extrem selten,
- Missverhältnis zwischen Histamin und Diaminoxidase.

Nachdem der angeborene Mangel extrem selten ist (sofern er überhaupt vorkommt), so kommt dem Missverhältnis zwischen Histaminkonzentration und -abbau besondere Bedeutung zu. Dies wird durch verschiedene erworbene Faktoren begünstigt:

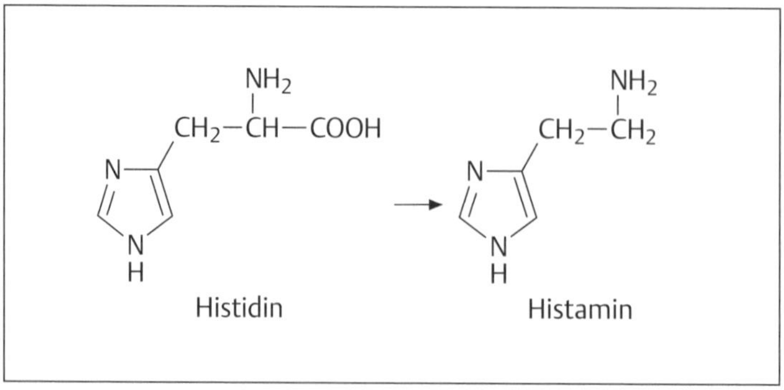

Abb. 32 Chemische Formel von Histamin.

- Histamin wird durch die Diaminoxidase zu Imidazolessigsäure und Imidazolacetaldehyd abgebaut. Diese Abbauprodukte hemmen per se die Diaminoxidase.
- Die Diaminoxidase selbst wird durch Alkohol und Acetaldehyd gehemmt. Gerade dieser Umstand macht klar, dass die Gärungsdyspepsie mit Alkoholproduktion zu hohen Histaminspiegeln führt und so Wegbereiter von Lebensmittelunverträglichkeiten ist.
- Infekte der Darmschleimhaut können zu passagerem DAO-Mangel führen. Auch hier ist die Ursache von spezifischen aber auch unspezifischen Entzündungen zu nennen. Hier bestätigt wiederum die klinische Erfahrung, dass der chronisch entzündliche Darm eine Reihe von Lebensmittelunverträglichkeiten mit sich bringt, welche mit Verbesserung der Darmsituation nicht mehr vorhanden sind.
- Eine Reihe von Medikamenten hemmt ebenfalls die DAO. Die folgende Liste zeigt häufig verordnete Medikamente, bei denen es zu einer Hemmung und damit Zunahme der Intoleranz als Symptomatik kommen kann (⇨ Tabelle 10).
- Histamin ist ein biogenes Amin. Andere biogene Amine sind Tyramin, Putrescin, Cadaverin, Spermidin, Spermin usw. Alle diese biogenen Amine werden durch dasselbe Enzym (DAO) abgebaut. Bei hohen Konzentrationen dieser biogenen Amine konkurrieren diese um das Enzym DAO. Das führt dazu, dass es über einen längeren Zeitraum hohe Histaminkonzentrationen im Verdauungsapparat geben kann. Neben Lebensmitteln mit hohem Gehalt von biogenen Aminen, wie z. B. Tyramin im Käse, ist vor allem wieder die Eiweißfäulnis im Darm die Hauptquelle dieser biogenen Amine. Aufgrund des Summationseffektes ist also die Diaminoxidase verbraucht, ehe das Histamin vollständig abgebaut werden konnte.
- Die Diaminoxidase ist ein Enzym, für dessen optimale Wirkung der Mineralstoff Kupfer besonders wichtig ist.

Kupfermangel, wie beispielsweise bei akuten und chronischen Entzündungen, längeren Zinksubstitutionen, Schwermetallbelastungen, hormonellen Störungen, Bluthochdruck usw., können die Wirkung der Diaminoxidase reduzieren.

11.2.1 Zusammenhang von Histamin und orthomolekularen Stoffen

11.2.1.1 Vitamin B6

Vitamin B6 hat Co-Enzym-Charakter für die DAO. Vitamin B6 hat darüber hinaus eine Reihe von Funktionen im Körper, die vor allem von der aktivierten Form – Pyridoxal-5-phosphat – wahrgenommen werden. P5P wirkt als Co-Enzym bei ca. 200 Enzymsystemen, ist wichtig für den Stoffwechsel von Neurotransmittern, Aminosäuren (Transaminierung, Decarboxylierung, Kettenverlängerung sowie -verkürzung), Glucose (muskuläre Funktionsleistung), Hormone und deren Wirkungen, Blutgerinnung, Allergie (B6 reduziert die Degranulation von Mastzellen) usw. Auffällig auch, dass Personen mit allergischen Symptomen wie Urtica-

Tabelle 10 Antiinflammatiorische/analgetische Medikamente mit Steigerung der Histaminfreisetzung nach Jarisch.

- Meclofenaminsäure
- Mefenaminsäure
- Diclofenac
- Indometacin
- Flurbiprofen
- Naproxen
- Ketoprofen
- Acetylsalicylsäure

ria und Neurodermitis niedrige Vitamin-B6-Spiegel aufweisen, wobei durch Substitution von Vitamin B6 sowohl Laborbefund als auch die subjektive Symptomatik gebessert werden konnte.

Nachdem Vitamin B6 auch für den Proteinstoffwechsel wichtig ist, ist nicht nur eine Aufnahme via Lebensmittel von Bedeutung (⇨ Tabelle 11), sondern der Gehalt an Vitamin B6 bezogen auf die Proteinkonzentration des Lebensmittels.

Der Bedarf an Vitamin B6 ist altersabhängig (0,3 mg/Tag für Säuglinge bis 3,6 mg/Tag für Schwangere). Für einen Erwachsenen werden jedoch ca. 2 mg/Tag empfohlen.

> **B6-Konzentration bezogen auf Protein-Gehalt** (nach Jarisch)
> - **positive B6-Bilanz**
>   Kartoffel, Maroni, Weizen, Reis, Gemüse, Trockenfrüchte, Lachs, Hering
> - **ausgeglichene B6-Bilanz**
>   Obst, Eidotter, Rind, Kalb, Truthahn, Mischbrot, Heilbutt
> - **negative B6-Bilanz (B6-Zehrer)**
>   Erdnuss, Käse, Eiklar, Lamm, Schokolade, Auszugsmehl, Karpfen, Muscheln, Schrimps, Gelatine

Tabelle 11 Vitamin B6-Konzentration verschiedener Lebensmittel (mg/100 g Lebensmittel) nach Friedrich, 1987.

Lebensmittel	Gehalt Vitamin B6
Erbsen	6,71
Nährhefe	1,1
Lachs	0,97
Karotte	0,7
Weizen	0,57
Hülsenfrüchte	0,4–0,57
Rindfleisch	0,46–0,5
Schweinefleisch	0,34–0,43
Schaffleisch	0,33
Huhn gebraten	0,26
Erdnuss	0,3
Reis	0,24
Kartoffel	0,14–0,23
Spinat	0,22
Bananen	0,26
Ei	0,19
Käse	0,04–0,08

Aus obiger Übersicht ist erkennbar, dass Lebensmittel mit negativer B6-Bilanz ungünstig bei allergischen Erkrankungen sind. Solche Lebensmittel reduzieren weiter den B6-Gehalt des Organismus, nachdem sie B6 als Co-Enzym im Zuge des Eiweißabbaues benötigen. Bei Atrophie und Histaminintoleranz sind sie also zu meiden.

Im Bereich der orthomolekularen Medizin werden wesentlich höhere therapeutische Dosen verabreicht. Allerdings hat sich hier die Gabe der aktiven Form als Pyridoxal-5-phosphat bewährt. Die Dosis beträgt ca. 50 mg P5P/Tag.

11.2.1.2 Vitamin C

Vitamin C ist für den Menschen essenziell, d.h. wir sind nicht in der Lage, Vitamin C selbst zu synthetisieren. Die vielfältige Wirkung von Vitamin C, vor allem im Bereich der Abwehr sind bekannt und werden auch therapeutisch genutzt. Weniger bekannt ist die Tatsache, dass zwischen Vitamin C und Histamin eine inverse Beziehung besteht.[7] Hohe Vitamin-C-Spiegel senken Histamin, niedrige haben ein hohes Histamin zur Folge. Die

---

[7] Johnston, Carol S.: The Antihistamine Action of Absorbic Acid. Subcellular Biochemistry. Volume 25, Plenum Press, New York 1996.

genauen Zusammenhänge sind noch nicht restlos geklärt, man nimmt an, dass Vitamin C an dem oxidativen Abbau und der Ausscheidung von Histamin beteiligt ist. Interessant auch die Zusammenhänge zwischen Dosis und Wirkung, nachdem gerade der Bedarf und die therapeutische Gabe von Vitamin C sehr kontrovers diskutiert werden. Es konnte nachgewiesen werden, dass die Gabe von 2 g Vitamin C bei allergischer Rhinitis die Erholung der histaminbedingten Bronchialobstruktion beschleunigt.[8] Es konnte gezeigt werden, dass ein Vitamin-C-Spiegel von unter 1 mg/100 ml mit stetig steigendem Histaminspiegel einhergeht, unter 0,7 mg/100 ml sogar hoch signifikant. Man muss bedenken, dass die bei uns angegebenen Laborwerte zwischen 0,4 und 1,5 mg/100 ml liegen (Labor Bayer Stuttgart). Diese Reaktionen treten also bereits bei „normalem" Vitamin-C-Spiegel auf. Positiv ist jedoch, dass bereits die orale Gabe von 1 g Vitamin C über 3 Tage den Histaminspiegel absinken lässt.[9]

Bei der therapeutischen Gabe von Vitamin C ist jedoch zu beachten, dass Vitamin C als Ascorbinsäure eine Säure darstellt und daher die Gabe als gepuffertes Vitamin C empfehlenswert, gerade im Bezug auf einen ausgeglichenen Säure-Basen-Haushalt, ist. Weiter ist die Wirkung des Vitamin C als Antioxidans zu berücksichtigen und dass die Regeneration des oxidierten Vitamin C über Vitamin E erfolgt. Gegebenenfalls ist also das gesamte „antioxidative Orchester" zu überprüfen und zu ergänzen (⇨ orthomolekulare Literatur).

11.2.1.3 Calcium – Magnesium

Die beiden wichtigen Mineralstoffe Calcium und Magnesium stehen zueinander in enger Beziehung. Sie wirken großteils antagonistisch, was ihre Wirkung in der Zelle bzw. im Stoffwechsel anbelangt. Bei der Resorption aus dem Verdauungsapparat unterstützen sie sich jedoch gegenseitig.

Calcium besitzt eine antihistamine Wirkung, indem es membranstabilisierend wirkt. Somit kommt es zu einer verminderten Freisetzung von Histamin aus intrazellulären Vesikeln. Bei akuten Geschehen kann die i. V.-Gabe von Calcium die Symptomatik rasch abklingen lassen. Immer sollten jedoch auch die entsprechenden Laboruntersuchungen (nur Vollblut ist sinnvoll!) beider Mineralstoffe erfolgen, um einen Anhaltspunkt für die weitere Vorgangsweise zu haben. Konstellationen, wo ein Mineral (Calcium oder Magnesium) deutlich erniedrigt ist, bei gleichzeitig hohem Wert des anderen, spricht für einen erhöhten Bedarf des erniedrigten. Bei Ausgleich desselben kommt nicht selten erst das Defizit des Antagonisten zum Vorschein. Auch sollte bei längerer Calciumtherapie zwischendurch therapeutisch auch Magnesium gegeben werden und umgekehrt.

> Es ist auch klar, dass gerade Personen mit histaminergnen Reaktionen die orthomolekularen Präparate als Reinstoffpräparate benötigen. Füllstoffe, Tablettierhilfen, etc. können hier die positiven therapeutischen Ansätze zunichte machten, indem sie eine histaminäre Reaktion provozieren. Die Testung mittels Applied Kinesiology hat sich hier bestens bewährt (⇨ Kap. 7).

---

[8] Bucca, C./Rolla, G./Oliva, A./Farina, J.C.: Effect of vitamin C on histamine bronchial responsiveness of patients with allergic rhinitis. Ann Allerg 1990; 65: 311–314.
[9] Alan, C./Clemetson, B.: Histamine and ascorbic acid in human blood. J. Nutr 1980; 110: 662–668.

11.3 Der Einfluss einer Dysbiose – Parasitose auf Histaminintoleranz

Die Candida ist der rote Teppich für Lebensmittelunverträglichkeiten. Diese klinische Erfahrung muss immer wieder bestätigt werden. Bei einer eigenen retrospektiven Betrachtung der Untersuchungsergebnisse im AK-Test konnte nur bei 2 von 76 Fällen von Pilzbelastungen keine Lebensmittelunverträglichkeit festgestellt werden. Dies bedeutet, dass mit sehr hoher Wahrscheinlichkeit bei Pilzbefall vor allem Hefe, Kuhmilch (-produkte) und/oder Weizen nicht gut vertragen werden. Dass dies keine echten Allergien sind, bestätigt auch die Beobachtung, dass nach entsprechender Behandlung der Dysbiose bzw. Parasitose mit Karenz der unverträglichen Lebensmittel diese wieder gut vertragen werden. Ein Rückfall zur Dysbiose bedeutet meist aber auch Wiederkehr der Lebensmittelunverträglichkeit.

Pilze und Parasiten entwickeln eine Reihe von Überlebensstrategien. Hierzu bilden sie ein Mikromilieu, in dem sie sich wohlfühlen, das ihren Lebensgewohnheiten entspricht, sich jedoch gegen den Menschen als Wirt richtet. Allein von Candida sind mehr als 60 verschiedene Toxine bekannt. Diese Toxine sind zum Teil Alkohole, welche Membrane schädigen können. Alkohol hemmt aber auch die Diaminoxidase.

Von Ascariden wird zum Beispiel ein sog. „Ascarylalkohol" gebildet, welcher neben abdominellen Reizungen und Erkrankungen auch eine Reihe von generalisierenden Störungen hervorrufen kann: Hämolyse, Leukozytose, Halluzinationen, Meningismus, Epilepsie usw. Experimentell sind mit diesem Alkohol allergische Reaktionen bis zum anaphylaktischen Schock aufgetreten!

Candida bildet ebenfalls über Gärungsprozesse Alkohole, welche die Diaminoxidase hemmen. Darüber hinaus führen Candida und Parasiten zu einer Kombination aus allergischer und toxischer Belastung, indem hier Eiweiß als artfremd erkannt wird und ihre Stoffwechselprodukte als Fäulnisprodukte, u.a. auch als biogene Amine, also auch Histamin, bilden.

Oft ist auch die Frage: „Was war zuerst?", nicht leicht zu beantworten. Nachdem eine Candidose immer „Folge von – und nicht Ursache" ist, gilt es diese übergeordneten Ursachen herauszufinden. Tatsächlich ist bei den rezidivierenden Candidosen oft eine Parasitose vorhanden. Parasiten haben unter anderem auch die Möglichkeit Bakterien, Viren, Pilze oder andere Krankheitserreger zu speichern. Durch die Parasitentherapie wird dann die Symptomatik des gespeicherten Krankheitserregers akut. Auch allgemeine Störungen des Immunsystems spielen hier eine Rolle, wobei der Verdauungsapparat wieder im Vordergrund steht (darmassoziiertes Immunsystem!).

Die Verbindung zwischen histaminerger Reaktionslage – Lebensmittelunverträglichkeiten – Dysbiose bzw. Parasitose ist sehr komplex. Oft lässt sich erst im Nachhinein der Krankheitsverlauf richtig beurteilen. In jedem Fall ist aber auf die biochemischen Gegebenheiten Rücksicht zu nehmen. Die AK wiederum hat sich als rasches differentialdiagnostisches Hilfsmittel bewährt.

11.4 Praktische Durchführung der Mayr-Therapie bei Lebensmittelunverträglichkeiten

Die Schonung stellt das wichtigste therapeutische Prinzip nach Mayr dar, d.h. die quantitative Zufuhr der(s) Lebensmittel wird auf ein individuelles Minimum beschränkt. Aber auch der Art der(s) Lebensmittel(s) muss heute Beachtung geschenkt werden. Wir können heute nicht von Schonung sprechen und gleichzeitig ein Lebensmittel, welches (im Moment) nicht gut vertragen wird, für die Diät verwenden.

Selbstverständlich wird durch die allgemeine diätetische Entlastung auch eine Reduktion der biogenen Amine in ihrer Gesamtheit sowohl im Verdauungsapparat als auch im Stoffwechsel erreicht. Für manche Vitale mag dies durchaus bereits als Erfolg gewertet werden. Aber bereits der leicht erschöpfte bzw. zur Atrophie Neigende ist wesentlich sensibler im gesamten Stoffwechsel. Auch hier lassen sich durch die herkömmliche Mayr-Therapie Verbesserungen erzielen, allerdings werden relativ rasch die „alten Beschwerden" wieder auftauchen. Dies ist auch klar, da wir beim Atrophiker mit ausgeprägten Defiziten, vor allem im Mineralhaushalt, rechnen müssen. Die Empfindlichkeiten gegenüber den Lebensmitteln können sich auf verschiedenen Ebenen zeigen – Blähungen nach dem Essen, Völlegefühl, Unwohlsein, Herzsymptomatik nach dem Essen, Zunahme bestehender allergischer Symptome u.a.m.

Es ist also wichtig zu erkennen, welche Lebensmittel gut vertragen werden. Hier bewährt sich wieder die AK, weil sie rasch und für den Patienten spürbarer zu Ergebnissen führt.

In der Auswahl der Lebensmittel muss der Mayr-Arzt flexibel sein. Wird z.B. Weizen nicht vertragen, so lassen sich alle Speisen, vor allem die Kursemmel auch aus Dinkel zubereiten. Hier gelten aber die gleichen Richtlinien wie bei der Weizensemmel: Aus Gründen der Schonung wird bei der Therapie ein Auszugsmehl (Typ 1200) verwendet. Gleiches gilt für Dinkel. Optimalerweise wird das Mehl frisch gemahlen und gesiebt, um die Kleieanteile zu entfernen und dann zum Backen verwendet. Hier vollwertigen Dinkel zu verwenden, wäre völlig falsch. Auch Roggen wäre möglich, ist aber schwerer verdaulich als Weizen oder Dinkel. Für Personen mit Zöliakie, wo das Klebereiweiß Gluten nicht aufgeschlossen werden kann, können Hirse-, Mais- oder Reisbrote zubereitet werden. Die Zubereitung eines Getreidebreies ist zwar möglich, jedoch ist bei Brot bzw. Semmel die Kauschulung, das Esstraining wesentlich besser. Daher ist bei Verträglichkeit den verschiedenen Fladen bzw. der Reiswaffel der Vorzug zu geben.

Wenn kein Getreide vertragen wird, kann Kartoffel gegessen werden. Obwohl es hier auch Unverträglichkeiten gibt, dann allerdings meist gegen mehrere Nachtschattengewächse, ist die Kartoffel bei vielen als Diätform beliebt. Hier ist ebenfalls die Pflege der Esskultur besonders „zu verordnen", nachdem sich die Kartoffel rascher im Speichel löst, als z.B. die Semmel. Bei der Candidadiät ist der Einstieg mit der Kartoffel allerdings ideal. Außerdem haben viele das Gefühl, „etwas Richtiges zu essen" zu bekommen, was durchaus motivierend für den Einzelnen sein kann.

Es muss allerdings betont werden, dass die Semmel nach wie vor das beste und intensivste Kautraining ermöglicht.

Kuhmilchprodukte sind relativ leicht durch Schafs-, Ziegen- oder Stutenmilchprodukte zu ersetzen. Es ist aber darauf zu achten, dass beispielsweise bei Joghurt oder Käse keine Kuhmilch zugesetzt wurde. Vielfach werden laut EU-Richtlinien bis zu 20 % Kuhmilch beigegeben und toleriert, um das Produkt als „Schafsjoghurt" zu deklarieren. Hier ist die Reinheit von besonderer Bedeutung. Am besten wird die Verträglichkeit wieder individuell überprüft. Sojamilch wäre ebenfalls möglich, ist heute jedoch meist aus gentechnisch veränderten Sojabohnen gewonnen. Es muss jeder selbst über die Verwendung entscheiden. Hafermilch und Reismilch sind ebenfalls gute Alternativen, welche in Reformhäusern bezogen werden können.

Etwas aufwändiger in der Zubereitung, aber vom Aspekt der Lebensmittelauswahl zu begrüßen, ist die Basensuppe. Sofern die Gemüse alle gut vertragen werden, ist sie ein ideales Therapeutikum. Gegebenenfalls kann sie mit etwas kaltgepresstem Öl angereichert werden.

> **Beispiele für Lebensmittelkombinationen bei Unverträglichkeiten:**
> - Dinkelsemmel mit Schafsjoghurt
> - Maisbrot mit Schafsjoghurt
> - Roggenknäckebrot mit Basensuppe
> - Kartoffel mit Reismilch/ Schafsjoghurt
> - Kartoffel mit Schafsquark

Letztlich können alle Lebensmittel, die gut vertragen werden, kombiniert werden, sodass sowohl das gute Kauen und Einspeicheln erfolgen kann, als auch die Zufuhr von Nährstoffen gewährleistet ist.

Nicht vergessen sollte man bei der Histaminproblematik diverse Kräutertees bzw. Gewürze, welche Histamin zuführen. Beispielsweise enthält Brennesseltee relativ viel Histamin, obwohl er gut diuretisch wirkt. Konsequenterweise sollten auch die verschiedenen Kräutertees auf Verträglichkeit getestet werden, ebenso wie die Basenbrühe sowie die diversen Gemüse.

11.5 Orthomolekulare Therapie

Entsprechend den biochemischen Zusammenhängen bewährt sich eine orthomolekulare Therapie zur Unterstützung. Auch hier ist die Testung sowie die Verwendung von Reinsubstanzen wichtig, um Reaktionen auf Begleitstoffe der arzneilichen Herstellung zu vermeiden.

> **Folgende Präparate haben sich bewährt:**
> Dosierung pro Tag
> Calcium Citrate   500–1000 mg
> Kupferglycinat, -piccolinat   4–6 mg
> Zink piccolinat   30 mg
> P5P   50 mg
> gepuffertes Vitamin C   ca. 1–2 g / Tag

Wie bereits erwähnt ist die Diaminoxidase ein kupferhaltiges Enzym.

In diesem Zusammenhang verdient der Kupferstoffwechsel etwas mehr Beachtung. Kupfer wird als Mineral vorwiegend in der Leber gespeichert. Bei Bedarf, z.B. im Falle einer Entzündung, wird Kupfer aus dem Speicher mobilisiert und via Blut an den Wirkort transportiert. Zu diesem Zeitpunkt im Blut gemessen erscheint der Messwert also höher als normal. Bei Chronizität des Entzündungsprozesses werden mit der Zeit jedoch die Speicher entleert und der Messwert im Blut wird langsam sinken, sich jetzt sogar eine Zeit lang im Bereich der Norm bewegen, bevor im Blut ein Defizit auftritt. Die Speicher sind aber schon lange leer. Umgekehrt kann ein hoher Blutwert auch bei Kupferspeicherung oder Intoxikation beobachtet werden. Daher ist alleine aus der Laboruntersuchung noch nicht definitiv zu entscheiden, ob ein erhöhter Kupferbedarf oder eine Belastung vorliegt. Eine Leberbiopsie würde hier zwar mehr Klarheit verschaffen, dies ist jedoch für die Praxis kein adäquates Vorgehen. Die Erfahrung zeigt, dass erhöhte Kupferwerte durch eine Kupfersubstitution wieder Richtung Normalwert gebracht werden können, sodass rückblickend von einem erhöhten Verbrauch ausgegangen werden muss. Ergänzend zum Laborwert bietet hier wieder die AK-Untersuchung eine rasche Hilfe, da über die Muskeltestreaktion sofort die Notwendigkeit einer therapeutischen Gabe festgestellt werden kann (⇨ Kap. 7).

Auf Grund der wechselseitigen Beziehungen ist bei der längerfristigen Gabe von Kupfer auch immer wieder Zink zu ergänzen. Die biochemischen Zusammenhänge von Calcium, Vitamin B6 und Vitamin C wurden bereits erläutert. Weitere Möglichkeiten einer orthomolekularen Therapie sind der entsprechenden Literatur zu entnehmen.

Neben diesen orthomolekularen Substanzen haben sich noch folgende Arzneien bewährt, welche je nach AK-Test nach den Gesichtspunkten **homöopathischer** Zubereitungen verabreicht werden können:

- Histamin D6, D12, D30, D200
- Formica rufa
- Acidum formicicum
- Formica Injeel

Nachdem Lebensmittelunverträglichkeiten immer eine mehr oder weniger starke Stresssituation für den Organismus darstellen, kommt es häufig vor, dass – entsprechend der Stressregulation nach Selye – eine Schwäche der hormonellen Regulationsfähigkeit auftritt. Die Achse Nebenniere – Hypophyse ist häufig betroffen, eventuell auch unter Miteinbeziehung von Reproduktionsvorgängen, Schilddrüse und Leber. Ein entsprechender Ausgleich von Seiten der orthomolekularen Therapie oder homöopathischer Organpräparate bis hin zu Organextrakten und naturidenten Hormonen ist heute in der Therapie möglich.

Immer aber ist auch gerade für das hormonelle System die individuelle Schonung – nicht nur des Verdauungsapparates – Voraussetzung für die beste und umfassendste Regeneration.

11.6 Kohlenhydrat-Malabsorptionssyndrome

Während die typische Allergie oder auch die Histaminintoleranz mit dem Eiweißstoffwechsel zusammenhängen, sind Kohlenhydrate keine Auslöser solcher allergischen oder pseudoallergischen Stoffwechselreaktionen. Trotzdem gibt es Störungen, wo der Stoffwechsel dieser Kohlenhydrate nicht problemlos abläuft. Die am besten bekannte Störung betrifft die Lactose, aber auch bei anderen Zuckern wie Fructose sind entsprechende Störungen bekannt. Bedeutend ist dieser Zusammenhang dadurch, dass die Beschwerden ähnlich einer Allergie sind und erst die weiteren Untersuchungen ein klares Bild ergeben.

11.6.1 Fructoseintoleranz

Fructose ist ein Einfachzucker, welcher nach Aufspaltung aus den Lebensmitteln über Transportsysteme aus dem Darm aufgenommen wird. Störungen im Sinne einer Intoleranz treten bei Enzymdefekten auf oder wenn die Aufnahme von Fructose über die Carrierproteine gestört ist.

Die hereditäre Fructoseintoleranz kommt mit einer Häufigkeit von 1:130 000 vor und stellt einen angeborenen Mangel an Fructosephosphataldolase dar. Als Folge dieses Enzymdefekts kommt es zu Leber- und Nierenschädigung sowie zu Hypoglykämien.

Als Fructoseintoleranz zeigen sich aber auch Störungen im intestinalen Transportsystem GLUT-5. Dieser, bevorzugt für die Fructoseaufnahme zuständige Transportmechanismus, scheint der limitierende Faktor für die Fructoseaufnahme aus dem Dünndarm zu sein. Störungen des GLUT-5-Systems können angeboren (sehr selten – wenn überhaupt) oder erworben sein. Letztere können passager oder dauerhaft vorkommen.

Die Ursache der erworbenen Störungen kann vielfältig sein. So blockiert beispielsweise Sorbit aus Lebensmitteln vorübergehend die Aufnahme, während Glucose die Aufnahme sogar fördert. Auch entzündliche Erkrankungen wie Enteritis, Colitis und damit aber auch der chronisch entzündliche Darm nach MAYR führen oft zu einer Störung des GLUT-5-Systems.

11.6.1.1 Klinisches Bild einer Fructoseintoleranz

Nachdem die Fructose im Dünndarm nur unvollständig resorbiert wird, erscheinen hohe Konzentrationen von Fructose im Dickdarm.

Dort wird die Fructose von den Bakterien metabolisiert. Als Ergebnis bildet sich H_2, CO_2 und kurzkettige Fettsäuren. CO_2 ist für die Blähungen verantwortlich, die Fettsäuren werden zwar gerne von Enterozyten als Energiequelle genützt, führen letztlich aber doch zur osmotischen Diarrhöe. Somit sind Meteorismus und Diarrhöe die Leitsymptome einer Fructoseintoleranz. Diese können aber auch – je nach Art und Menge der bakteriellen Besiedelung – klinisch nicht oder nur kaum in Erscheinung treten. Ledochowsky, dem wir die Bearbeitung dieser Thematik verdanken, beschreibt die klinischen Beschwerden als typisches Reizdarmsyndrom. Eine Diagnose, die uns Mayr-Ärzte nach weiteren Details forschen lässt. Auch zeigt der Mayr-Befund vom Bauch keinen wesentlichen Unterschied zum meteoristisch – entzündlichen Gaskotbauch anderer Genese, sodass zusätzliche Abklärungen notwendig sind.

Als weitere klinische Beschwerden sind häufig depressive Verstimmungen mit der Fructoseintoleranz assoziiert. Diese werden durch folgenden biochemischen Hintergrund erklärbar:

Fructose bildet im Verdauungsapparat mit Tryptophan schwer lösliche Komplexe. Dieser als nichtenzymatische Glykosilierung bekannte Prozess führt zu Amadoriprodukten mit längerer Halbwertszeit. Der Abbau derselben erfolgt über die Bildung biogener Amine. Hier schließt sich der Kreis zur Histaminintoleranz. Durch die Komplexierung von Tryptophan kommt es zu signifikant niedrigen Tryptophanspiegeln und in der Folge zu einem Mangel an Serotonin. Neben der Depression entwickelt sich so auch häufig ein „Heißhunger auf Süß", nachdem das Gehirn diesen Serotoninmangel registriert und signalisiert. Die nachfolgende Aufnahme von Glucose lässt Insulin ansteigen, welches die Bluthirnschranke für die Aufnahme von Tryptophan öffnet. In der Folge kommt es wieder zu einer leichten Stimmungsaufhellung. Fructosezufuhr jedoch verstärkt die depressive Stimmungslage und auch die „gesunden zuckerfreien" und damit meist sorbithältigen Lebensmittel verschlechtern die Situation. Die herkömmliche Empfehlung einer gesunden Ernährung mit viel Obst führt also geradewegs in die Depression.

Erschwerend kommt hinzu, dass praktisch alle Patienten mit Fructoseintoleranz einen Zinkmangel aufweisen und dies ist bereits im Serum nachweisbar! Umso gravierender fallen die Mangelzustände im Vollblut auf. Ein Zinkmangel führt neben anderen Erscheinungen auch zu einer Verstärkung der depressiven Zustände. Eine entsprechende Substitution ist also Teil des therapeutischen Vorgehens. Weiter zeigt auch die Folsäure ab dem 35. Lebensjahr signifikant niedrigere Werte. Nachdem Folsäure auch im kardiovaskulären Bereich bei der Metabolisierung von Homocystein eine Rolle spielt, sind Zusammenhänge mit der Hyperhomocysteinämie möglich. Auch als Prophylaxe gegenüber Neuralrohrdefekten in oder noch besser vor der Schwangerschaft verabreicht hat Folsäure eine Bedeutung.

Nicht zu vernachlässigen sind die Möglichkeiten, dass eine bakterielle Besiedelung des Dickdarmes auf die massive Fructosezufuhr und damit Wachstumsreiz zu einem Übergreifen auf den Dünndarm führt. Dieses „Overgrowth-Syndrom" geht mit Reizdarmzuständen im Bereich der Ileozäkalklappe sowie des distalen Iliums einher. Nicht selten finden sich dabei Clostridien, Yersinien oder Campylobacter als Keime, welche gerne zu generalisierten Beschwerden neigen. Ein Mangel an Zink sowie Folsäure sollten uns auch an Parasiten denken lassen. Darüber hinaus beginnt ein Morbus Crohn als Entzündung des terminalen Iliums.

Man erkennt also rasch, dass bei länger bestehender und unerkannter Fructoseintoleranz eine Reihe von begleitenden Störungen entstehen können.

11.6.1.2 Diagnose der Fructoseintoleranz

Die klinischen Beschwerden sind zwar typisch aber nicht signifikant genug, um daraus eine sichere Diagnose erstellen zu können. Blähungen, Diarrhöe, abdominelle Beschwerden in der Anamnese sowie der entzündliche Gaskotbauch mit deutlicher Radix mesenterii geben also Anlass zu weiterer Diagnostik.

Als differentialdiagnostische Überlegung muss zumindest von der Klinik eine Lactoseintoleranz in Betracht gezogen werden. Sie kommt auch sehr häufig gemeinsam vor und Ledochowsky beschreibt, dass zumindest in Österreich eine isolierte Lactoseintoleranz – also ohne gleichzeitige Fructoseintoleranz – sehr selten vorkommt. Viele Lebensmittel enthalten auch eine Reihe von Oligosacchariden, welche physiologischerweise nicht resorbiert werden können. Hierzu zählen z.B. die Stacchiose oder Verbascose in Kohlgemüse und Bohnen. Erfahrungsgemäß werden auch solche Lebensmittel sowie ballaststoffreiche Lebensmittel und Rohkost bei Patienten mit symptomatischer Fructoseintoleranz schlecht vertragen.

Klassischerweise wird die Diagnose Fructoseintoleranz mittels Atemtest gestellt (⇨ Abb. 33). Wie oben beschrieben vergären die Bakterien die Fructose unter Bildung von Wasserstoff. Dieser wird in der Folge in den Lungen abgeatmet. Die Menge des in der Atemluft gemessenen Wasserstoffs gibt also Auskunft über die Intensität der Fructosegärung. Dabei erhält der Patient nüchtern 50 g Fructose zu trinken. Alle 30 Minuten wird der Wasserstoff in der Ausatemluft gemessen. Die Mindestdauer der Messung beträgt 2 Stunden. Steigt die Wasserstoffkonzentration in der Atemluft auf 20 ppm oder mehr, spricht man von einer Fructoseintoleranz. Der Test kann falsch negativ sein, wenn Methanobrevibakterien den entstehenden Wasserstoff in Methan umwandeln. Dieser

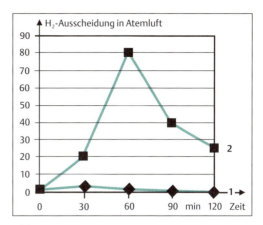

Abb. 33 H_2-Atemtest.
1 H_2-Ausscheidung bei Gesunden
2 H_2-Ausscheidung bei Fructoseintoleranz

erscheint dann auch in der Atemluft und kann entsprechend bestimmt werden.[10]

Nicht immer steht ein Wasserstoffatemmessgerät zur Verfügung, so dass wir auch mittels AK eine Diagnosemöglichkeit haben. Im Zuge eines Lebensmitteltests wird ausgehend vom normotonen Indikatormuskel Fructose auf die Zunge gegeben. Führt dies zu einem positiven Challenge (schwache oder hypertone Muskeltestreaktion), muss ebenfalls von einer Fructoseintoleranz ausgegangen werden. Der Vorteil des AK-Tests ist wiederum die Überprüfung von therapeutisch wirksamen Substanzen, ausgehend vom nun durch Fructose geschwächten oder hypertonen Muskel. Wie zu erwarten zeigt Zink eine zuverlässige Wirkung. Mittels Nosoden kann eine weitere Differenzierung in Richtung Dysbiose (Yersinien, Campylobacter oder Clostridien) erfolgen. Ebenso lohnt sich ein Test mit Metronidazol, sofern massi-

---

[10] Das Gerät zur Bestimmung der Wasserstoffkonzentration in der Atemluft kann bezogen werden bei:
Dr. Lahner GmbH – Medizintechnik
Schiffmanngasse 25, A-5020 Salzburg
Tel.: 00 43 (0) 6 62-63 50 50
Fax: 00 43 (0) 6 62-63 50 50-50

ve Beschwerden vorliegen oder der Verdacht einer Parasitose besteht.

Eigener Untersuchung zufolge besteht eine weitgehende Übereinstimmung zwischen AK-Test und H_2-Test. Der Atemtest ergänzt die AK-Untersuchung, indem er eine zusätzliche prognostische Information gibt. Je nachdem wie rasch der H_2-Anstieg erfolgt, desto ausgeprägter ist die Fructoseintoleranz und erfordert mehr Konsequenz und Geduld in der Behandlung.

11.6.1.3 Therapie der Fructoseintoleranz

Logischerweise besteht der erste Schritt der Therapie im Vermeiden von Fructose. Es muss aber gleichzeitig auch die Aufnahme von Sorbit absolut vermieden werden, da Sorbit zu einer völligen Blockierung des GLUT-5-Transportsystems führt. Beides ist während der Mayr-Therapie relativ einfach, vor allem aber muss der Honig im Tee vermieden werden. Je nach Ergebnis des Atemtestes lässt sich eine ungefähre Dauer der Therapie bestimmen. Immer zeigt sich jedoch im Laufe der Mayr-Therapie eine deutliche Besserung der Dysbiose als Begleiteffekt. Antibiotika sind nicht erforderlich, allenfalls im Zuge einer Candidose oder Parasitose. Selbstverständlich werden die getesteten orthomolekularen Substanzen bereits während der Mayr-Therapie gegeben. Am wichtigsten ist hier Zink, gegebenenfalls auch Folsäure.

Im Alltag ist dann von Bedeutung, dass der Verzehr von Obst reduziert wird. Wenn Obst gegessen wird, empfiehlt sich gleichzeitige Einnahme von Glucose, da diese zu einer verbesserten Fructoseaufnahme führt.

Lebensmittel mit hohem Fructose- und Sorbitgehalt
- Trockenobst, vor allem Rosinen, Feigen, Datteln, Zwetschgen, Aprikosen
- Fruchtsäfte
- frisches Obst, Kompott, Marmeladen
- Honig
- Bier (sorbithaltig)

11.6.2 Lactoseintoleranz

Die Lactoseintoleranz ist der am besten untersuchte Enzymdefekt des Kohlenhydratmetabolismus. Lactose wird als Disaccharid vom Enzym Lactase in Glucose und Galactose gespalten, welche enteral resorbiert werden. Ein Lactasemangel bzw. ein Missverhältnis zwischen zugeführter Lactose und der Lactaseaktivität führt zum Bild der Lactoseintoleranz. Die Häufigkeit der Enzymopathie ist regional unterschiedlich und zeigt ein starkes Nord-Süd und Ost-Westgefälle. In Nordeuropa ist der Lactasemangel sehr selten anzutreffen (ca. 3–5 %), je weiter man in südliche Länder kommt, nimmt er stark zu. In Afrika finden sich regionale Häufigkeiten von 70–100 % bei der Bevölkerung und auch im asiatischen Bereich finden sich an die 80–100 % lactoseintoleranter Menschen. In diesem Zusammenhang stellt sich auch die Frage, ob es Sinn macht, Milch- und Milchprodukte als gut gemeinte Entwicklungshilfe in Krisenregionen Afrikas zu verschicken. In Mitteleuropa (Deutschland, Österreich) müssen wir mit einer Häufigkeit von bis zu 30 % Lactasemangel bei der Bevölkerung rechnen.

11.6.2.1 Klinisches Bild einer Lactoseintoleranz

Das klinische Bild ähnelt wieder denen bei Allergien bzw. Fructoseintoleranz. Allerdings ist die Zuordnung zum Verzehr von Milch bzw. milchzuckerhaltigen Lebensmitteln oft einfacher (⇨ Tabelle 12). Hierzu ist wichtig zu bedenken, dass in vielen industriell zubereiteten Lebensmitteln Milchzucker oder auch Milchpulver zugesetzt ist. So fin-

Tabelle 12 Milchzuckergehalt in % der verschiedenen Lebensmittel je 100 g des Lebensmittels.

Molkepulver	70
Kuhmilchpulver	ca. 50
Muttermilch	7,1
Stutenmilch	6,2
Kuhmilch	4,8
Ziegenmilch	4,8
Schafsmilch	4,7
Molkegetränk	3,5–5,0
Joghurt	4,0
Acidophilus	4,0
Buttermilch	4,0
saure Sahne	3,3
Schlagsahne	3,3
Topfen	ca. 3,0
Sojamilch	0,0
Hafermilch	0,0
Mozzarella	0,0
Hüttenkäse	0,0
Feta (Schafskäse)	0,0
Bergkäse	0,0
Schnittkäse	0,0

den sich in vielen Schokoladen, Keksen, Puddings und fertigen Tellergerichten Milchzucker. Auch im medizinischen Bereich wird oft Milchzucker als Füllstoff für Tabletten verwendet. Auch hier ist also Vorsicht geboten.

Üblicherweise treten die Beschwerden ca. 1 Stunde nach dem Verzehr von Milchzucker auf. Der Milchzucker wird von den Bakterien im tieferen Verdauungsapparat vergoren. Meteorismus, Diarrhöe und Schmerzen treten auf, später folgt mitunter ein schleimiger Stuhlabgang. Die Intensität der Symptomatik hängt vom Missverhältnis zwischen Menge der zugeführten Lactose, der Restaktivität der Lactase sowie der intestinalen Bakterienflora ab.

11.6.2.2 Diagnose der Lactoseintoleranz

Wie bereits bei der Fructoseintoleranz ausgeführt, sind die Beschwerden alleine nicht beweisend für eine Lactoseintoleranz. Ein passageres Auftreten im Zuge von entzündlichen Darmerkrankungen hilft hier auch nicht weiter. Letztlich muss wieder der H_2-Atemtest, eine Blutuntersuchung oder AK-Test durchgeführt werden.

Selbstverständlich wird nun Milchzucker oral zur Provokation verabreicht. Die ausgeatmete Wasserstoffkonzentration ist dann Maß für die bakterielle Gärung von Lactose und damit der Lactoseintoleranz.

Im AK-Test erfolgt das gleiche Vorgehen wie bei der Allergie bzw. Fructoseintoleranz. Ausgehend vom normotonen Indikatormuskel (bevorzugt der Rectus femoris wegen des Dünndarmbezuges) wird Lactose auf die Zunge gegeben. Ein positiver Challenge zeigt die Lactoseintoleranz an.

Beim Lactosebelastungstest wird mit Lactose oral provoziert, anschließend jedoch alle 30 Minuten der Glucoseanstieg im Blut gemessen. Aufgrund der häufigen Blutabnahmen sowie der unzureichenden Korrelation zur tatsächlichen Lactaseaktivität hat sich die blutige Methode nicht wirklich durchgesetzt. Der Atemtest ist hier einfacher und sicherer.

Als sichere Methode des Nachweises einer Lactoseintoleranz ist die Dünndarmbiopsie zu nennen. Hier lässt sich die Enzymaktivität direkt messen. Der Aufwand ist jedoch unvergleichlich größer gegenüber den anderen Nachweismethoden und daher in der Praxis nicht wirklich von Bedeutung.

11.6.2.3 Therapie der Lactoseintoleranz

Während der Mayr-Therapie ist es wichtig, diese nicht mit Milch durchzuführen. Dies trifft selbstverständlich auf alle Milcharten, also auch Schafs-, Ziegen- oder Stutenmilch zu. Milchprodukte wie Joghurt oder Acidophilus sind zwar günstiger, weil hier zumindest Teile des Milchzuckers durch Bakterien vergoren wurden. Trotzdem empfiehlt es sich, die Mayr-Therapie, vor allem bei sensiblen Personen, ohne diese Milchprodukte durchzuführen. Als Alternative sind die Basensuppe oder beispielsweise Malzkaffee mit Hafer- oder Sojamilch möglich. Die Basensuppe ist in diesem Fall auch ohne Sahne zuzubereiten.

Für den Alltag empfiehlt sich vor allem bei industriell gefertigten Lebensmitteln, die Zutatenliste aufmerksam zu studieren. Lebensmittel mit Milchzucker, Molke oder Milchpulver sind strikt zu meiden. Als symptomatische Hilfe ist die Einnahme von Lactasepräparaten möglich.

12 F. X. Mayr bei rheumatischen Erkrankungen

Es erscheint etwas vermessen, alle rheumatischen Erkrankungen zusammenzufassen, um die therapeutischen Möglichkeiten einer Mayr-Therapie aufzuzeigen. Es ist sehr wohl bekannt, dass unterschiedlichste Ätiologien, Auslöser, Modalitäten und vieles mehr im Spiel sind, bis eine rheumatische Erkrankung auftritt. Auch die Art der Ernährung wird unterschiedlichen Einfluss haben. Trotzdem finden sich einige Gemeinsamkeiten, welche Ausgangspunkte therapeutischer Überlegungen sind.

Grundsätzlich lassen sich seronegative rheumatische Erkrankungen besser beeinflussen als seropositive. Bei letzteren ist die Beteiligung des Immunsystems bereits soweit fortgeschritten, dass zwar objektive und subjektive Verbesserungen möglich sind, in den seltensten Fällen aber eine Serokonversion festzustellen sein wird.

Was bleibt, ist also das weite Feld der unspezifischen, chronisch-entzündlichen Erkrankungen des Bewegungsapparates, sowohl der Weichteile als auch der Gelenke. Hier gilt es, auf folgende Stoffwechselstörungen zu achten:

12.1 Intestinale Autointoxikation, Dysbiose, Parasitose, allergische Diathese

Die biochemischen Zusammenhänge dieser Störungen wurden bereits dargestellt. Es ist logisch, dass Toxine aus diesen Stoffwechselprozessen auch zu chronischen Entzündungen und Belastungen des Bindegewebes führen können. Nicht selten sind Monoarthritiden bzw. wechselnde Arthritiden Folge solcher Toxinablagerungen. Die Symptomatik reicht hier vom hochakuten entzündlichen Geschehen mit allen klinischen Zeichen und subjektiven Beeinträchtigungen bis hin zu subakuten Verläufen. Nicht zu unterschätzen ist auch hier die Rolle von Candida und Parasiten. Es scheint zwar selten so zu sein, dass Candida selbst im betroffenen Gelenk oder dem betroffenen Bindegewebsbezirk ist, aber die Toxine verteilen sich im ganzen Körper und vornehmlich im bradytrophen Gewebe. Solche Mykotoxine können auch durch kontaminierte Lebensmittel – also unabhängig von Pilzen selbst – aufgenommen werden. Aufgrund der niedermolekularen Struktur findet keine Antikörperbildung statt, sodass solche Mykotoxine nahezu ungehindert ihre Wirkung entfalten können. Am besten belegt ist die Wirkung von Aflatoxin aus dem Schimmelpilz, welches aktiv in die DNA- und RNA-Synthese eingreift und somit leberschädigend und potenziell kanzerogen ist. Ähnliches gilt für Parasiten, und es ist oft erstaunlich, wie oft sich rheumatische Beschwerden durch eine spezifische Therapie bessern. Darüber hinaus werden durch Dysbiose und Parasitose auch Gärungsalkohole gebildet, welche gerade im lipophilen Bereich wirksam sind (⇨ PUFA's, Kap. 9).

12.2 Latente Acidose – lokale Acidose

„Rheumatisch" bedeutet eigentlich „nur" ziehender Schmerz. Wenn auch der Schmerzcharakter variieren kann, so ist Schmerz immer mit einer Acidose verbunden. Oft hat der Rheumatiker über einen längeren Zeitraum eine latente Acidose, welche durch verschiedene Auslöser zu einer akuten Exacerbation und zusätzlich zu einer lokalen

Acidose führt. Die Art und der Grad der Acidose lässt sich leicht laborchemisch bestimmen. Meist handelt es sich um eine Säurestarre, d.h. aufgehobenes Basenfluten, oft auch begleitet von einem hohen bis mittleren Aziditätsquotienten nach Sander. Auch der IZP im Jörgensen-Test kann als Ausdruck der eingeschränkten zellulären Kompensation erniedrigt sein.

Solche lokalen Acidosen sind gerade die Bindegewebserkrankungen, weil das Bindegewebe ein enormer – aber nicht unendlicher – Säurespeicher ist. Am Beispiel der Gicht wird klar, wie schmerzhaft Säuren werden können, wenn das Milieu sie nicht mehr puffern kann. Nun ist die Harnsäure nur eine Säure, deren Stoffwechsel wir ganz gut kennen und beeinflussen können (⇨ „Stoffwechselstörungen", Kap. 13.3.2). Häufig sind Zwischen- und Endprodukte des Stoffwechsels mit Säurecharakter, die wir im Einzelnen nicht kennen und daher in Summe als Schlacken bezeichnen.

Immer spielt in solchen Fällen die Ernährung eine entscheidende Rolle – hoher Eiweißkonsum, falsche Fette, schlechte Verdauungsleistung, eventuell Lebensmittelunverträglichkeiten und Mangel an Mineralstoffen, Spurenelementen und Vitaminen.

12.3 Die Rolle der Fettsäuren bei rheumatischen Erkrankungen

Gerade den Fettsäuren kommt bei rheumatischen bzw. chronisch-entzündlichen Erkrankungen eine besondere Bedeutung zu. Prostaglandine werden aus Phospholipiden der Zellmembran gebildet und haben parakrine Aktivität. Sie werden auch als Gewebshormone bezeichnet. Prostaglandine sind Fettsäuren mit 20 Kohlenstoffatomen und einem Fünferring. Sie werden mit dem Buchstaben A-I bezeichnet. Zusätzliche numerische Zahlen geben die Anzahl der Kohlenstoffatome außerhalb des Ringes an. Ihre Wirkung entfalten sie ähnlich wie Hormone über second messenger oder sie wirken selbst als solche. Prostaglandine habe nahezu ubiquitäre Wirkung. Hier beschränken

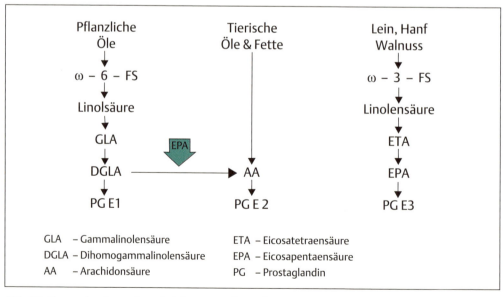

Abb. 34 Prostaglandinsynthese bei rheumatischen Erkrankungen.

wir uns auf den Einfluss auf das Entzündungsgeschehen.

Abb. 34 zeigt, dass die Gruppe der Omega-6-Fettsäuren sowohl zu Prostaglandin 1 als auch zu Prostaglandin 2 führen kann. Beide haben im Entzündungsgeschehen antagonistischen Charakter. Entscheidend für die Konzentration der entzündungsfördernden Prostaglandine ist die Arachidonsäure (AA). Diese kann im Wesentlichen auf zwei Wegen entstehen:

1. durch enzymatische Umwandlung aus der Dihomogammalinolensäure (DGLA) und
2. über direkte Zufuhr als Bestandteil von Lebensmitteln.

Bei beiden Mechanismen hat unser Ernährungsverhalten entscheidenden Einfluss. Die Umwandlung von Dihomogammlinolensäure (DGLA) in Arachidonsäure (AA) wird durch die Eicosapentaensäure (EPA), eine Fettsäure aus der Omega-3-Familie gehemmt. Daher kommt diesen Fetten und Ölen entscheidende Bedeutung in der Ernährung und Therapie zu.

Tabelle 13 zeigt Lebensmittel mit unterschiedlichem Gehalt an Arachidonsäure. Vor allem tierische Lebensmittel haben zum Teil hohe Konzentrationen an Arachidonsäure und führen damit zur Prolongierung von Entzündungsprozessen. Daher ist die landläufige Empfehlung, bei Rheuma z.B. auf Schweinefleisch zu verzichten, biochemisch durchaus sinnvoll und nachvollziehbar.

Wollen wir, umgekehrt, die Entzündungshemmung unterstützen, gilt es, die Zufuhr von Eicosapentaensäure (EPA) zu erhöhen. Nun zeigt die Ernährungssituation der letzten Jahrzehnte jedoch eine deutliche Abnahme der Omega-3-Fettsäuren in der Ernährung. Erst in den letzten Jahren wird über Fischölkapseln zur Prävention bei kardialen Erkrankungen diskutiert. Bestand über lange Zeit (seit der Urzeit des Menschen) durch die Ernährung ein Verhältnis von Omega-6- zu Omega-3-Fettsäuren von ca. 4:1, so haben wir heute durch unser verändertes Ernährungsverhalten der letzten hundert Jahre ein Verhältnis von etwa 20:1. Nun werden die Fettsäuren der Omega-6- und Omega-3-Gruppen aber von den gleichen Enzymen verstoffwechselt, wobei Omega-6-Fettsäuren eine höhere Affinität zu denselben zeigen und daher rascher umgesetzt werden. Somit fehlt die regulierende Komponente der Omega-3-Fettsäuren. Es wird also Ziel sowohl in der Therapie als auch später im Alltag sein, diesen Anteil der Omega-3-Fettsäuren zu erhöhen, um wieder zu einem entsprechenden Verhältnis zu kommen.

Zur **Entzündungshemmung** sind also zwei Maßnahmen notwendig:

1. Reduktion von arachidonsäurehaltigen Lebensmitteln

Tabelle 13 Arachidonsäuregehalt in Lebensmitteln in mg/100 g. Nach Souci/Fachmann/Kraut.

Aal	550–650
Schwein	15–605
Hühnerei	375
Lachs	300
Thunfisch	280
Krustentiere	10–190
Rind	30–140
Pferd	135
Lamm	80
Hering	55
Forelle	50
Kalb	25–35
Wild	0
Getreide, Gemüse, Milchprodukte	0

2. erhöhte Zufuhr von Omega-3-Fettsäuren in der Diätetik.

Tabelle 7 (⇨ S. 65) zeigt die Zusammensetzung verschiedener Öle im Bezug auf Omega-3 und Omega-6.

Vor allem Leinöl, Hanföl und in geringem Maß auch Walnuss- und Weizenkeimöl enthalten hohe Konzentrationen von Omega-3-Fettsäuren. Ihnen ist also der therapeutische Vorzug zu geben. Hochseefische, wie vor allem der Lachs, enthalten zwar auch einen hohen Anteil von Omega-3-Fettsäuren, aber gleichzeitig auch Arachidonsäure und vor allem Eiweiß (Säure-Basen-Haushalt). Geringe Mengen sind durchaus akzeptabel und günstiger als Fleisch, längerfristig kommt man jedoch nicht ohne kaltgepresste pflanzliche Öle aus.

12.4 Herde – Störfelder

Herde oder Störfelder können manchmal der entscheidende Faktor für rheumatische, aber auch für andere Erkrankungen sein. Nicht nur in der Entstehung der Erkrankung spielen sie eine entscheidende Rolle, sondern auch indem sie ein Therapiehindernis derselben darstellen können. Hier sollte man sich mit Akribie und Geduld auf die Suche machen, um solche Therapieblockaden zu identifizieren.

Narben (den Nabel nicht vergessen!), Tonsillen, Nebenhöhlen, Zähne und vor allem der Darm selbst können als Störfeld fungieren. Vor allem den **Zähnen** sollte man besondere Aufmerksamkeit widmen. Hier sind unterschiedlichste Erkrankungen und Belastungen möglich, beherdete chronisch-entzündliche, tote, impaktierte, überbelastete Zähne, Zahntaschen, Zahnmaterialien u.v.a.m. können zur Beeinträchtigung führen. Bedenkt man weiter, dass „hinter jedem Zahn ein Mensch steht", wird klar, dass Störungen im Zahnbereich Auswirkungen im ganzen Körper haben können. Zwar ist über eine Meridianverbindung des Akupunktursystems eine Zuordnung einzelner Zähne zu Organen möglich, grundsätzlich kann aber jeder Zahn bzw. jedes Störfeld überall im Körper streuen. Von Issel stammt folgender Bericht von Versuchen an Kaninchen: Gewebe aus Zahnwurzelgranulomen wurden gesunden Tieren eingepflanzt. In geringsten Mengen führte es zur Immunstimulation (Abwehrversuch!?), in höheren Konzentrationen führte es zu 100 % über toxische Leberbelastung und Tumorentwicklung zum Tod der Versuchstiere.

Vor allem in der Diagnostik der Herde muss wesentlich sensibler vorgegangen werden. Eine Panoramaaufnahme der Zähne allein ist zu wenig. Oft entziehen sich Herde überhaupt bildgebenden Verfahren. Hier sind Palpation bzw. biologische Testverfahren, wie die AK geeignet, um rasch zu Ergebnissen zu führen. Sie sind anderen Methoden überlegen. Gegebenenfalls kann auch eine Probebehandlung im Sinne einer neuraltherapeutischen Infiltration weiterhelfen.

12.5 Schwermetallbelastungen

Schwermetalle wie Quecksilber, Cadmium, Blei, Zinn usw. stellen Belastungen für den gesamten Stoffwechsel dar. Nachdem sie keinerlei Funktionen im Organismus ausüben, müssen sie über verschiedene Mechanismen entschärft werden. Am häufigsten ist wohl die Belastung mit Quecksilber, nachdem dies nach wie vor in großen Mengen im Zahnbereich eingesetzt wird. Neben den direkt antibiotischen Wirkungen auf die Darmflora und damit Begünstigung einer Dysbiose hat Quecksilber auch Veränderungen des Mineralhaushaltes zur Folge. Quecksilber wird von Zink und Selen „neutralisiert", indem Komplexe gebildet werden. Dadurch kann Zink nur mehr reduziert seinen vielfältigen Aufgaben nachkommen. Im Bereich des Bindegewebes, bzw. der Grundsubstanz ist Zink maßgeblich an der Kollagensynthese beteiligt. Die Kollagenase ist ein zinkabhängiges Enzym, welches für den Abbau von Kollagen zuständig ist. Auf- und Abbau müssen im Gleichgewicht sein, um eine physiologische Funktion des Bindegewebes zu gewährleisten. Mangelnder Abbau führt letztlich zu einem Übermaß an Kollagen und damit zu einer „Verhärtung" des Bindegewebes. Am unmittelbarsten sieht dies wiederum der Zahnarzt. Die Fibrosierung und Sklerosierung der Zahnpulpa (diese ist reine Grundsubstanz) ist in **amalgam**gefüllten Zähnen stärker ausgeprägt, als in nicht amalgamgefüllten Zähnen. Dass dies entsprechend der Gesamtheit der Grundsubstanz nicht nur in der Zahnpulpa erfolgt, ist logisch. Dies ist nur ein Beispiel, wie Schwermetalle letztlich chronisch-entzündlich wirken. Eine entsprechende qualitative und quantitative Diagnostik der Schwermetallbelastung ist laborchemisch mittels DMPS-Mobilisationstest möglich und sollte bei rheumatischen Erkrankungen zur Routine gehören.

12.6 Umweltgifte

Viele chemische Produkte aus dem Bereich Pflanzen – Holzschutz – Lösungsmittel – Farben und Lacke, etc. führen zu enormen Belastungen des Stoffwechsels. Sensible Personen können eine Reihe von Symptomen entwickeln, unter denen auch rheumatische Beschwerden zu finden sind. Entsprechend der Verschiedenheit der Substanzen wird es unterschiedliche Pathogenesen geben, aber solche Lösungsmittel sind in erster Linie membranschädigend und über die Prostaglandinbeeinflussung wirksam. Alle Faktoren spielen auch beim rheumatischen Formenkreis eine Rolle. Daran zu denken ist oft schon das Wichtigste.

12.7 Praktische Durchführung einer Mayr-Therapie bei rheumatischen Erkrankungen

Bei rheumatischen Erkrankungen wird meist ein milderes diätetisches Vorgehen besser sein als ein zu forsches Agieren. Obwohl der Vitale natürlich auch rheumatisch erkranken kann, ist der wesentlich größere Anteil aus dem Bereich der Atrophie zu finden.

Nachdem Fasten und Entgiften per se zur Fastenacidose führt, ist bereits bei der Auswahl der verwendeten Lebensmitteln darauf Rücksicht zu nehmen (Beachtung des Säure-Basen-Haushaltes). Die Basensuppe eignet sich hier oft besser als ein Milchprodukt. Hinzu kommt, dass während der Therapie ein Kältegefühl besteht und somit gerne einmal eine warme Basensuppe gegessen wird. Im chinesischen Denken ist das Rheuma eine Kälteerkrankung, was obigem Bedürfnis der Patienten entspricht. Tendenziell wird auch die Milde Ableitungsdiät gut wirksam sein. Hier ist es dann besonders wichtig, den Säure-Basen-Haushalt zu beachten und wenig tierische Lebensmittel zu verwenden (Prostaglandinstoffwechsel, Säure-Basen-Haushalt). Gleichzeitig kann die Milde Ableitungsdiät sehr gut mit kaltgepressten Pflanzenölen, vor allem Leinöl aufgewertet werden. Eine entsprechende Rezeptesammlung findet sich in *Gesunde Ernährung bei Rheuma* von Adam/Mayr (⇨ S. 189). Hier wird vor allem auch die Fettrelation Omega-3- zu Omega-6-Fettsäuren berücksichtigt, um eine stark entzündungshemmende Wirkung bereits durch die Lebensmittelzusammenstellung zu erreichen.

Wichtig ist, entsprechende Lebensmittelunverträglichkeiten zu berücksichtigen und bei Dysbiose (Candida) bzw. Parasitose eine entsprechende therapeutische Diätetik zur Anwendung zu bringen. Nachdem von einem Defizit und einer Tendenz zur Degeneration ausgegangen werden muss, sind unterstützende Maßnahmen sinnvoll bzw. oft als Notwendigkeit anzusehen. Je öfter die manuelle Bauchbehandlung durchgeführt werden kann, desto besser ist dies. Anfänglich eventuell auch zweimal täglich, um die Entgiftung in Schwung zu bringen. Einläufe, Auslaugebäder, Reibesitzbad, Wärmeapplikation (wenn diese gut vertragen wird) sind einfache therapeutische Maßnahmen, die dem Rheumatiker die Entgiftung erleichtern oder gar erst ermöglichen.

Laborchemisch ist es sinnvoll, neben den üblichen Rheumaparametern auch den Säure-Basen-Status zu messen (Sander und/oder Jörgensen). Diese sind Grundlage der Basentherapie, welche in akuten Fällen und bei heftigsten Schmerzen als Infusion durchgeführt werden kann. Hier bewährt sich die Gabe bei IZP-Werten unter 20 mmol/l. Auf jeden Fall sollte gleichzeitig eine orale Basentherapie durchgeführt werden.

Wichtige ergänzende orthomolekulare Substanzen sind:

- Natriumbicarbonat bzw. Basenpulver: 4 × 1 TL auf 1 Glas Wasser,
- Zink: 30 mg täglich,
- Vitamin E: 400–800 I. E. täglich (Anfangsdosis 1200 I. E.),
- Kupfer: 4 mg (Anfangsdosis eventuell auch höher),
- gepuffertes Vitamin C: ca. 2 g täglich,
- Vitamin F: vor allem Omega-3-Fettsäuren wie DCHA / EPA.

Diese Fettsäuren sind zwar als verkapselte Öle erhältlich, zuvor sollte aber versucht werden, die Öle mit den Lebensmitteln zu verabreichen. Obige Liste orthomolekularer Substanzen ist nicht vollständig, sondern führt lediglich einige besonders wichtige und bewährte therapeutische Substanzen an. Im Einzelfall wird nach Laboranalyse bzw. AK-Test substituiert.

Zusammenfassung

- milde basenbetonte Diät
- kaltgepresste Pflanzenöle (Leinöl als Ergänzung)
- häufige manuelle Bauchbehandlungen
- Wärme – Bäder
- Basentherapie – Natriumbicarbonat als Infusion
- orthomolekulare Ergänzungen – Basenpulver bzw. Nabi, Zink, Vitamin E, F, Kupfer
- Suche nach zusätzlichen Belastungen, Störfelder, Schwermetalle
- Bewegungstherapie
- Pilz- und/oder parasitäre Behandlung sofern erforderlich

13 F. X. Mayr bei Stoffwechselstörungen

13.1 Grundsätzliches

Es ist schon klar, dass es eine Unzahl von Stoffwechselstörungen, zum Teil auch unterschiedlichster Genese gibt. Es soll im Folgenden auch nicht auf alle diese Details eingegangen werden, sondern die grundsätzlichen Überlegungen für die Therapie sollen dargestellt werden.

Für die Entwicklung der einzelnen Risikoparameter sind die Betrachtungen der Eiweißablagerung in der Grundsubstanz von besonderer Bedeutung. Ein Teil der Problematik der Eiweißspeicherung ist, dass es durch Stauung im Kapillarbereich zu einem Anstieg verschiedenster Stoffe im Blut kommt. Dadurch führt die Eiweißspeicherung, wie in Kap. 8 gezeigt, auf zwei Arten zu einem potentiellen Anstieg der Risikofaktoren.

Einmal wird das dreidimensionale Netzwerk der Grundsubstanz dichter. Das bedeutet, die Poren und Kanäle durch die Grundsubstanz werden kleiner. Somit ist der Stofftransport zur und von der Zelle deutlich eingeschränkt. Gleiches gilt für die Basalmembran. In der Summe wird die Filterstrecke schlechter passierbar.

Zum anderen gibt es für die meisten Nährstoffe nur die Möglichkeit, über passive Diffusion zur Zelle zu gelangen bzw. abtransportiert zu werden. Nun signalisiert die Zelle ja den Bedarf an Nährstoffen, der durch die verschlackte Grundsubstanz nur zögerlich erfolgt. Über die zentralen Regelkreise werden daher die Konzentrationen der von der Zelle benötigten Substanzen angehoben. Dies hilft zwar, die verdichtete Grundsubstanz zu überwinden, steigert aber den Nährstoffgehalt im Blutstrom. Die erhöhten Nährstoffkonzentrationen verstärken die Stauung in den Kapillaren, und schon ist der Kreis geschlossen.

Diabetes, Gicht, Fettstoffwechselstörung oder Hypercholesterinämie haben auch einen pathogenetischen Anteil von Seiten der Eiweißspeicherung. In der Therapie nach Mayr findet dies insofern Berücksichtigung, als immer eine individuelle Eiweißrestriktion erfolgt. Erst dadurch gelingt es, weitere Risikofaktoren zu reduzieren.

13.2 Diabetes mellitus

Beim Diabetiker gilt, dass der Typ I, sofern es zu einer weitgehenden Zerstörung des Inselzellapparates gekommen ist, nur symptomatisch behandelt werden kann. Meist gelingt es zwar, die Insulinmengen zu reduzieren, da durch die Mayr-Therapie auch die Insulinresistenz reduziert wird. Über Ausgleich des Säure-Basen-Gleichgewichts, Verbesserung der Restfunktionen sowie orthomolekulare Begleittherapie lassen sich meist zufriedenstellende Ergebnisse auch über einen längeren Zeitraum erzielen.

Die Domäne der Mayr-Therapie ist aber der Typ II-Diabetiker. Mayr selbst vermutete eine Darmstörung als wahrscheinlich beim Diabetes. Bedenkt man, dass zu Zeiten Mayrs der Diabetes noch eine Seltenheit war und erst in den letzten 30 bis 50 Jahren enorm zugenommen hat, so zeugt dies auch vom Weitblick Mayrs. Auch ist aus der Pathogenese nach Mayr die Entwicklung des Diabetes erklärbar – als Paralysestadium der Betazellen des Pankreas. Fehlt eigentlich nur das Exzitationsstadium mit vermehrter Insulinproduktion. Neuere Forschungen zeigen tatsächlich, dass bei einer Manifestation eines Diabetes sich kurzfristig ein Hyperinsulinismus zeigt.

Insgesamt aber ist der Typ II-Diabetiker ein dankbarer Patient für die Mayr-Therapie. Oft findet sich gleichzeitig ein Übergewicht, begleitend auch Fettstoffwechselstörungen oder andere Risikofaktoren im Sinne eines metabolischen Syndroms.

13.2.1 Praktische Durchführung einer Mayr-Therapie bei Typ II-Diabetes

Obwohl, oder besser gerade weil eine Erschöpfung der Pankreasfunktion vorherrscht, ist beim Typ II-Diabetiker ein strenges diätetisches Vorgehen möglich und notwendig. Sofern es die Diagnostik erlaubt, kann anfänglich auch Teefasten durchgeführt werden, wobei hier jegliches kurzkettiges Kohlenhydrat vermieden wird. Selbstverständlich werden dabei allenfalls bestehende Medikationen zur Blutzuckerregulation angepasst. Orale Antidiabetika können rasch abgesetzt werden, Insulin bei entsprechender Blutzuckerkontrolle anfänglich halbiert, später entsprechend der Werte weiter reduziert bzw. abgesetzt werden. Es ist auch klar, dass der Tee ungesüßt, also auch ohne Honig, vom Patienten gelöffelt wird. Als erzieherische Maßnahme empfiehlt es sich, auch Zuckerersatzstoffe zu meiden, um nicht eine geschmackliche Gewöhnung hervorzurufen.

Bei der Milchdiät ist zu beachten, dass die Semmel möglichst optimal gekaut wird. Anfänglich mag die geringe Menge von kurzkettigen Kohlenhydraten ausreichen, um den Blutzucker zu erhöhen. Dies pendelt sich aber meist rasch ein, jedenfalls ist die Kohlenhydratverdauung durch den Mundspeichel wichtig. Nur in Ausnahmefällen ist ein Ausweichen auf die Kartoffel notwendig. Bei den Zulagen sind pflanzliche Aufstriche zu bevorzugen, um auch eine Eiweißreduktion zu erreichen. Erst später können tierische Eiweißzulagen verordnet werden.

Nachdem man auch in der klassischen Medizin immer mehr vom Berechnen der BE-Einheiten wegkommt und auf die Zufuhr der Fette achtet, ist dies auch für uns von Anfang an wichtig. Gleichzeitig bestätigt dies den Ansatz der Mayr-Therapie.

Das Pankreas gehört zu den basophilen Organen. Somit ist beim Diabetes auch mit einer Säurebelastung zu rechnen. Diese ist im Säure-Basen-Test nach Sander als Säurestarre nachweisbar (⇨ Abb. 30, S. 78).

Oft ist auch die intrazelluläre Basenreserve reduziert. Daher ist in der weiteren Diätetik auf einen Basenüberschuss zu achten, oft ist auch eine orthomolekulare Substitution notwendig. Bei der Auswahl der Lebensmittel ist neben langkettigen Kohlenhydraten anstelle von kurzkettigen vor allem auf eine ausreichende Zufuhr von hoch ungesättigten Fettsäuren aus kaltgepressten Pflanzenölen zu achten.

Von Seiten der orthomolekularen Therapie kommen in Frage:

- **Basenpulver**
  zum allgemeinen Ausgleich des Säure-Basen-Haushaltes.
- **Zink**
  ist die wichtigste Substanz im Ausgleich des Säure-Basen-Haushaltes, es ist das Schlüsselmineral der Carboanhydrase. Darüber hinaus ist Zink wichtig bei der Umwandlung von Proinsulin in Insulin (Zinkfingerenzym).
- **Chrom und Niacin**
  Chrom ist gemeinsam mit Nicotinsäure Bestandteil des Glucosetoleranzfaktors. In diesem Zusammenhang scheint Chrom die Bindung von Insulin an den spezifischen Rezeptor zu katalysieren.
- **Omega-3-Fette**
  verbessern den Glucosestoffwechsel.

Nachdem eines der Probleme des Diabetikers die Spätfolgen sind, sollte auch hier möglichst früh gezielt gegengesteuert werden. Generell treten beim Diabetes vermehrt freie Radikale auf, sodass eine antioxidative Therapie nicht nur anfänglich, sondern vor allem langfristig sinnvoll ist. Die Vitamine A, C, E sowie Selen und Beta-Carotin, Zink, Eisen und Mangan sind daher sinnvoll. Aber auch kardiovaskuläre Risikofaktoren sowie die diabetische Polyneuropathie können verhindert bzw. durch entsprechende orthomolekulare Strategien abgemildert werden.

Hierbei ist vor allem an folgende Substanzen zu denken:

- **Alpha-Liponsäure**
  Antioxidans bei Polyneuropathie
- **Vitamin C und Bioflavonoide**
  helfen bei Blutzuckerregulation, stabilisieren und festigen das Bindegewebe und damit die Arteriolen und Kapillaren, reduzieren Lipoprotein a als Risikofaktor.
- **Vitamin F**
  reduziert kardiovaskuläre Risikofaktoren.
- **Bilberry**
  reduziert Gefahr der diabetischen Angiopathie beim Auge.

Alle orthomolekularen Supplemente sind hochwirksam, wenn sie auf Basis einer individuellen Testung verabreicht werden. Grundlage der Wirkung ist aber eine langfristige Stoffwechselumstellung, welche durch die Mayr-Therapie indiziert wird. Der Diabetiker muss lernen, seinen Energiebedarf aus komplexen Kohlenhydraten und Fettsäuren zu bestreiten. Hierzu gehört auch die Verordnung der Bewegungstherapie. Diese ist ebenso als „hochwirksame Arznei" zu betrachten, welche individuell verordnet wird. Daher ist die regelmäßige Mayr-Therapie sowie begleitende Bewegungstherapie die kausale Therapie für den Typ II-Dabetiker.

13.3 F.X. Mayr bei Hyperlipidämien

Hierzu zählen die Hypercholesterinämie, Hypertriglyceridämie sowie gemischte Formen mit Erhöhung beider Parameter.

Cholesterin zählt heute zu den Risikofaktoren des Herz-Kreislauf-Systems. Dabei ist die Bewertung der Zusammenhänge zwischen erhöhtem Cholesterin und Herz-Kreislauf-Erkrankungen allgemein und die Arteriosklerose im Besonderen noch unterschiedlich.

Befürworter der Cholesterinhypothese gestehen zu, dass die Beziehung zwischen Serumcholesterin und koronarer Herzkrankheit fließend ist und kontinuierlich ansteigt. Ein eindeutiger Grenzwert lässt sich nicht festlegen. „Vielmehr sind Cholesterinerhöhungen im Rahmen des Gesamtrisikos des Patienten unter Berücksichtigung aller übrigen Risikofaktoren zu beurteilen." (Biesalski, Ernährungsmedizin).

Bereits Wendt hat darauf hingewiesen, dass sich die koronare Herzkrankheit durch erhöhte Zufuhr von Fett in der Ernährung allein nicht erklären lässt. Für ihn komplettieren die Fette nur das Bild der Arteriosklerose, welches im Wesentlichen durch einen übermäßigen Eiweißkonsum bedingt ist. Neuere Forschungen scheinen ihm wieder Recht zu geben.

In den USA sank zwar die Mortalität an koronarer Herzkrankheit, im gleichen Zeitraum ging der Cholesterinspiegel nur marginal nach unten.

Cholesterinwerte sind sowohl alters- als auch geschlechtsabhängig. Darüber hinaus ist der Serumcholesterinwert nur gering durch das Nahrungscholesterin beeinflussbar. 100 mg Cholesterin pro Tag mehr zugeführt, erhöhen das Serumcholesterin um ca. 2 mg pro Deziliter. Außerdem scheint es wiederum Menschen zu geben, die als „Hyporesponder" nur wenig auf Cholesterinzufuhr reagieren, andere sog. „Hyperresponder" reagieren mehr. Dies hängt wiederum mit der enteralen Resorption zusammen sowie der Exkretion von Cholesterin über die Galle. Wieder also kommt dem Verdauungsapparat die entscheidende Rolle in der Regulation zu. Hier setzt die Mayr-Therapie an, um dies effektiver und nebenwirkungsfreier als jede Form von medikamentöser Lipidsenkung, wie durch die bestehenden Diskussion um Nutzen und Risiko der Statine noch bestärkt wird. So besteht doch wenig Zweifel, dass eine vernünftige Prävention, das Cholesterin und die Triglyceride mit einschließt.

Bedenkt man aber, dass die von den verschiedenen Gesellschaften und Lipidligen empfohlene Grenze von 200 mg% im Serum für ca. 60–80 % der Bevölkerung „Behandlungsbedürftigkeit und Cholesterinkrankheit" anzeigt, so werden differenzierte diagnostische Überlegungen notwendig. Daher gehört zu einer umfassenden Risikoabschätzung neben dem Serum Gesamtcholesterin noch das LDL- und HDL-Cholesterin sowie möglichst das Lipoprotein a und das oxidierte LDL-Cholesterin. Letzteres gibt Auskunft, wie weit das LDL-Cholesterin radikalisch verändert wurde. Dieses oxidierte LDL scheint jenes zu sein, welches zum Risikofaktor wird. Niedriges Cholesterin alleine bedeutet also nicht niedriges Risiko. Wenn wieder der oxidative Stress als wesentlich modulierender Faktor hinzukommt, ist gerade bei der Betrachtung des Cholesterins der Blick auf andere Systeme zu wenden.

Wendt hat bereits darauf hingewiesen, dass durch Verdichtung der Grundsubstanz der Basalmembran die Transitstrecke schlechter passierbar wird. Somit kommt es auch zu einem notwendigen Anstieg von Cholesterin, nachdem dies ja nicht nur Risikofaktor, sondern vor allem auch ein notwendiger Nährstoff für die Zellen darstellt.

Die physiologischen Wirkungen von Cholesterin sind unter anderem:
- verleiht der Zellmembran die Stabilität;
- ist Ausgangsstoff für die Hormonsynthese der Nebenniere (Steroidgenese);
- Synthese von Vitamin D;
- Bildung der Gallensäure.

Vor allem die Hormonsynthese interessiert uns in diesem Zusammenhang. Bei Stress jeder Art, also auch oxidativem Stress, werden von der Nebenniere Adrenalin und vor allem Cortison und andere Steroidhormone gebildet. Somit signalisiert die Nebenniere bei Stress einen erhöhten Bedarf an Cholesterin. Dieses kann dann aber – beispielsweise durch die erschwerte Passage durch die Grundsubstanz – nicht effektiv genug zur Nebennierenzelle transportiert werden. Aber auch hier setzt die Mayr-Therapie sehr erfolgreich an. Schonung als oberes Therapieprinzip entspricht der von Selye geforderten Ruhe und Erholung zur Behandlung jeglichen Stresses. Es ist also wichtig, dass wir den Patienten anleiten, durch die Mayr-Therapie zur Ruhe zu kommen und Stress abzubauen, um damit auch das Cholesterin zu senken.

13.3.1 Praktische Durchführung einer Mayr-Therapie bei Fettstoffwechselstörungen

Ob strenges Fasten oder eine mildere Form einer Mayr-Therapie gewählt wird, es gelingt praktisch immer, die erhöhten Triglyceride rasch zu senken. Auch beim Cholesterin gilt ähnliches, wenn es mitunter auch länger dauert, bis sowohl das Gesamtcholesterin sich um 200 mg/dl einpendelt, als auch die HDL/LDL-Relation sich verbessert. Hierzu ist dann mindestens eine dreiwöchige Mayr-Therapie notwendig. Viel schwieriger ist es, dieses Niveau zu halten.

Hierzu gelten folgende **Empfehlungen**:
- Reduktion der Gesamtfettzufuhr auf max. 30 % des Energiebedarfs, davon 1/3 gesättigte, 1/3 einfach ungesättigte, 1/3 mehrfach ungesättigte Fettsäuren.
  Dies ist sowohl aus Gründen der Eiweißrestriktion selbst notwendig, als auch um den Anteil der sichtbaren und unsichtbaren tierischen Fette zu reduzieren.
- Beschränkung der Cholesterinzufuhr auf 300 mg pro Tag

- Zufuhr von komplexen Kohlenhydraten und Ballaststoffen
- Sinnvolle Bewegung, die Spaß macht.

Die Zufuhr komplexer Kohlenhydrate und Ballaststoffe ist sicher erst nach der Mayr-Therapie möglich. Mit der Zufuhr von mehrfach ungesättigten Fettsäuren kann bereits während der Mayr-Therapie begonnen werden. Als Zulage zur Basensuppe, in Aufstrichen mit Gemüse oder auch bei der Milden Ableitungsdiät lassen sich kaltgepresste Pflanzenöle hervorragend kombinieren. Dies ist vor allem für den Erschöpften und/oder zur Atrophie neigenden Patienten wichtig. Durch die Gabe der Öle lässt sich langfristig auch die HDL-Konzentration anheben, sodass sich der HDL/LDL-Quotient meist wieder normalisiert. Vor allem kann durch Omega-3-Fettsäuren das Serumtriglycerid drastisch gesenkt werden.

Wie oben dargestellt ist bei Fettstoffwechselstörung mit erhöhtem Cholesterin vor allem auch die hormonelle Regulation zu berücksichtigen. Stress verhindert ein Normalisieren der Cholesterinwerte, sowohl während der Mayr-Therapie als auch außerhalb. Daher sind gerade Strategien zur Stressbewältigung in dieser Zeit besonders wichtig. Während der Mayr-Therapie bestehen Zeit und Möglichkeit, das Stressverhalten des Patienten zu analysieren und gegebenenfalls Veränderungen vorzunehmen. Stress während der Mayr-Therapie würde aber auch die falsche Diätetik hervorrufen, sodass gerade hier z.B. Lebensmittelintoleranzen ausgeschlossen werden sollten.

Auch die hormonelle Umstellung der Frau in der Menopause zählt zu den sensiblen Bereichen, da auch die Synthese der Sexualhormone im Cholesterin ihren Ursprung hat. So zeigen postmenopausale Frauen auch einen höheren Cholesterinspiegel als vor der Menopause und erreichen sogar höhere Werte als gleichaltrige Männer.

13.4 Gicht

Die Gicht ist eine typische Wohlstandserkrankung. Die hohe Zufuhr von Purinen aus tierischen Lebensmitteln führt zu einer Hyperurikämie. Streng genommen ist die obere Grenze der Norm durch das Löslichkeitsprodukt von Natriumurat gegeben und liegt bei 6,4 mg%. Höhere Konzentrationen von Harnsäure zeigen eine Tendenz zum Ausfallen von Harnsäure, weil das Serum als Lösungsmedium gesättigt ist. Wichtig dabei ist, dass z.B. eine Nephrolithiasis erst im sauren Milieu des Harns auftritt. Für das Gewebe (gelenksnahe Bindegewebe) gilt das gleiche. Solange also der Säure-Basen-Haushalt einigermaßen ausgeglichen ist, hat der Patient mit der Hyperurikämie kaum Beschwerden. Gerade die beim Fasten entstehende Fastenacidose kann aber therapeutische Interventionen erfordern.

13.4.1 Einfluss von Nahrungsmitteln auf die Harnsäurekonzentration

▶ **Purinkörper**

Nahrungspurine sind in erster Linie Nukleoproteide. Diese werden letztlich zu Harnsäure abgebaut. Dabei ist die harnsäurebildende Wirkung von RNS stärker als die von DNS.

Weiter ist die Purinkonzentration in Lebensmitteln auch von Lagerung und Zubereitung derselben abhängig. Erhitzen von Lebensmitteln führt mitunter zu einer erheblichen Reduktion von Purinkörpern, da diese durch die thermische Zubereitung bereits gespalten werden (⇨ Tabelle 14).

▶ **Eiweiß**

Vermehrte Zufuhr von Eiweiß führt zu einer Zunahme der renalen Harnsäureausscheidung. Diese urikosurische Wirkung führt zu erhöhter Harnsäureausscheidung bei gleichzeitigem Abfall des Serum-Harnsäure-Spiegels.

Tabelle 14 Gehalt an Harnsäure in Lebensmitteln je 100 g Lebensmittel.

Lebensmittel mit hoher Harnsäurekonzentration	Innereien: Milz, Bries, Niere	210–900 mg
	Fleisch	120–180 mg
	Fisch	110–200 mg
	konservierte Lebensmittel (Fisch)	180–350 mg
	Wurstwaren	60–130 mg
	Hülsenfrüchte (Erbsen, Linsen, Soja)	80–220 mg
Lebensmittel mit niedriger Harnsäurekonzentration	Milch, Quark, Butter	40–100 mg
	Tee, Kaffee	10–20 mg
	Zucker	5–50 mg
	Obst	0 mg
	Gemüse	0 mg
	Getreide	0 mg

▶ **Kohlenhydrate**

Die Zuckeraustauschstoffe Xylit, Sorbit sowie Fructose können in hohen Dosen die Harnsäure erhöhen. Die Ursache liegt in einem gesteigerten Abbau von Purinen in der Leber.

▶ **Fette**

Hoher Fettkonsum führt zu einer Hemmung der renalen Harnsäureausscheidung. Dabei ist es einerlei, welchen Ursprungs die Fette sind.

▶ **Alkohol**

Alkohol führt über die Förderung der Acidose zur Reduktion der renalen Harnsäureausscheidung und somit zu einer erhöhten Serum-Harnsäure. Alkohol stimuliert aber selbst den Abbau der Purinkörper in der Leber oder führt auch direkt Harnsäure zu.

13.4.2 Praktische Durchführung einer Mayr-Therapie bei Gicht

Die Mayr-Therapie führt eigentlich immer zu einer Reduktion und Normalisierung des Harnsäurespiegels. Zu beachten ist jedoch, dass es anfänglich zu einem zum Teil enormen Anstieg von Harnsäure im Serum kommen kann. Dies zeigt einerseits den hohen Ausscheidungsdruck und andererseits wird durch die Fastenacidose die renale Ausscheidung reduziert. Dabei können Werte bis 20 mg% durchaus „beschwerdefrei" überstanden werden, wenn gleichzeitig der Säure-Basen-Haushalt ausgeglichen wird. Die Gabe von Basenpulver bzw. Natriumbicarbonat oral ist also unbedingt notwendig. Bei akuten Beschwerden bewährt sich auch die i. v.-Applikation von Natriumbicarbonat als Kurzinfusion. Vor allem bei bereits behandelter latenter Hyperurikämie ist von Anbeginn der Behandlung mit einer hohen Basenzufuhr darauf zu reagieren. Unter diesem Regime lassen sich auch meist die Medikamente reduzieren bzw. abbauen.

Für den akuten Schub bewährt sich neben den oben erwähnten Baseninfusionen von 4,2 %igem-Natriumbicarbonat die Gabe von Colchicin sowie Ledum D6. Ein Topfenwickel kühlt den entzündeten Gelenksbereich und reduziert Schmerzen und Schwellung.

13.5 Herz-Kreislauf-Erkrankungen – Hypertonie – erhöhtes kardiales Risiko

Herz-Kreislauferkrankungen zählen mit zu den häufigsten Beschwerden in der Allgemeinpraxis. Sie stehen weiter ganz oben im

Bereich Mortalität und kostenintensiver Behandlungen. Das muss nicht so sein, sofern man die therapeutischen Prinzipien einer Mayr-Therapie hier sinnvoll einsetzt.

Für das Verständnis der biochemischen Zusammenhänge sind die Arbeiten von Wendt sehr hilfreich. Die Eiweißmast führt zur Verdichtung der Grundsubstanz, Verstopfung der Filterstrecke sowie zur Behinderung des Stoffaustausches des Herzmuskels. Die langsame Entwicklung der Arteriosklerose als Konsequenz der Stauung der Proteine im Kapillarbereich wurde bereits beschrieben (⇨ Kap. 8). Es kommt natürlich auch zu einem zunehmenden Sauerstoffdefizit des Herzmuskels mit Tendenz zum sauren Stoffwechsel, den ersten Anzeichen einer Angina pectoris. Nach Wendt ist dann der Herzinfarkt nur mehr die logische Folge der „Säurekatastrophe". Gleichzeitig mit den Veränderungen der Biochemie ändern sich aber auch die „räumlichen Verhältnisse". Man betrachte nur einmal die verschiedenen Haltungen nach F. X. Mayr und ihre Auswirkungen auf die Herzlage. Selbstverständlich haben wieder die Individualität sowie Vitalität des Einzelnen entscheidenden Einfluss auf die Ausformungen von Symptomen und Beschwerden.

Der vitale Großtrommelträger wird lange Zeit nichts merken, aber allmählich entwickelt sich eine gewisse Belastungsdyspnoe. Durch den reflektorischen Zwerchfellhochstand hat auch das Herz seine Lage derart verändert, dass verschlechterte Strömungsbedingungen für das Herz vorliegen. Diese Veränderungen in Verbindung mit obig dargestelltem Nährstoffstau lassen dann auch den Vitalen Beschwerden verspüren. Anfänglich vielleicht nur nach dem Essen, als Roemheld-Syndrom, später auch mit anderen Zeichen der Übersäuerung (Gastritis etc.).

Eine Dyspnoe verstärkt die Sauerstoffschuld, diese die Acidose, und der nächste Schritt ist der Nährstoffstau mit Verschlackung usw.

Der Circulus vitiosus der kardialen Risikofaktoren nimmt seinen Lauf.

Der weniger Vitale hat von Anfang an geringere oder andere Kompensationsmöglichkeiten. Bei der lässigen Haltung entwickelt sich eine Hoch- und Rundrückigkeit, um der Schwerkraft entgegenzuwirken. Auch dabei wird der Raum für das Herz verändert, gleichzeitig aber auch die Zwerchfellexkursion reduziert.

> Was anfänglich noch Kompensation ist, um Säurebelastungen auszugleichen, wird dann rasch zum Risikofaktor. So ist der Hypertonus auch Folge und Konsequenz der veränderten Blutzusammensetzung, vor allem der Viskosität. Durch die vollen Stauspeicher wird mehr Druck notwendig, die Zirkulation aufrecht zu erhalten. Jede Lageveränderung des Herzens bewirkt Ähnliches: Druckanstieg und Frequenzänderung.

Unter Druck stehen heißt aber auch, weitere Einflüsse miteinzubeziehen. Der Stress lässt wieder den Organismus an Mineralstoffen verarmen, weshalb oft die muskulären Elemente, also auch Herz und Gefäße, in erhöhter Spannung sind.

13.5.1 Risikofaktor Arteriosklerose

Unbestritten ist auch die Arteriosklerose ein wesentlicher Risikofaktor für Herz-Kreislauf-Erkrankungen. Egal welche Genese der Arteriosklerose man als vorrangig ansieht, sicher ist, dass ein Mangel an Omega-3-Fettsäuren die Entwicklung begünstigt, wenn nicht sogar der entscheidende biochemische Faktor ist. In der Mayr-Therapie reguliert sich die Fettsäurerelation wieder einigermaßen ein, allerdings ist in der Folge oft ein relatives Defizit von Omega-3-Fettsäuren festzustellen. Ein Ausgleich derselben reduziert die entscheidenden Risikoparameter der Arteriosklerose. Es konnte auch in großen Untersuchungen gezeigt werden, dass die Gabe von Omega-3-Fettsäuren die Restenoserate nach Ballondilatation von 33–40 % ohne Medikation auf 11–22 % mit Omega-3-Fettsäure-Medikation verringert. Weiter wird die Gesamtmortalität nach einem Herzinfarkt bei 2-jähriger Therapie um 29 % gesenkt. Dies sollte uns veranlassen, gerade auf die Omega-3-Fettsäuren besonders zu achten.

Wirkungen von Omega-3-Fettsäuren auf kardiale Risikoparameter
- senken Cholesterin und Triglyceride
- senken den Blutdruck
- senken Lipoprotein A
- senken Fibrinogen
- verlängern Blutungszeit und Lebenszeit der Thrombozyten
- verringern Viskosität und Thrombozytenaggregation

13.5.2 Praktische Durchführung einer Mayr-Therapie bei Herz-Kreislauf-Erkrankungen

Egal welcher Ätiologie die Herz-Kreislauf-Erkrankung ist, die Mayr-Therapie wird, richtig angewandt, sehr hilfreich sein. Vorsicht ist jedoch bei der Herzinsuffizienz geboten, sofern sie zur Dekompensation neigt. Hier ist das mildeste Vorgehen notwendig, um nicht durch intensive Entgiftungsreaktionen eine kardiale Belastung zu provozieren. Ruhe und Schonung sind selbstverständlich, ebenso aber eine häufige ärztliche manuelle Bauchbehandlung. Hierdurch wird rasch eine Erleichterung zu erzielen sein, der Patient merkt dies auch unmittelbar.

Bei der Herzinsuffizienz finden sich auch oft massive Gärungs- und Fäulnisdyspepsien mit intestinaler Autintoxikation. Dies zu reduzieren ist enorm wichtig, weil hier sowohl eine mechanische Behinderung zu finden ist, als auch eine schlechtere Stoffwechselsituation vorherrscht. Üblicherweise bessert sich jedoch die Herzinsuffizienz relativ rasch. Die Mayr-Therapie wirkt entlastend auf das gesamte Herz-Kreislauf-System, sodass sich auch Ödeme gut zurückbilden.

Eine bestehende Medikation wird anfänglich selbstverständlich beibehalten, allenfalls ergänzt um Crataegutt, welches die Kontraktilität unterstützt, ohne den Sauerstoffverbrauch zu erhöhen. Bei zunehmender Verbesserung der kardialen Situation ist eine Reduktion der Medikamente möglich. Diuretika lassen sich durch die Gabe von Bittersalz rascher einsparen bzw. absetzen.

Beim **Hypertonus** kann und soll, sofern es sich um einen vitalen Patienten handelt, eine intensive Mayr-Therapie durchgeführt werden. Anfänglich durchaus mit Tee- oder Wasserfasten. Auch sind Aderlässe sehr hilfreich, um akute Blutdruckkrisen zu beherrschen. Es hat sich die Kombination mit der nachfolgenden i.v.- Applikation von 4,2 %-igem Natriumbicarbonat im Sinne einer isovolämischen Hämodilution bewährt. Somit wird gleichzeitig Eiweiß aus den Stauspeichern reduziert und auch die Acidose ausgeglichen. Gegebenenfalls werden Aderlässe wöchentlich wiederholt, bis der Hämatokrit nachhaltig unter 42 % zu liegen kommt. Meist normalisiert sich der Blutdruck auch in dieser Zeit.

Aus orthomolekularer Sicht ist vor allem an Magnesium zu denken. Dies ist der natürliche Calciumantagonist und oft genauso wirksam wie moderne chemische Verbindungen. Meist gelingt es auch noch, eine bestehende Blutdruckmedikation zu reduzieren, sofern sich der Blutdruck bei mehreren Kontrollen deutlich stabilisiert hat. In diesem Zusammenhang sei noch darauf hinzuweisen, dass auch Histamin kardial wirksam ist. Konzentrationsabhängig kommt es zu einem Anstieg der Herzfrequenz, später zu einem Absinken des Blutdrucks auf niedriges Niveau. Den Anstieg der Herzfrequenz auf Histamin hat der Kardiologe Coca zur

Diagnostik von Lebensmittelunverträglichkeiten ausgenützt (⇨ S. 89). Steigt die Herzfrequenz um zehn Schläge pro Minute, nachdem ein Lebensmittel gegessen wurde, an, kann man davon ausgehen, dass dieses Lebensmittel schlecht bis gar nicht vertragen wird. Dies ist eine einfache und durchaus praktikable Methode zur Selbstkontrolle.

In bestimmten Konzentrationsbereichen kommt es auch zur **Hypotonie**. Öfter als erwartet findet sich eine Hypotonie bei Histaminintoleranz, mehr noch, die Hypotonie mit Müdigkeit, Mattigkeit, Abgeschlagenheit, Leistungs- und Konzentrationsabfall deutet eigentlich äußerst verdächtig auf eine Histaminintoleranz hin (⇨ Kap. 11.2).

Auch Selen hat Auswirkungen auf den Herzmuskel. Es hat sich gezeigt, dass eine Kardiomyopathie häufig mit Selenmangel auftritt bzw. eine Selenmedikation eine Kardiomyopathie positiv beeinflusst (200 µg/Tag).

Co-Enzym CoQ10 ist wichtig für die Energiebereitstellung im Herzmuskelgewebe. Somit lässt sich Co-Enzym CoQ10 bei allen Herzmuskelstörungen gut einsetzen, um Sauerstoff- und Nährstoffverwertung zu verbessern. Allerdings sind Gaben von ca. 3 mg/ kg Körpergewicht notwendig, welche auch über einen längeren Zeitraum gegeben werden müssen (mindestens 2 bis 3 Monate).

Die Gabe von kaltgepressten Pflanzenölen, vor allem Omega-3-Fettsäuren, reduziert deutlich die kardialen Risikofaktoren. Daher sollten diese bereits während der Mayr-Therapie, z.B. in Form von 2 Esslöffeln kaltgepressten Leinöl den Mahlzeiten hinzugefügt werden. Sollte dies aus geschmacklichen Gründen nicht möglich sein, sind diese als EPA oder DCHA in Form von Nahrungsergänzungen in Kapselform verordenbar.

Wichtig bei allen Herz-Kreislauf-Erkrankungen ist die individuelle Schonung. Dabei geht es nicht darum, den Patienten ans Bett zu fesseln, sondern entsprechend seinen Möglichkeiten zu fördern. Oft hat der Herz-Kreislauf-Patient auch einen Bewegungsmangel. Dann ist er langsam und schonend an eine gewisse Bewegungstherapie heranzuführen. Dies erfolgt am besten unter ständiger Herzfrequenzkontrolle, um sicher zu stellen, dass eine aerobe Stoffwechselsituation gewährleistet wird. Entsprechende Lactatmessungen sind also zu empfehlen.

14 F. X. Mayr und hormonelle Regulationsstörung

14.1 Grundlagen

Bereits Mayr hat darauf hingewiesen, dass die intestinale Autointoxikation besonders frühzeitig und intensiv zu Funktionsstörungen bei den endokrinen Drüsen führen kann. Es kann auch häufig sein, dass von Seiten des Verdauungsapparates keinerlei Beschwerden bestehen bzw. sich der Betreffende so daran gewöhnt hat, dass er sie nicht mehr wahrnimmt. Daher werden selten Beschwerden der hormonellen Regulation mit dem Verdauungsapparat in Verbindung gebracht.

Ein weiterer Faktor ist, dass die hormonelle Regulation nicht nur ein Organ betrifft, sondern viele in sich verschaltete Regelkreise. Veränderungen einzelner Organe führen über Rückkopplung mit anderen zu entsprechenden Maßnahmen der Gegenregulation, um Funktionsstörungen möglichst rasch und effektiv ausgleichen zu können. Andererseits ist klar, dass die Toxine aus der intestinalen Autointoxikation alle hormonell aktiven Organe gleichermaßen beeinträchtigen. Sie werden via Blut und/oder Lymphe gleichmäßig im Körper verteilt. Entsprechend den individuellen Reaktionsmustern des Einzelnen werden also Organ(-systeme) noch im Exzitationsstadium sein, während andere sich bereits in der Paralyse befinden. Dies macht die Sache komplexer, sodass man davon ausgehen muss, dass eigentlich immer eine multiforme polyglanduläre Dysfunktion mit einzelnen Schwerpunkten besteht (⇨ Abb. 35).

Für das Verständnis der hormonellen Regulationsstörung ist wiederum die Kenntnis des Stresskonzeptes nach Selye hilfreich (⇨ Abb. 36). Neben dem phasenhaften Ablauf

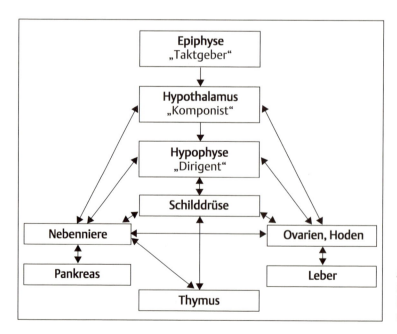

Abb. 35 Hormonelle Interaktionen. Modifiziert nach Gerz u. Garten.

14.1 Grundlagen

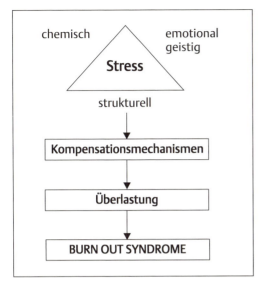

Abb. 36 Ablauf hormoneller Regulationsstörungen.

beschreibt Selye, dass Stress jedweder Art immer zur Beeinflussung von Thymus, Nebenniere und Magen führt. Zumindest ein Organsystem ist dabei direkt mit dem hormonellen System verbunden, die beiden anderen beeinflussen es indirekt.

Es ist auch klar, dass der Organismus primär über viele Kompensationsmöglichkeiten verfügt und diese auch nützt. Solche Strategien beinhalten aber auch im Sinne der Triad of Health, dass z.B. hormonelle Regulationsstörungen zu Beschwerden im Bewegungsapparat führen können, weil in diesem Bereich „Schwachstellen" bestehen und eben nicht mehr ausreichend kompensiert werden kann. Andererseits schafft es für uns Mayr-Ärzte wiederum die Möglichkeit, im Strukturellen therapeutisch wirksam zu werden. In diesem Zusammenhang sei darauf verwiesen, dass bei der manuellen Bauchbehandlung nicht nur der Verdauungsapparat direkt mechanisch beeinflusst wird, sondern sehr wohl auch **alle** anderen Organe der Bauchhöhle. Hierzu zählen vor allem auch die Nieren und Nebennieren,

selbst wenn diese streng genommen retroperitoneal liegen. Verschiedene osteopathische Techniken nutzen dies auch sehr effektiv in der Therapie hormoneller Störungen.

Aber auch viele Symptome aus dem Bereich des „allgemeinen Wohlbefindens" lassen sich als Stressbelastung interpretieren. Vegetative Dystonie hat zwar den Charakter einer Verlegenheitsdiagnose mit starkem, zum Teil abwertenden Hang zur Psyche, ist aber sicher aus dem Unvermögen entstanden, diese Vielzahl von Beschwerden näher zu definieren und auch entsprechend einzuordnen. Bedenkt man die enorme Bedeutung der hormonellen Regulation für unsere gesamte Befindlichkeit, so wird auch die Variabilität der Beschwerden klar.

Vernetztes Denken und die Multikausalität von hormonellen Regulationsstörungen ist also die Basis biologischen Vorgehens.

> In der Therapie hormoneller Regulationsstörungen ist es wichtig, folgende Punkte zu berücksichtigen:
> - Elimination von übergeordneten Störfaktoren (Herde, Störfelder)
> - Entlastung des Organismus durch Milieuänderung (Entschlackung)
> - Verbesserung der Organfunktion durch Regulationsmaßnahmen, Stimulation und/oder Substitution
> - Reflextherapien, spezielle Techniken

Durch die individuelle Kombination dieser therapeutischen Maßnahmen kommt es zur Regeneration der meist überlasteten Regelkreise. Es ist klar, dass das Adaptationsvermögen des Individuums sowohl von der individuellen Reaktionslage, aber auch vom Tonus der Leistungsfähigkeit der Organsysteme abhängig ist.

Im Folgenden wird auf die Besonderheiten einzelner Organsysteme eingegangen - ohne Anspruch auf Vollständigkeit. Grundsätzlich erlebt man durch die Mayr-Therapie immer wieder hervorragende Erfolge in der Behandlung hormoneller Störungen.

14.2 Epiphysenstörungen

Die Epiphyse ist ein ca. 100–200 mg kleines „Anhängsel" des Gehirns. Die Drüsenzellen der Epiphyse produzieren Melatonin, Serotonin und andere Peptidhormone. Mit zunehmendem Alter macht sich eine Atrophie des Gewebes bemerkbar. Interessant auch, dass die Epiphyse das einzige Organ des menschlichen Körpers ist, in dem Magnetid vorkommt. Bei niederen Tieren fungiert die Epiphyse als Sinnesorgan für Licht. Auch die Produktion des Melatonins ist lichtabhängig, oder besser wird durch Licht gehemmt, sodass die Steuerung des Tag-Nacht-Rhythmus erfolgt.

Bei Menschen existieren sympathische nervale Verbindungen von der Retina über das Ganglium cervicalis superior zum Corpus pineale.

Bei Säugetieren wird auch eine jahreszeitliche Steuerung der Vitalität bzw. sexuellen Aktivität durch Melatonin vermutet. Möglicherweise hemmt Melatonin die Aktivität der Keimdrüsen vor der Pubertät.

Die Synthese von Melatonin (⇨ Abb. 37) erfolgt von der Aminosäure Tryptophan via 5-Hydroxytryptophan und Serotonin. Co-Faktor für die Biosynthese ist Vitamin B6. Die Störung der Tryptophanaufnahme bei der Fructoseintoleranz wurde bereits besprochen (⇨ S. 98). Steht zu wenig Tryptophan zur Verfügung fehlt es letztlich für die Melatoninsynthese. Melatonin wird jedoch nicht nur in der Epiphyse gebildet, sondern auch in geringen Mengen in der Neuroretina sowie vor allem im Darm. Über 90 % des im Körper nachweisbaren Melatonins befindet sich in den enterochromaffinen Zellen des Verdauungsapparates.

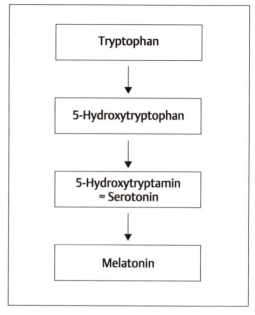

Abb. 37   Melatoninsynthese.

▶ **Physiologische Wirkungen des Melatonins**

Melatonin wurde in der letzten Zeit mit vielen Attributen versehen und auch als Wunderdroge für ein längeres Leben bezeichnet. Wenn auch vieles relativiert werden muss, Einiges nur ungesichert ist, so hat Melatonin doch wichtige Aufgaben als „Taktgeber" für alle rhythmischen Prozesse im Organismus. Die Melatoninproduktion unterliegt einer zirkadianen Rhythmik und einer jahreszeitlichen Periodik. Die Produktion beginnt mit Einsetzen der Dunkelheit, erreicht gegen Mitternacht ein Maximum und nimmt gegen Morgen hin wieder ab. Nachdem im Winter die Nächte länger werden, wird Melatonin auch über einen längeren Zeitraum gebildet.

Grundsätzlich ist die Nacht die Zeit der Regeneration. Melatonin scheint also diese Regeneration zu steuern bzw. zu fördern. Aus diesem Grund wird Melatonin gerne als „Anti-Aging-Hormon" bezeichnet. Melatonin reduziert die Leistungsfähigkeit verschiedener Systeme, um deren Lebensdauer zu verlängern. Melatonin ist damit auch Gegenspieler vom Adrenalin. Im Tierreich zeigt sich die Regenerationsphase auch im Winterschlaf bestimmter Tierarten. Somit sinkt auch die Körpertemperatur ab, was ein sinnvoller Energiespareffekt ist. Auch diese Fähigkeit geht mit zunehmendem Alter immer mehr verloren.

Melatonin greift nun direkt über verschiedene biochemische Mechanismen in den Stoffwechsel ein.

Viele dieser Wirkungen sind derzeit Bestandteil intensiver wissenschaftlicher Forschungen:

- Melatonin wirkt selbst als starkes Antioxidan, bei dessen Abbau nicht wieder freie Radikale entstehen.
- Melatonin ist das stärkste Antioxidans für Hydroxylradikale.
- Melatonin schirmt vor elektromagnetischen Feldern ab und schützt somit vor Elektrosmog. Eine Tatsache, die im modernen Kommunikationsalltag mit Unmengen von Elektrosmog besondere Bedeutung hat.
- Im Tierversuch konnte gezeigt werden, dass der Melatoninspiegel in Abhängigkeit der Feldstärke elektromagnetischer Felder reduziert wird.

Wahrscheinlich werden in der nächsten Zeit durch neuere Forschungen noch weitere Details zur Melatoninwirkung bekannt werden. Für uns als Mayr-Ärzte ergeben sich jedoch genügend Anknüpfungspunkte.

Die Mayr-Therapie ermöglicht es, dass endogene Rhythmen wieder wirksam werden können. Mehr noch – die Mayr-Therapie ist ein rhythmisierender Prozess. Die Hauptmahlzeiten sind morgens und mittags, abends wird nur wenig bis gar nichts zu sich genommen. Die moderne medizinische Nomenklatur nennt dies „Dinner Cancelling".

Oben wurde als eine der Wirkungen von Melatonin das Absenken der Körpertemperatur beschrieben. Hier ergeben sich ebenfalls Anknüpfungspunkte zum Verdauungsapparat bzw. zur abendlichen Nahrungsaufnahme. Die Notwendigkeit, die abendliche Mahlzeit auch kalorisch umzusetzen, bringt eine Temperaturerhöhung mit sich. Bedenkt man weiter, dass Gärungs- und/oder Fäulnisprozesse als Folge der abendlichen Leistungsverminderung des Verdauungsapparates nochmals mehr Temperaturerhöhungen bedingen, so erkennt man, dass auch in der hormonellen Regulation die Wirkung von Melatonin zunichte gemacht wird. Alkohol wirkt nicht nur auf die Gefäße, sondern erhöht auch die Körpertemperatur. Und es ist einerlei, ob zuviel getrunken wird oder Alkohol via Gärung im Verdauungsapparat entsteht.

Auf die Abendmahlzeit zu verzichten, ermöglicht also dem Organismus, dass Melatonin seine Wirkungen entfalten kann. Die Elimination bzw. Reduktion von Gärungs- und Fäulnisprozessen im Verdauungsapparat ermöglicht die Aufnahme von Tryptophan als Vorstufe des Melatonius.

> Zusammenfassend lässt sich festhalten, dass durch die Mayr-Therapie sowohl die Produktion von Melatonin gesteigert bzw. wieder angeregt wird, als auch die Wirkungen von Melatonin im Organismus entfaltet werden können.

14.3 Hypophysenstörungen

Ist die Epiphyse der Taktgeber, so ist die Hypophyse der Komponist im hormonellen Orchester. Dies deshalb, weil von der Hypophyse die Steuerungshormone für die peripheren Hormondrüsen produziert werden. Somit hat die Hypophyse eine Mittlerrolle bei Unterfunktion peripherer Hormondrüsen im Sinne einer kompensatorischen Stimulation. Diese Stimulation ist nun nicht streng auf ein Organsystem beschränkt, sondern umfasst auch synergistische Wirkungen anderer Hormondrüsen.

Neben den einzelnen tropen Hormonen ist vor allem die Wirkung von Somatotropin (STH, Wachstumshormon) von besonderem Interesse. Chein, der bekannte Proponent einer Hormontherapie gegen Alterungsprozesse, beschreibt Somatotropin als „Meisterhormon". STH wird ähnlich wie Melatonin vor allem nachts abgegeben, mit einem Maximum kurz nach Mitternacht. Die Regulation erfolgt über ein hypothalamisches Releasinghormon, sowie ein inhibitorisches Hormon. Übermittler der Somatotropinwirkung ist IGF1 – Insulin like Growth Faktor – oder Somatomedin C genannt. Lange Zeit war man der Meinung, Somatotropin sei nur während der Wachstumsperiode notwendig und wirksam. Dabei wirkt Somatotropin deutlich anabol. Es kommt zum Aufbau von Organen, wozu letztlich Eiweiß und Energie benötigt wird. Für die Energiebereitstellung wird Fett mobilisiert, um auch in der Folge Muskelmasse aufbauen zu können. Somit verändert sich die Fett-Muskel-Relation zugunsten der Muskulatur. Was gibt es Schöneres, als auf eine einfache Weise Fett in Muskel umzuwandeln. Die anabole Wirkung betrifft aber auch die Knochen, wo die Festigkeit erhöht und Osteoporose reduziert wird. Die Spannkraft der Haut wird verbessert, ebenso die Funktion nahezu jedes Organsystems. Wahrlich ein Meisterhormon, mit dem es gelingt, „Alterungsprozesse nicht nur aufzuhalten, sondern auch umzukehren". Man müsse nur trachten, den Hormonspiegel eines Zwanzigjährigen zu haben (Chein).

Mittlerweile ist Somatotropin als gentechnisch hergestelltes Hormon verfügbar und wird auch immer mehr verabreicht. Um allerdings eine Therapie durchführen zu können, sind aufwändige und kostspielige Hormonuntersuchungen notwendig. Auch ist das Somatotropin als Arznei nicht gerade billig und nur als Injektion wirklich applizierbar.

Somit stellt sich die Frage, wie die Regulation und Freisetzung von Somatotropin gefördert werden kann. Und hier zeigt sich, dass Fasten das stärkste Stimulans zur Freisetzung von Somatotropin ist. Nachdem Somatotropin vor allem nachts ausgeschüttet wird, ergibt sich als Konsequenz wieder das „Dinner-Cancelling-Konzept". Letztlich ist zu erwarten, dass die Mayr-Therapie ausgleichend wirkt und erniedrigte Somatotropinspiegel erhöht. Darüber hinaus führt auch körperliche Betätigung zu einem Somatotropinanstieg. Von den Aminosäuren wirken vor allem Arginin, Lysin und Ornithin im Sinne einer Somatotropinproduktion. Metka konnte darüber hinaus zeigen, dass auch die Verabreichung von Gelee Royal und Blütenpollen die Somatotropinproduktion fördert.

> Auch hier lässt sich zusammenfassend wieder festhalten, dass Fasten erwiesenermaßen stimulierend für die Hormonproduktion wirkt.

Somit ist eine richtig durchgeführte Mayr-Therapie eine optimale Strategie, um „erfolgreich älter zu werden".

14.4 Schilddrüsenerkrankungen

Schilddrüsenerkrankungen sind in innereuropäischen Ländern relativ häufig, zumal es sich zumindest um partielle Jodmangelgebiete handelt. In der Schilddrüse wird Jod an die Aminosäure Tyrosin gebunden, wobei zwei Formen Trijodthyronin mit drei Jodatomen und Thyroxin mit vier Jodatomen entstehen. T3 ist die biologisch aktivere Form des Hormons, T4 hat als Prohormon eine längere Halbwertszeit. Je nach Bedarf besteht die Möglichkeit z. B. in der Leber aus T4 T3 zu bilden. Diese Dejodinisation erfolgt durch das selenabhängige Enzym Dejodase.

Jod ist als essenzieller Baustein der Schilddrüsenhormone meist der limitierende Faktor der Synthese. Laut WHO sollte die tägliche Jodzufuhr zwischen 130 und 300 µg betragen (⇨ Tabelle 15). Die DGE nennt 180–200 µ pro Tag. Insgesamt beträgt die durchschnittliche Aufnahme jedoch nur ca. 70 µg pro Tag. Daher wird in Deutschland eine generelle Jodprophylaxe empfohlen bzw. durchgeführt. Ähnliches gilt für Österreich. Die Bioverfügbarkeit des Jods hängt auch wesentlich von der Struktur der zugeführten Jodverbindung ab. Jod wird enteral resorbiert und renal eliminiert. Die Jodausscheidung im Urin spiegelt also nicht das nutritive Jodangebot, sondern das tatsächlich resorbierte Jod wider. Die begrenzte Bioverfügbarkeit zeigt sich auch darin, dass nur ca. 20 % des zugeführten Jods mit dem Urin ausgeschieden werden.

Darüber hinaus gibt es eine Reihe von Substanzen, welche die Bioverfügbarkeit von Jod weiter reduzieren. Hierzu zählen Pflanzenstoffe aus Kohlgemüse genauso wie Herbizide, Insektizide, Weichmacher und Nitrat z.B. im Trinkwasser. Die Resorption von Jod erfolgt im Dünndarm. Aus obigen Zusammenhängen wird klar, dass auch Toxine aus Gärung und Fäulnis die Bioverfügbarkeit von Jod beeinträchtigen werden.

Für die Diagnostik der Jodaufnahme wird die renale Jodausscheidung in µg/g Kreatinin herangezogen. Die Messung erfolgt im Morgenharn, laut WHO liegt der Sollwert bei 150 µg/g Kreatinin oder darüber.

Es sollen hier nicht alle Funktionsstörungen der Schilddrüse behandelt werden, aber es ist wichtig, die Diagnostik in diesem Bereich zu erweitern. Die Durchführung ist einfach, und die Erfahrung zeigt eine deutliche Verbesserung der renalen Jodausscheidung vor und nach einer durchgeführten Mayr-Therapie. Dies bestätigt auch die Erfahrung, dass die Mayr-Therapie regulierend auf die Schilddrüsenfunktion insgesamt wirkt. Wichtig dabei ist lediglich, dass die Kontrolluntersuchung der Jodausscheidung erst dann durchgeführt wird, wenn der Patient wieder die „Alltagskost" zu sich nimmt.

Neben der Jodausscheidung im Harn ist eine Untersuchung der Schilddrüsenfunktion noch wichtig: Die morgendliche Körper-

Tabelle 15 Jodmangelkategorien laut WHO.

Sollwert: >150 µg/g Kreatinin		
Jod im Harn µg/g Krea	Stadium des Jodmangels	Risikofaktoren
100–150	Ausreichende, aber suboptimale Jodversorgung	Keine Hinweise auf jodmangelbedingte unzureichende Schilddrüsenfunktion.
50–100	Milder Jodmangel	Erhöhte Strumahäufigkeit. Normale mentale und körperliche Entwicklung.
25–50	Mäßiger Jodmangel	Deutlich erhöhte Strumahäufigkeit. Hypothyreoserisiko, jedoch noch kein manifestes Kretinismusrisiko.
<25	Schwerer Jodmangel	Großes Hypothyreoserisiko. Ernstes Kretinismusrisiko.

temperaturmessung unter der Achsel. Es hat sich gezeigt, dass dies der sensibelste Parameter für Schilddrüsenfunktionsstörungen ist. Die axilläre Temperatur sollte am Morgen vor dem Aufstehen gemessen zwischen 36,4° und 36,8 °C betragen. Oft finden sich deutlich niedrigere Temperaturen, sodass auf eine funktionelle Schwäche der Schilddrüse im Sinne einer Unterfunktion geschlossen werden muss. Dabei können (noch) durchaus normale Hormonwerte gemessen werden! Die Temperaturmessung bei Frauen soll zumindest über einen gesamten Zyklus erfolgen, bei Männern sind kürzere Zeiträume ausreichend.

14.4.1 Praktische Durchführung der Mayr-Therapie bei Schilddrüsenstörungen

Wichtig ist, dass die Thyreotoxikose, der Morbus Basedow bzw. alle Formen einer manifesten Überfunktion zu den Kontraindikationen einer Mayr-Therapie zählen. Hier ist allenfalls eine milde Diätform als Ernährungsumstellung möglich, um eine notwendige thyreostatische Therapie zu unterstützen.

Dankbare Indikation für die Mayr-Therapie ist jedoch die Hypothyreose. Die Mayr-Therapie führt zu einer deutlichen Verbesserung der Stoffwechselsituation der Schilddrüse. Durch die Behandlung der Enteropathie und intestinalen Autointoxikation verbessert sich der Jodstoffwechsel. Durch Messung des Halsumfanges lässt sich die Reduktion einer bestehenden Struma verdeutlichen.

Bei bestehender Medikation von Schilddrüsenpräparaten ist darauf zu achten, dass diese meist morgens nüchtern genommen werden. Die nachfolgende Einnahme von Bittersalz reduziert daher deren Wirkung. Optimaler Zeitpunkt für die Einnahme von Schilddrüsenpräparaten ist daher ca. 11.00 Uhr morgens oder abends. Oft ist auch eine Reduktion der Medikation möglich. Begleitende Kontrolle der morgendlichen axillären Temperatur zeigt die Veränderung an.

Zur weiteren Unterstützung ist es wichtig daran zu denken, dass oft begleitende Selenmängel die periphere Jodverwertung reduzieren und Vitamin A in hohen Dosen antagonistisch zur Schilddrüsenfunktion ist, in niedrigen Dosen jedoch die Jodresorption fördert. Wichtig ist auch die Wechselwirkung zwischen Schilddrüse und Ovarien bzw. Nebenniere. Viele Frauen erhalten in der Menopause Östrogen. Dieses blockiert jedoch die Schilddrüse, im Gegensatz dazu unterstützt natürliches Progesteron die Schilddrüsenwirkung. Diese Zusammenhänge sind bei der entsprechenden Substitution zu berücksichtigen.

14.5 Nebennierenstörungen

Die Nebennieren sind jene Organe des hormonellen Systems, welche bei Stress immer mit beeinträchtigt werden. Dabei ist es einerlei, ob der Stress körperlicher, chemischer, thermischer oder emotionaler Natur ist. Nach Selye erfolgt die biologische Stressreaktion in drei Phasen, welche für die Nebennieren folgendermaßen ablaufen:

Auf die akute Schocksituation mit Blässe, Schweiß, Muskelschwäche, Tachykardie bis hin zur akuten Nebenniereninsuffizienz folgt rasch die Alarmphase. Diese geht mit der vermehrten Produktion der Nebennierenhormone einher und zielt auf Wiederherstellung physiologischer Bedingungen ab. Neben Anstieg von Cortisol und Aldosteron findet sich ein niedriger Natrium-Kalium-Quotient im Urin, was in der Praxis einen Kaliumverlust bedeutet.

Als nächstes entwickelt sich die Adaptationsphase mit Nebennierenrindenhypertrophie. Diese Phase kann mitunter sehr kurz sein und mündet bei prolongiertem Stress in die Erschöpfungsphase. Diese ist begleitet von allgemeiner Erschöpfung, typischen Burn-out-Syndromen, Infektanfälligkeit, Natriumverlust und Kaliumretention und somit paradoxen Ödemen durch Einstrom von Wasser in die Zelle zur Aufrechterhaltung normaler intrazellulärer Kaliumspiegel. Hinzu kommen rezidivierende Störungen im Bereich des Bewegungsapparates sowie Lichtempfindlichkeit wegen paradoxer Pupillenreaktion u.v.m. Die Symptomatik ließe sich beliebig fortsetzen, da die Beschwerden immer individuell gefärbt sind. Wichtig ist, einfach daran zu denken, dass dieser Symptomenkomplex die Nebenniere betrifft, diese aber stellvertretend für das gesamte hormonelle System gesehen werden muss. Die Nebenniere produziert auch Sexualhormone, sowohl für die Frau als auch für den Mann (⇨ Abb. 38).

Nachdem die Umwandlungen der einzelnen Vorstufen in die aktiven Hormone von den gleichen Enzymen erfolgen, sind also bei der Erschöpfung auch immer alle Hormongruppen mehr oder weniger betroffen. Es kann also durchaus sein, dass menopausale Beschwerden einer Patientin durch die Erschöpfung der Nebenniere ausgelöst wurden. Hier ist es dann nur bedingt sinnvoll, ovarielle Hormone zu substituieren.

Auch müssen wir bei allen Formen allergischer Diathesen – egal, welche klinischen Beschwerden damit einhergehen – mit einer Nebennierenerschöpfung rechnen.

In der Mayr-Diagnostik und Nomenklatur finden wir das Erschöpfungsstadium als Paralyse, später als Atrophie. Nun zeigt sich die Nebennierenerschöpfung im funktionellen Bereich auch in einem Nachlass des Tonus, vor allem der kollagenen und elastischen Elemente. Nebennierenstörungen gehen oft mit Schwächen der Bänder und Sehnen einher, sodass neben rezidivierenden Blockierungen bzw. Fehlfunktionen im Beckenbereich sich auch z.B. das Fußgewölbe verändert. Chronische Schmerzen an Gelenken, auch während der Wachstumsphase bei Kindern, sollten uns an die Nebennierenschwäche denken lassen. In einer sehr deutlich ausgeprägten Form findet sich die Bindegewebsschwäche bei der Enteroptose oder besser der Ptose der inneren Organe insgesamt. Lässt die Spannkraft nach, so werden alle Organe sich der Schwerkraft nach nach unten senken, also auch die Nieren mit den Nebennieren. In ausgeprägten Fällen wurden auch operative Pexien durch-

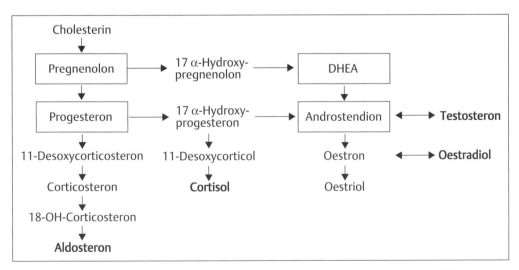

Abb. 38 Flow Chart Steroidgenese. Substanzen in Kästen sind als OM-Präparate erhältlich; fettgedruckte Substanzen sind Endprodukte in der Steroidgenese.

geführt, mit der Vorstellung, durch das Heben des Organs die Versorgung mit Sauerstoff und Nährstoffen zu verbessern. Selbstredend, dass die Mayr-Therapie hier effektiver ist.

Aber auch bei den verschiedenen Haltungsformen können wir die Nebennierenschwäche erkennen. Am ausgeprägtesten finden wir sie bei der lässigen Haltung. Hier kann der Bandapparat bzw. das Bindegewebe nur mehr schwer gegenüber der Schwerkraft „Haltung bewahren"! Wir müssen also erkennen, dass sich die Nebennierenschwäche durch vielerlei verschiedene Formen und Symptome ausdrücken kann – und vor allem müssen wir bedenken, dass wir nach wie vor im funktionellen Bereich sind und nicht beim Morbus Addison.

14.5.1 Praktische Durchführung einer Mayr-Therapie bei Nebennierenerschöpfung

Selye beschrieb nicht nur den Stress mit seinen Auswirkungen, sondern formulierte auch die notwendige Therapie der Erschöpfung:

- Ruhe
- Erholung
- Regeneration.

Diese Forderung lässt sich optimal durch eine Mayr-Therapie umsetzen. Das Prinzip der Schonung wird hier nicht nur auf den Verdauungsapparat bezogen, sondern hat gerade hier besondere Bedeutung.

Es kann sein, dass der Patient ohnehin das Bedürfnis nach Ruhe hat und er einige Tage „nur schläft", sich auf diese Art erholt. Es spricht aber nichts dagegen, ihm diese Ruhe zu verordnen. Zumindest in der stationären Therapie ist dies gut möglich. Problematisch ist jener Patient, der zwar erschöpft ist, jedoch in seiner Vorstellung noch derart überdreht und hyperaktiv ist und meint, dies in der Mayr-Therapie fortsetzen zu müssen. Hier ist es Pflicht des Mayr-Arztes, die Schonung sowohl körperlich, als auch diätetisch explizit zu verordnen. Dabei bestimmt die Vitalität das Verhältnis von körperlicher und diätetischer Schonung. Je vitaler, desto strenger ist die diätetische Schonung möglich, im Körperlichen kann nach anfänglicher Zurückhaltung eine mäßige Belastung erfolgen. Der zur Atrophie Neigende wird diäte-

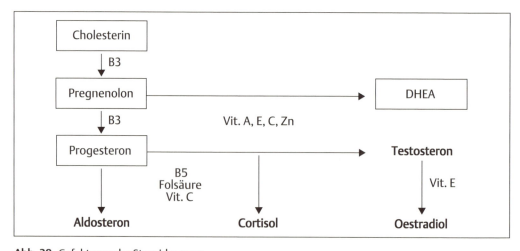

Abb. 39 Cofaktoren der Steroidgenese.

tisch milde geführt, z.B. mit der milden Ableitungsdiät, braucht jedoch körperlich eine intensive Schonung.

Die Nebennierenerschöpfung ist immer auch ein Zeichen von mehr oder weniger ausgeprägten Defiziten. Vor allem auf die Cofaktoren der Steroidgenese ist zu achten (⇨ Abb. 39).

Vor allem Zink, Vitamin A, E und B sind oft zu ergänzen. Natrium/Kalium sollte auf alle Fälle einmal quantitativ bestimmt werden, um auch allfällige Verschiebungen zu erkennen und ausgleichen zu können. Auf die Problematik des Cholesterins wurde bereits hingewiesen. Der stressgeplagte Patient hat ein hohes Cholesterin, um seine Hormonproduktion der Nebenniere adäquat, d. h. an sein Stressniveau angepasst, durchführen zu können. Es wäre fatal, ihm aus Gründen der „einfachen Risikoabschätzung" sein Cholesterin medikamentös abzusenken. Damit nimmt man dem Organismus die Möglichkeit eines situativen Stressmanagements.

Besonders sei in diesem Zusammenhang auf die manuelle Bauchbehandlung hingewiesen. Wir verbessern durch die manuelle Bauchbehandlung die Lage und den Tonus der einzelnen Organe. Zwar sind wir gewohnt, nur an die Enteroptose zu denken, es ist aber klar, dass auch alle anderen Organe mitbehandelt werden. Zur Lokalisation der Niere und Nebenniere (⇨ Abb. 40).

Die rechte Niere liegt etwas tiefer als die linke, beide bewegen sich in einem Faszienschlauch entsprechend Ein- und Ausatmung wie alle anderen Organe auch. Nun wird bei der atemsynchronen manuellen Bauchbehandlung der Dünndarm bei der Ausatmung in Richtung Zwerchfell oder Leber angehoben. Bereits bei dieser normalen Positionierung der Hände werden die Nieren leicht mitangehoben. Gezielter gelingt dies ca. handbreit lateral der Medianlinien, wobei die Behandlungsrichtung in etwa zur gegenüberliegenden Schulter gewählt wird. Natürlich darf man nicht die gleiche Beweglichkeit wie die des Dünndarmpaketes erwarten, aber nach kurzer Übung wird die Niere vom unteren Pol gut tastbar bzw. mobilisierbar. Nachdem die Nebenniere im oberen Pol der Niere

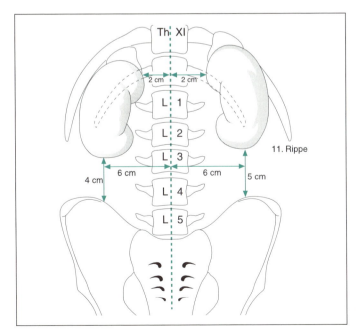

Abb. 40 Lokalisation Niere und Nebenniere.

lokalisiert ist, profitiert sie gleichermaßen von der Verbesserung wie die Niere selbst.

Nebennierenerschöpfungen brauchen Zeit. Oft mehr, als es den Patienten recht ist. Es ist aber klar, dass die vegetative Umstellung nicht so rasch geht. Wer über einen langen Zeitraum seinen Motor nahe dem roten Drehzahlbereich belastet hat, muss damit rechnen, dass es einige Zeit dauert, ehe der Motor wieder abgekühlt ist.

Ergänzend zum Bisherigen sei erwähnt, dass durch einfache Phytotherapeutika eine gute Unterstützung der Nebennierenfunktion erfolgen kann, z.B. Riedwegmittel wie Phytocortal, Cortisonotrop, etc.

Immer sollte bei Burn-out der Nebenniere mit dem Patienten ein aktives Stressmanagement durchgeführt werden. Hierzu zählen vorrangig das Erkennen der Situation, das Einplanen von regelmäßigen Erholungsphasen, Erlernen von persönlich akzeptablen Entspannungstechniken, welche regelmäßig durchgeführt werden können, sowie eine individuelle orthomolekulare Begleittherapie. Die regelmäßige Durchführung einer Mayr-Therapie unterstützt dies ideal und kann den Patienten langfristig aus der Erschöpfung führen.

14.6 Gynäkologische Störungen

Gynäkologische Störungen sind äußerst vielfältig, sodass im Folgenden nur einige wichtige Indikationen besprochen werden. Die Störungen der Menopause nehmen auch in der Allgemeinpraxis einen breiten Raum ein, vor allem aber die unterschiedlichsten Formen der Periodenstörungen. Darüber hinaus sollen auch Fragen der Fertilität und Schwangerschaft besprochen werden.

Alleine die engen anatomischen Beziehungen zwischen Verdauungsapparat und inneren Geschlechtsorganen legen eine gegenseitige Beeinflussung nahe. Dass der Verdauungsapparat öfter auf den gynäkologischen Bereich einwirkt als umgekehrt, liegt wohl auch daran, dass Störungen des Verdauungsapparates viel häufiger sind. Alleine die Ptose des Dünndarms führt auch zu einer Verlagerung der Gebärmutter bzw. erhöht den Druck auf dieselbe. Nachdem die Ptose aber auch mit einem allgemeinen Nachlassen der Spannkraft einhergeht, wird auch der Halteapparat der Gebärmutter an Kraft verlieren. Somit sind Lageveränderungen des Uterus möglich und können alleine dadurch symptomatisch werden. Vor allem mit fortgeschrittenem Alter spielen der Descensus uteri et vaginae eine große Rolle, auch mit Konsequenzen auf das Miktionsverhalten. Beckenbodentraining ist zwar wichtig, wird aber nur bedingt zur Beschwerdefreiheit führen. Hier bringt die Mayr-Therapie relativ rasch die Spannkraft zurück, sodass die Beschwerden der Ptose vermindert werden. In der Folge wird auch das Beckenbodentraining erfolgreicher sein.

Der entzündliche Kotbauch wird die Entzündung fortleiten, d.h., nicht dass die Irritation des Dünndarms auf den Uterus überspringt, aber die Erfahrung zeigt, dass Frauen mit derartigen Veränderungen auch im Sinne einer Entenhaltung wenig über Beschwerden des Verdauungsapparates klagen, sondern mehr über unmittelbar benachbarte Organbeschwerden. Adnexitiden, rezidivierende Vaginalmykose, prämenstruelles Syndrom, Dysmenorrhöe, chronische Lumbago finden sich daher häufiger beim entzündlichen Kotbauch. Sei es, dass es zu einer direkten Irritation der Nachbarorgane kommt, sei es, dass eine lymphogene oder hämatogene Streuung von intestinalen Toxinen vorliegt.

Auch muss bedacht werden, dass jede Entzündung mit Schmerzen einhergeht. Betrifft dies beispielsweise die Ileozäkalregion, so kann durch einen referred pain die Schmerzprojektion in die Genitalorgane erfolgen. Viszerokutane Reflexe sind auch bei den typischen Lumbalgien für die Schmerzcharakteristik verantwortlich. Sind in dieser Region zusätzlich Narben, z.B. nach Sectio, Hysterektomie oder Appendektomie so können diese zusätzlich als Narbenstörfelder die Symptomatik beeinflussen. Hier ist dann die Narbenentstörung, z.B. durch Neuraltherapie indiziert. Insgesamt lassen sich solche Beschwerden durch eine individuelle Mayr-Therapie günstig beeinflussen.

Es ist auch klar, dass der hormonelle Stoffwechsel maßgeblich durch die Leber beeinflusst wird. Der Abbau der meisten Hormone, vor allem aber von Östrogen, erfolgt in der Leber. Ist diese durch eine intestinale Autointoxikation belastet, so wird der Östrogenabbau insuffizient sein. Somit ergibt sich mitunter eine Östrogendominanz. Andererseits wird die Wirkung von Progesteron vom Gleichgewicht zwischen Produktion von Cholesterin und dessen Metabolisierung und Ausscheidung durch die Leber bestimmt. Östrogen und Progesteron bestimmen aber durch ihr Wechselspiel den gesamten weiblichen Zyklus. Nachdem jedoch bei Leberbelastung mehr oder weniger alle Hormone vermindert metabolisiert werden, ergibt sich wieder ein sehr komplexes Bild einer hormonellen Störung.

14.6.1 Dysmenorrhöe

Nun ist für das Verständnis der Dysmenorrhöe wichtig, sich die biologischen Abläufe vor Augen zu führen. Die Induktion der Menstruation erfolgt letztlich über jene Mechanismen, welche sonst bei der Entzündung ablaufen. Somit sind die Vorgänge maßgeblich durch Prostaglandine gesteuert und beeinflusst (⇨ Abb. 41). Deren Zusammenhänge im Rahmen der Entzündung wurden bereits dargestellt (⇨ Kap. 9.6). Es ist nun auch klar, dass Entzündungstendenzen nicht nur lokal sind und bleiben, sondern zum Beispiel der entzündliche Bauch eine Fülle von chemischen Reaktionen auslöst.

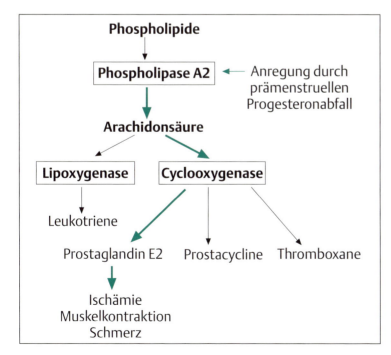

Abb. 41 Wirkung von Progesteron auf die Prostaglandinsynthese.

Hinzu kommt dann, dass der Progesteronabfall am Ende des Zyklus die Phospholipase A stimuliert und so die Prostaglandinsynthese startet. Mittler der Entzündungsreaktion ist die Arachidonsäure. Somit prädisponieren hohe Arachidonsäurespiegel zur Dysmenorrhöe und zum prämenstruellen Syndrom.

14.6.2 Therapeutisches Vorgehen beim prämenstruellen Syndrom

Bedenkt man, dass die Uterusschleimhaut selbst als Notventil der Entgiftung dienen kann, wird klar, dass der Organismus mitunter vitales Interesse hat, hierdurch Giftstoffe abzugeben. Dies zu verhindern bedeutet, dass der Stoffwechsel andere Ventile suchen bzw. nützen muss, was letztlich nur die Symptomatik verschiebt. Daher wird auch hier die Strategie nicht im Unterdrücken, sondern im Unterstützen des Physiologischen liegen.

Wir wissen, dass eine individuelle Mayr-Therapie antiinflammatorisch wirkt. Sowohl durch die Elimination von altem Darminhalt als auch durch die Umstellung im Stoffwechsel wird letztlich die Entzündungstendenz unterbunden. Wie bei allen entzündlichen Erkrankungen ist auch hier auf ein ausgewogenes Verhältnis der Fettsäuren zu achten. Oft reicht es bereits aus, dass während der Mayr-Therapie nur geringe Mengen tierischer Lebensmittel gereicht werden, um die Arachidonsäurespiegel zu senken. Damit wird aber auch die Produktion von Prostaglandin E2 reduziert, was letztlich der Reduktion von Entzündung und Schmerzen gleichkommt. Langfristig ist ein verändertes Verhalten in Bezug auf die Ernährung Basis, um ein prämenstruelles Syndrom zu verhindern.

Dabei gelingt dies durch:

▶ **Induktion der Prostaglandin E3-Produktion**

Wie oben beschrieben führt die Zufuhr von Omega-3-Fetten bzw. Ölen zur Normalisierung des Verhältnisses von Omega-6- zu Omega-3-Fettsäuren. Darüber hinaus blockiert die Eicosapentaensäure (EPA) die Umwandlung von Dihomogammalinolensäure in Arachidonsäure. Durch entsprechend geänderte Ernährung lässt sich das Fettsäuremuster zugunsten der Omega-3-Fettsäuren verschieben. Daher werden in der Folge mengenmäßig nicht so viele proinflammatorische Prostaglandine gebildet, weil Omega-3-Fette in der Zellmembran wieder ausreichend vorhanden sind, um den Entzündungsprozess im Physiologischen zu begrenzen. Als Therapie bewähren sich die Gabe von Omega-3-Fettsäuren z.B. als Eicosapentaensäure (1 000 mg/Tag) ca. 1 Woche vor der erwarteten Periode. Wichtig ist hierbei auch die begleitende Gabe von Vitamin E als Antioxidans zur hochdosierten Vitamin F-Gabe.

▶ **Verhinderung des Progesteronentzugs**

Nachdem der Abfall des Progesterons die Phospholipase A stimuliert, besteht auch die Möglichkeit, diesen Abfall zu verhindern bzw. abzuschwächen. Dies erfolgt einerseits durch Ovulationshemmer, andererseits durch die Gabe von natürlichem Progesteron – sowohl intravaginal als auch transdermal ebenso effektiv wie nebenwirkungsarm.

▶ **Orthomolekulare Unterstützung der entzündungshemmenden Prostaglandine**

Von der orthomolekularen Seite sind vor allem Magnesium und Vitamin B6 zu nennen. Auch diese werden primär eine Woche vor der erwarteten Periode gegeben, z.B. Magnesium 300–600 mg pro Tag, P5P 50 mg pro Tag.

Beide wirken stark spasmolytisch. Die Kombination mit Vitamin E bietet sich an, zumal dieses die Magnesiumwirkung ergänzt und auch in der Prostaglandinsynthese förderlich wirkt. Gerade bei dieser sind auch die bereits erwähnten orthomolekularen Substanzen wichtig – Zink, Vitamin B3, B5, Vitamin C.

Von homöopathischer Seite lässt sich Magnesium carbonicum D6 ebenfalls gut einsetzen. Schüssler bezeichnet dies als die „heiße 7", nachdem sieben Tabletten in heißem Wasser aufgelöst schluckweise zu sich genommen werden können.

▶ **Medikamentöse Unterdrückung der Prostaglandin E2-Produktion durch nichtsteroidale Antirheumatika – symptomatische Therapie**

Die symptomatische Therapie mit nichtsteroidalen Antirheumatika greift ebenfalls in den Entzündungsprozess ein. Diese Maßnahme ist zwar akut gut wirksam, verhindert jedoch, dass eine Änderung im Stoffwechsel eintreten kann. Es ist allenfalls als Notmaßnahme zu empfehlen, langfristig sind jedoch die oben erwähnten Therapien vorzuziehen.

▶ **Ergänzende Maßnahmen**

Als ergänzende Maßnahme können solche angesehen werden, welche die Ausscheidungsfunktion verbessern. Hierzu zählen vor allem das Reibesitzbad nach Kuhne. Diese naturheilkundliche Maßnahme hilft bei nahezu allen gynäkologischen Beschwerden, vor allem in der Menopause. Die Anwendungen und Indikationen sind auch in Die *Blut- und Säftereinigung* ausführlich beschrieben (⇨ S. 189).

14.6.3 Das Klimakterium

Ist das Klimakterium ein physiologischer Zustand oder ein Krankheitsbild mit Behandlungsbedürftigkeit? Diese Frage muss bei allem Respekt vor der Hormonersatztherapie immer wieder diskutiert werden. Die Entwicklung der letzten 100–150 Jahre hat eine deutliche Zunahme des postmenopausalen Lebensabschnittes der Frau gebracht. Heute kann dieser Lebensabschnitt bis zu einem Drittel des Lebens insgesamt ausmachen. Logischerweise möchte die Frau auch diese Jahre beschwerdefrei und gesund erleben. Es ist auch klar, dass Sexualhormone nicht nur Aufgaben zur Reproduktion erfüllen, sondern auch ihren Beitrag zu allgemeinem Wohlbefinden und Gesundheit leisten. Trotzdem ist es wahrscheinlich nicht immer zutreffend, dass mit dem Nachlassen der ovariellen Funktion gleichzeitig ein „Defizitgefühl" suggeriert wird. Regulatorisch gedacht führt nämlich ein Nachlassen der ovariellen Funktion auch zu einem Anstieg der hypophysären Funktion. Dieses Wechselspiel ist charakteristisch für ein noch intaktes Regelsystem. Andererseits stellt sich die Frage nach der biologischen Bedeutung der Menopause. Vielleicht ermöglicht es eine Veränderung von den zuvor wichtigen Aufgaben der Frau für die Fortpflanzung und damit Erhaltung der Menschheit in Richtung Spiritualität, und vielleicht verhindern wir diese Möglichkeit mit einer all zu forschen Hormontherapie, indem wir die Frau zwingen, in der Reproduktionsphase zu verharren. Es ist schon klar, dass die Menopause mit gewissen Risikofaktoren sowie Allgemeinbeschwerden einher geht. Es sollte uns aber auch zu denken geben, dass es zu einer deutlichen Akzeleration der Menopausebeschwerden in den letzten Jahrzehnten gekommen ist. Immer früher treten Beschwerden auf, immer häufiger und intensiver beeinträchtigen diese die Gesundheit der einzelnen Frau. Auch hier stellt sich die Frage nach dem Warum. Und auch, ob es sinnvoll ist, nur ein Organ/Hormon zu supplementieren, obwohl wir wissen, dass eine Vielzahl von feinsinnig abgestimmten Hormonen im Orchester spielen, um eine Melodie hervorzubringen. Und dann stellt sich noch die Frage, ob im Sinne Mayrs eine individuelle und naturgemäße Vorgangsweise möglich ist, und auch zum gewünschten Erfolg führt. Kann die Mayr-Therapie ein Hormondefizit überhaupt ausgleichen oder wettmachen?

Man erkennt, dass einiges im Vorfeld zu überdenken ist, bevor man „einfach Hormone verschreibt". Es sollen und können im Folgenden auch nicht alle Details der hormonellen Veränderungen beschrieben und interpretiert werden, sondern lediglich Denkanstöße und Erfahrungen mitgeteilt werden. Weiter kann ich jedem nur empfehlen, gerade im Bereich der hormonellen Regulation die Applied Kinesiology als Methode zu Hilfe zu nehmen. Mir ist keine andere Methode bekannt, bei der auf so einfache Weise und so unmittelbar die Zusammenhänge hormoneller Regulationsphänomene dargelegt werden. Dies ist auch für den Patienten spürbar, sodass die nachfolgenden therapeutischen Maßnahmen völlig selbstverständlich akzeptiert und durchgeführt werden.

Wie in Abb. 38, S. 125 gezeigt, nehmen die Fette, und hier vor allem das Cholesterin eine zentrale Stellung in der Steroidgenese ein. Es ist zwar dafür gesorgt, dass immer ausreichend Cholesterin im Organismus zur Verfügung steht, aber es ist anfällig gegenüber oxidativem Stress. Dadurch wird es auch zum Risikofaktor für die Arteriosklerose. Für den Stoffwechsel des Cholesterins spielt die Leber die zentrale Rolle – wie im Übrigen auch in der weiteren Folge für die Metabolisierung der Steroidhormone, vor allem von Östrogen und Progesteron.

Nun führt Stress jeglicher Art im Sinne Mayrs zur Exzitation und nachfolgend zur Paralyse und Erschöpfung. Dabei ist es einerlei, woher der Stress kommt. Die Erschöpfung im hormonellen System fängt häufig mit der Nebenniere an. Diese sind den Ovarien unmittelbar übergeordnet. Ein Teil der Steroidgenese – auch der Sexualsteroide – erfolgt in der Nebenniere. Oben erwähnte Akzeleration der Symptomatik hängt sicher mit der Zunahme der Stressfaktoren insgesamt zusammen. Somit kann die verfrühte oder verstärkte Symptomatik einer Menopause auch als „Burn out der Nebenniere" gedeutet werden.

Fehlverdauungsprozesse im Darm scheinen bei einer Vielzahl von Menschen eher die Regel, als die Ausnahme zu sein. Letztlich führt dies, wie bereits mehrfach dargestellt, zur intestinalen Autointoxikation. Diese Toxine, allen voran die alkoholischen Gärungsalkohole, sind als fettlösende Substanzen anzusehen. Nun ist aber gerade der Hormonhaushalt auf das engste mit dem Fettstoffwechsel verbunden. Konsequenterweise ist also davon auszugehen, dass die intestinale Autointoxikation auch und gerade den Hormonhaushalt stört, indem einzelne Fette sowohl quantitativ als auch vor allem qualitativ verändert werden. Dies führt zu einer veränderten Hormonproduktion. Die Menopause beginnt verfrüht und damit treten auch die vielfältigen Symptome der Wechselbeschwerden in Erscheinung.

Andererseits ist die Menses auch ein „Notventil der Entgiftung". Durch diesen regelmäßigen physiologischen Aderlass bleiben Risikofaktoren des Herz-Kreislauf-Systems während der Zeit der monatlichen Blutung deutlich unter jenen der Männer im vergleichbaren Alter. Mit Sistieren der Menses gleicht sich dies aus. Aus Sicht der Naturheilkunde wird es in der Menopause notwendig, andere Entgiftungswege zu etablieren. Dies erklärt zumindest einen Teil der Beschwerden als Versuch der Entgiftung, welche zugegebenermaßen manchmal inadäquat bzw. ineffizient ist. Gelingt es jedoch, die notwendigen Toxine über andere Wege zu eliminieren, lassen die Beschwerden nach. Dies wird ein Teil der Strategien in der Mayr-Therapie sein.

14.6.3.1 Praktische Durchführung einer Mayr-Therapie bei klimakterischen Beschwerden

Obwohl die Durchführung einer Mayr-Therapie bei klimakterischen Beschwerden mit und ohne Hormonersatztherapie ähnlich sein wird, sollte im Folgenden zuerst die Situation ohne Hormonersatztherapie besprochen werden.

Die Behandlung klimakterischer Beschwerden ohne Hormontherapie ist dabei wesentlich einfacher und führt rascher zum Erfolg. Es ist durchaus sinnvoll, die Mayr-Therapie individuell so intensiv wie möglich durchzuführen. Gleichzeitig sollte auf ausreichende Entgiftung geachtet werden, damit eine effiziente Entlastung des Stoffwechsels eintritt. Oft sistieren dabei die Hitzewallungen schon nach kurzer Zeit bzw. lassen an Intensität nach. Durch die Mayr-Therapie wird auch Östrogen aus dem Fettgewebe freigesetzt. Es kann auch durchaus sein, dass bei bereits längerem Sistieren der Periode diese durch die Mayr-Therapie wieder auftritt bzw. sich harmonisiert. Meist wird die Periode aber schwächer und beschwerdeärmer ausfallen, da auch andere Entgiftungswege zur Verfügung stehen.

Wenn auch durch die Mayr-Therapie unangenehme klimakterische Beschwerden gut behandelbar sind, so ist es klar, dass die natürliche hormonelle Umstellung dadurch nicht aufgehalten, wettgemacht oder aufgehoben werden kann. Dies ist auch nicht sinnvoll. Es bleibt also im Folgenden, die Frau bei der Umstellung zu unterstützen. Dabei sind aus meiner Sicht einfache naturheilkundliche Maßnahmen in der Mehrzahl der Fälle völlig ausreichend. Erst in letzter Konsequenz werden Hormone verabreicht – dann jedoch in naturidenter Form, da nur diese vom Organismus biologisch verstoffwechselt werden können. Gleichzeitig ist auf die ausreichende Zufuhr von Vitalstoffen zu achten.

Auch jene Frauen, die bereits eine Hormonersatztherapie durchführen, können von einer Mayr-Therapie enorm profitieren. Vielfach fühlen sich die Frauen trotz (wegen) der Hormonersatztherapie nicht wohl, klagen nach wie vor über Wechselbeschwerden, finden nicht die richtige Dosierung/Medikation oder empfinden Nebenwirkungen als derart unangenehm, dass sie die Hormonersatztherapie von sich aus abbrechen. Vielfach besteht auch Sorge wegen der Osteoporose, und deshalb kämpft sich die Frau durch alle Hindernisse.

Im Folgenden ist eine entsprechende Aufklärung und Information über die Möglichkeiten einer Mayr-Therapie besonders wichtig. Ich würde auch empfehlen, die Mayr-Therapie wieder individuell so intensiv wie möglich durchzuführen. Die bestehende Medikation sollte nur nach Absprache und weitgehender Information mit der betreffend Frau gemeinsam geändert werden. Allerdings fällt ein Umstieg auf andere therapeutische Maßnahmen während der Mayr-Therapie sehr leicht. Die möglichen Begleitmaßnahmen sind unten beschrieben. Vor allem der Umstieg auf naturidente Hormone erfordert etwas Eingewöhnungszeit, ist letztlich aber sehr einfach in der Handhabung. Oft ist aber auch eine Substitution mit orthomolekularen Substanzen oder die Gabe pflanzlicher Stimulantien ausreichend. Es muss dann im Einzelfall entschieden werden, wie die Langzeitstrategie gewählt wird.

Sollte die Hormonersatztherapie keinerlei Probleme bereiten, so ist lediglich darauf zu achten, dass die bestehende Medikation nicht unmittelbar nach oder vor der Bittersalzeinnahme erfolgt. Dies kann dazu führen, dass die Arzneien nicht ausreichend resorbiert werden und somit die Wirkung nicht gewährleistet ist.

14.6.3.2 Unterstützende Maßnahmen bei klimakterischen Beschwerden

Tabelle 16 Unterstützende Maßnahmen bei klimakterischen Beschwerden.

Reibesitzbad	Hilft rasch und zuverlässig, die Beschwerden zu reduzieren (Anleitung s. Rauch: Blut- und Säftereinigung)
Orthomolekulare Substitution	Gesättigte Fettsäuren als kaltgepresste Pflanzenöle Vitamin E 400 I.E. Vitamin B6 als P5P 50 mg/ Tag Vitamin A/ Betacarotin 30 mg/ Tag Zink 30 mg/ Tag
Pflanzliche Stimulanzien	Riedwegmittel, Agnukliman, Hormeel
Naturidente Hormone	Progesteron, DHEA; Pregnenolone, evtl. Östrogen

14.6.4 Empfängnis – Schwangerschaft – Geburtsvorbereitung – unerfüllter Kinderwunsch

Für einen Gärtner ist es klar und selbstverständlich, dass die Bodenbeschaffenheit den wesentlichen Einfluss auf die Pflanze hat. Dies bezieht sich nicht nur auf das Gedeihen derselben, sondern auch auf die Keimfähigkeit, Samenbildung und Fruchtentwicklung.

Ähnliches gilt für die „Pflanze Mensch". Alle Organe und Funktionen, die mit der Fortpflanzung im Zusammenhang stehen, sind äußerst empfindlich und deren gesunde Funktion wird maßgeblich vom Gesundheitszustand des Verdauungsapparates beeinflusst. Dies betrifft beide Geschlechter, wenn auch die Aufgaben der Frau im Zusammenhang biologisch wichtiger erscheinen.

Die intestinale Autointoxikation beeinflusst die gesamte hormonelle Regulation. Dies beinhaltet die Dysmenorrhöe ebenso wie anovulatorischen Zyklen. Gerade die alkoholischen Gärungsgifte greifen in die Abfolge der Steroidgenese ein, sodass der entzündliche Dünndarm oft Ausgangspunkt derartiger Störungen ist. Gleichzeitig wirkt die Entzündungstendenz aber auch direkt auf den Uterus, Tuben und Ovarien. Gerade die für den Transport und Einnistung wichtige Schleimhaut wird bei der Entzündungstendenz nicht mehr in der Lage sein, die Eizelle entsprechend zu transportieren bzw. die Nidation zu ermöglichen. Natürlich nimmt auch die intestinale Autointoxikation Einfluss auf die Entwicklung der Keimzellen selbst – und dies gilt selbstverständlich für beiderlei Geschlechter. Die Reifung der Eizelle erfolgt zyklusabhängig und ist maßgeblich vom Säftezustand abhängig. Ähnliches gilt für die Beweglichkeit der Spermien sowie ihre Fähigkeit, in die Eizelle einzudringen.

Aber auch Lageveränderungen der Bauchorgane im Sinne einer Enteroptose wirken sich nachteilig auf die Lage der Reproduktionsorgane aus. Verstärkte Flexion oder gar Retroflexion des Uterus können auch Zeichen einer Enteroptose sein.

Wie stark der Einfluss von Toxinen auf die Empfängnisfähigkeit ist, zeigt auch die Tatsache, dass Schwermetalle, vor allem Quecksilber diese verhindern. Prof. Gerhard von der Universität Heidelberg konnte zeigen, dass bei einem hohen Prozentsatz von Kinderlosigkeit auch hohe Quecksilberkonzentrationen im Organismus nachweisbar waren. Nach Entfernung der Amalgamfüllungen aus den Zähnen und entsprechender Ausleitung des Quecksilbers aus den Körperdepots war problemlos eine Schwangerschaft möglich.

Dies zeigt auch, dass Toxine zu einem Verbrauch von Mineralstoffen führen. Selen beispielsweise als Antagonist von Quecksilber wird benötigt, um den Spermien die nötige Energie zur Beweglichkeit zu geben. Ist dies zum Beispiel durch Schwermetallbelastungen, entzündliche Prozesse oder erhöhte Radikalbelastung reduziert, fehlt es an dieser für die Reproduktion wichtigen Stelle.

14.6.4.1 Praktische Durchführung einer Mayr-Therapie bei unerfülltem Kinderwunsch

Die Mayr-Therapie hat günstige Auswirkungen auf alle Bereiche, welche für eine Empfängnis notwendig sind. Optimalerweise wird die Mayr-Therapie auch von beiden Partnern durchgeführt. Nicht nur nach dem Motto „Geteiltes Leid ist halbes Leid", sondern vor allem, um eine optimale Qualität beider Reproduktionssysteme zu erreichen. Somit können sich beide Partner während der Mayr-Therapie sowohl körperlich, als auch geistig-emotional auf die gewollte Elternschaft vorbereiten. In diesem Sinne wird auch Platz für das Kind geschaffen. Diese geistige Einstellung hilft auch oft über das verkrampfte „es muss doch endlich klappen" hinweg. Viele Paare haben auch schon alle herkömmlichen Möglichkeiten ausgeschöpft. Nicht immer gelingt es nach der ersten Mayr-Therapie, manchmal braucht es ein, vielleicht zwei Jahre oder mehr. Auch kann man keine hundertprozentige Garantie abgeben, aber man darf darauf vertrauen, das Möglichste getan zu haben.

Viel häufiger bemerkt man jedoch, dass die hormonelle Regulation wieder in Schwung kommt und auch die Frau merkt die Veränderung. In der letzten Zeit werden auch immer öfter Hormonstimulationen im Vorfeld einer In-vitro-Fertilisation durchgeführt. Dabei kommt die Eizellreifung oft nur spärlich in Gang. Mehrmals konnte nach einer Mayr-Therapie hier eine deutliche Zunahme der Reifung erzielt werden, sodass auch hier die Chancen einer erfolgreichen Behandlung steigt.

> **Zusätzlich zur Mayr-Therapie sollten folgende Faktoren berücksichtigt werden:**
> - Lebensmittelintoleranzen, Allergien, Dysbiosen
> - Schwermetallbelastung
> - Mineralstoffdefizite, Vitamindefizite
> - Störfelder, vor allem Zähne
> - Mangel an ungesättigten Fettsäuren
> - Reibebäder nach Kuhne

14.6.4.2 Schwangerschaft

Wird eine Schwangerschaft in einer Partnerschaft geplant, so kann man nur beiden Elternteilen empfehlen, zuvor eine Mayr-Therapie durchzuführen. Neben der allgemeinen gesundheitlichen Verbesserung wird auch die Qualität von Ei- und Samenzelle verbessert und eine Schwangerschaft leichter eintreten und erfahrungsgemäß problemloser verlaufen. Weiter ist eine bestehende Schwangerschaft kein Hindernis zur Durchführung einer Mayr-Therapie – im Gegenteil. Bei Entwicklung von Komplikationen in der Schwangerschaft, übermäßige Gewichtszunahme, Gestosen, Hypertonie, Schwangerschaftsdiabetes usw. empfiehlt sich die sofortige Durchführung einer Mayr-Therapie. Diese wird die Komplikationen rasch reduzieren und helfen, den weiteren Schwangerschaftsverlauf zu optimieren. Vor allem, wenn bei vorangegangenen Schwangerschaften derartige Probleme aufgetreten waren, empfiehlt sich die Durchführung einer Mayr-Therapie bereits im Vorfeld einer neuerlichen Schwangerschaft.

Dabei ist grundsätzlich Folgendes zu beachten:

Eine intensive Diät ist zwar grundsätzlich möglich, aber nicht immer notwendig. Man erreicht auch mit einer milden Therapieführung sehr viel. Bei Anzeichen von Schwangerschaftsgestosen allerdings ist eine strenge Überwachung bei intensiver Schonung notwendig.

Bittersalz kann problemlos verabreicht werden, es kommt zu keinen negativen Auswirkungen auf den Fetus.

Von Anbeginn an ausreichende Substitution aller notwendigen Mineralstoffe, Spurenelemente und Vitamine, gegebenenfalls durch Vollblutanalyse oder AK-Test individualisieren. Magnesium und Vitamin B_6 zeigen gute Wirkung bei vorzeitiger Wehentätigkeit bzw. „hartem Bauch". Ausreichende Basenzufuhr bei Schwangerschaftserbrechen bzw. anderen Reaktionen am Anfang der Schwangerschaft ist empfehlenswert.

Die manuelle Bauchbehandlung muss besonders vorsichtig und schonend durchgeführt werden, sodass kein Druck auf den Uterus entsteht. Eher von der Seite her behandeln, leichte Vibrationen oder die Patientin in Seitenlage bringen.

Keine Wärmeanwendungen am Unterbauch sowie keine ansteigenden Fußbäder u. dgl. m. Ebenso ist eine Fußreflexzonenmassage kontraindiziert, außer man möchte den Geburtsvorgang anregen bzw. erleichtern.

14.6.4.3 Geburtsvorbereitung

Gerade die letzte Zeit vor dem erwarteten Geburtstermin ist oft von leichten Beschwerden geprägt. Selten treten Komplikationen im Sinne einer Schwangerschaftsgestose auf, die einer intensiven Therapie bedürfen. Das letzte Trimenon eignet sich jedoch besonders gut zur Geburtsvorbereitung. Hier reicht meist die Durchführung einer Milden Ableitungsdiät, um den Stoffwechsel entsprechend zu entlasten. Kurz vor dem Entbindungstermin kann durch Bittersalz oder Einläufe der Darm entleert werden. Durch die Entlastung des Darmes lässt sich erfahrungsgemäß der Geburtsverlauf verkürzen bzw. erleichtern.

Die Durchführung von Reibesitzbädern während der Schwangerschaft bis zuletzt führt zu einer weiteren Verbesserung der Gewebedurchblutung, sodass diese einfache Maßnahme jeder Frau empfohlen werden kann.

Nicht unerwähnt sollte bleiben, dass eine Mayr-Therapie während der Schwangerschaft auch als Thromboseprophylaxe, gerade bei übermäßiger Gewichtszunahme, angesehen werden kann.

14.6.4.4 Stillperiode

Während der Stillperiode ist es nicht sinnvoll eine Mayr-Therapie durchzuführen. Hier sind andere Maßnahmen für Mutter und Kind wichtiger. Auch beeinflusst die Einnahme von Bittersalz die Milchproduktion ungünstig im Sinne einer verminderten Produktion. Allenfalls ist die Bittersalzeinnahme kurzfristig bei Milchstau möglich. Sinnvoll lässt sich eine Mayr-Therapie dann erst wieder als Hilfe beim Abstillen durchführen.

14.7 Zusammenfassende Überlegungen zur Behandlung hormoneller Störungen im Rahmen einer Mayr-Therapie

Üblicherweise wird eine hormonelle Störung durch Hormone behandelt. Diese Vorgangsweise ist nicht weiter verwunderlich, wenn man bei seinen Überlegungen nur ein Organsystem in Betracht zieht und davon ausgeht, dass es nur entweder hormonelle Über- oder Unterfunktion gibt.

Abb. 35, S. 118, zeigt jedoch die Vernetztheit des hormonellen Systems. Es ist logisch, dass das Eingreifen von einer Stelle mittels Hormonsubstitution die gesamte Regulation beeinflusst – manchmal in einem Maß, das wir weder vorhersehen können noch durch moderne Labordiagnostik messen oder durch Mayr-Diagnostik erahnen können.

Dagegen bewährt sich hier die Zuhilfenahme der Applied Kinesiology. Hier haben wir einerseits für einzelne Organsysteme einen assoziierten Muskel (⇨ Tabelle 17) und können andererseits durch Therapielokalisation, doppelte Therapielokalisation oder Challenge die Art der Regulationsstörung und deren Beeinflussung detailliert erkennen.

Tabelle 17 Muskel-Organ-Beziehungen im hormonellen System.

Muskel	Organsystem
M. teres minor	Schilddrüse
M. infraspinatus	Thymus
M. sartorius	Nebenniere
M. piriformis	Reproduktionsorgane
M. pectoralis major pars sternalis	Leber
M. latissimus dorsi	Pankreas

Als Therapielokalisation kommen hierbei neurolymphatische Punkte, Akupunkturpunkte oder organspezifische Reflexpunkte in Frage.

Einfache Formen hormoneller Regulationsstörungen zeigen sich etwa durch eine Schwäche des assoziierten Muskels oder einer positiven Therapielokalisation zum organspezifischen Reflexpunkt, ausgehend vom normotonen Indikatormuskel. Interaktionen zwischen den einzelnen Organsystemen lassen sich dadurch feststellen, dass beispielsweise ein schwacher M. piriformis (Reproduktionsorgane) durch eine TL zu einem, für ein anderes Organ spezifischen, Reflexpunkt stärken lässt – häufig Nebenniere oder Hypophyse. Hier ist dann abzuklären, ob nicht die Unterstützung des übergeordneten Organs effektiver ist, als die Hormonersatztherapie für die Reproduktionsorgane.

Und noch einen Vorteil hat die AK. Um bei obigem Beispiel zu bleiben – es lässt sich auch die Qualität der Störung eingrenzen, indem verschiedene potenziell therapeutisch wirksame Substanzen mittels Challenge überprüft werden. Dies bedeutet, dass noch lange, bevor ein Hormon getestet wird, sowohl die Co-Faktoren für diese Synthese, als auch orthomolekulare Substanzen, Phytotherapeutika, Homöopathika u. ä. auf deren individuelle Wirksamkeit überprüft werden. Dies ist deshalb wichtig, weil ein Ausgleich der hormonellen Regulation auch durch solche Arzneien möglich ist und diese oft notwendiger sind als Hormone.

Darüber hinaus finden sich oft übergeordnete Störfaktoren. Es wurde bereits auf die Schwermetallbelastung und ihre Auswirkung auf die Konzeptionsfähigkeit beschrieben. Als übergeordneter Störfaktor können auch Herde, Narbenstörfelder, die Tonsillen, Zähne usw. in Frage kommen. Den Verdauungsapparat als „größten Herd" behandeln wir mit der Mayr-Therapie sehr effektiv. Die anderen Einflüsse nicht zu beachten, ist gerade im hormonellen System sträflicher Leichtsinn. Mittels AK lassen sich diese Einflüsse zum Beispiel mittels TL zu den einzelnen Reflexpunkten oder Herden zeigen. Nehmen wir wieder obiges Beispiel eines schwachen M. piriformis für die Reproduktionsorgane, so kann dieser zum Beispiel durch eine TL zur Reflexzone der Tonsille oder TL zu einem Zahn normoton werden. Hier ist dann die Behandlung des Störfeldes unbedingt notwendig. Mittels Challenge mit einzelnen Heilmitteln lässt sich darüber hinaus noch eine Aussage über die Qualität der Störung bzw. die therapeutisch indizierte Arznei machen.

Verschiedene Reflextherapien haben eine intensive Wirkung im hormonellen System. Solche kommen vor allem aus dem Bereich der manuellen Medizin, der Osteopathie und Massagen. So gibt es in der Osteopathie eine Technik namens „Pituitary drive". Hier wird durch eine einfache manuelle Mobilisation die Wirkung der Hypophyse derart angeregt, dass die Hauttemperatur an der Glabella gemessen bis zu einem Grad ansteigt. Auch über Fußreflexzonen und andere Reflexzonen am Körper – Ohren, Nase, Hand, etc. – lassen sich milde, aber oft entscheidende Wirkungen auf das hormonelle System ausüben.

Somit wird durch die Mayr-Therapie das hormonelle System in seiner biologischen Regeneration optimal unterstützt. Bei den Hormonen selbst setzen sich immer mehr die „naturidenten" Hormone durch. Dies bedeutet, dass nur jene Moleküle eingesetzt werden, die auch im Körper vorkommen. Vor allem im Bereich der Gynäkologie hat dies enorme Bedeutung. Viele synthetisch veränderte Hormone – sowohl Östrogen als auch Gestagene – haben einfach nicht dieselbe biologische Wirkung wie Progesteron oder Östriol. Bei allen theoretischen Überlegungen können wir uns von AK-Test leiten lassen. Es werden nur jene Hormonpräparate verabreicht, welche einen normotonen Challenge ergeben oder den Patienten zumindest nicht aus dem Normotonus bringen. Die Therapie mit naturidenten Hormonen ist dann sinnvoll, wenn durch die anderen Maßnahmen keine ausreichende Beschwerdefreiheit erzielt wird. Dies gilt auch bei Laborwerten, die auf eine Mangelsituation hinweisen.

> Zusammenfassend lässt sich also folgende Strategie bei der Behandlung hormoneller Regulationsstörungen empfehlen:
> - Ergänzung der Diagnostik nach Mayr durch die Applied Kinesiology
> - individuelle Mayr-Therapie mit Berücksichtigung von Allergien, Intoleranzen, Dysbiosen, Parasitosen etc.
> - Eliminierung übergeordneter Störfaktoren wie Stress, Herde, Schwermetalle, Toxine, Zahnstörfelder etc.
> - Verbesserung der hormonellen Regulation durch homöopathische Arzneien, potenzierte Organpräparate, Phytotherapeutika etc.
> - Stimulierung durch Organextrakte;
> - Substitution notwendiger Vitalstoffe – Vitamine, Spurenelemente, Mineralstoffe etc.
> - Reflextherapeutische Maßnahmen wie manuelle Behandlung, Reibebäder nach Kuhne, Osteopathie, Fußreflexzonenmasse etc.
> - Gabe von naturidenten Hormonen

15 Mayr-Therapie und Alterung

Altern ist ein natürlicher Prozess. Er beginnt mit der Geburt, die, wie Ohlenschläger es formulierte, das Restrisiko des Lebens darstellt. Dieser Prozess wird zwar in unterschiedlichen Lebensabschnitten unterschiedlich bezeichnet, letztlich aber ist unser Leben ein endlicher Prozess.

Seit jeher versucht die Menschheit, die ewige Jugend zu finden. Dabei bringt die Suche nach dem Stein der Weisen oft seltsame Auswüchse mit sich. In den letzten Jahren hat sich eine richtige „Anti-Aging-Welle" gebildet. Dabei ist die Wortschöpfung in sich selbst schon falsch. Trotzdem zieht sie Mediziner wie Laien in den Bann. Wir sind ja auch alle betroffen davon. Oft wird Anti-Aging auch gleichgesetzt mit einem Absinken der Hormone mit zunehmendem Lebensalter. Man meint also, man müsse nur wieder den Hormonstatus auf den eines jungen Erwachsenen anheben, schon sei ein Alter von 120 Jahren zu erzielen. Die Hormonindustrie lebt sehr gut davon, wenn Somatotropin und andere teure Hormone verabreicht werden. Trotzdem ist es einer der größten Menschenversuche, nachdem gesicherte Daten über Langzeiteffekte derzeit nicht vorliegen. Und noch eine Dimension fehlt – die der Erfahrung, der geistig-seelischen Entwicklung mit zunehmendem Alter. Wo und wie kann der Mensch heute noch in Würde altern? Wo sind seine Erfahrungen und Lebensweisheiten gefragt? In Industrie und Management hat man lange auf jugendlichen Elan gesetzt, nach dem Motto „Auf die Dauer hilft nur Power"! Jetzt langsam erkennt man wieder, dass auch die Erfahrung ihren Wert hat und dies besonders in der Medizin, die von den Erfahrungen lebt und profitiert.

Wenn also Altern ein irreversibler biologischer Prozess mit vielen Vor- und Nachteilen ist, so stellt sich nicht die Frage nach einem „Anti-", vielmehr wie man diesen Prozess so beeinflussen kann, dass er ein würdiges Altern in Gesundheit und mit altersspezifischen Leistungsfähigkeiten ermöglicht.

Hierzu müssen wir uns den physiologischen Alterungsprozess auf mehreren Ebenen anschauen:

- molekularbiologisch
- den Einfluss der Ernährung
- Oxidation und Reduktion
- Hormonelle Regulation
- Konsequenzen für die Lebensführung

15.1 Altern molekularbiologisch betrachtet

Um Alterungsprozesse auf zellulärer Ebene zu verstehen, muss man auch die Veränderung der Grundsubstanz miteinbeziehen. Diese durchzieht als dreidimensionales Geflecht unseren gesamten Organismus. Sie ist den Zellen vorgeschaltet und als Filter und Regulationsstrecke zu betrachten. Einflüsse auf die Grundsubstanz bleiben nicht ohne Auswirkungen auf die Zelle.

Nun vollziehen sich Alterungsprozesse auf zellulärer und molekularer Ebene sowohl an der Struktur als auch am Stoffwechsel von Zellen und Grundsubstanz. Dies führt zu Funktionsveränderung bzw. -einschränkungen. Im Bindegewebe der Grundsubstanz erfolgt die strukturelle Änderung durch Zunahme der Bindungen zwischen den Tropokollagenmolekülen. Dies hat zur Folge, dass die Fibrillen dicker werden, die Vernetzung untereinander nimmt zu. In der Folge wird die Grundsubstanz dichter und die Poren werden enger. Biochemisch geht dies mit einer veränderten Zusammensetzung der Grundsubstanz einher. Hyaluronsäure und Chondroitinsulfatproteine nehmen ab, hyaluronidaseresistente Proteoglycane und Glucosaminoglycane nehmen zu. Hierdurch wird auch vermehrt HDL gebunden. Aber auch die Elastizität des Netzes nimmt ab. Bei oxidativem Stress werden zusätzlich proteolytische Enzyme aktiviert, die zur Fragmentation von Proteoglycanen und Glucosaminoglycanen führen. Somit nehmen die Verschlackung durch diese Fragmente sowie irreguläre Quervernetzungen der Kollagenfibrillen noch zu. Bedeutend ist auch, dass die Basalmembran gleich reagiert wie die Grundsubstanz. Diese ist ja als verdickte Grundsubstanz in bestimmten Bereichen aufzufassen. So nimmt aber auch die Permeabilität der Basalmembran mit zunehmendem Alter ab. Mit dem 87. Lebensjahr ist die Basalmembran ca. 50 % dicker als im 16. Lebensjahr. Dies ist als physiologischer Alterungsprozess aufzufassen. Er zeigt sich auch in einer langsamen Zunahme von Stoffwechselparametern mit dem Alter – Blutzucker, Cholesterin, Blutdruck, etc. Diese physiologischen Prozesse des Alterns sind nicht reversibel.

Leider wird aber durch unsere Lebensführung, Ernährungssituation, Stress, etc. die Grundsubstanz zunehmend zur Deponie von exogenem und endogenem Stoffwechselmüll. Dass die Grundsubstanz diese Funktion ausübt ist zwar physiologisch, aber die Menge der darin angehäuften Schlacken überfordert vielfach die körpereigenen Regulationsmöglichkeiten. Somit treten langsam Schäden und vermehrte unphysiologische Prozesse auf, die den Alterungsprozess in diesem Bereich enorm beschleunigen. Dabei ist die Grundsubstanz der ideale Speicherort für Kohlenhydrate in Form von Galactose und Glucose, Protein in Form von Aminogruppen, Fett als Ester und Wasser in flüssigkristalliner Form. So führen z. B. alimentär hohe Konzentrationen von Zucker und Eiweiß zur nichtenzymatischen Glycosilierung in der Grundsubstanz. Diese ist Grundlage pathologischer Strukturbildung. Sie findet an Proteoglycanen, Glucosaminoglycanen, Kollagen, Membranen, Elastin, Albumin und vielen anderen Strukturen statt. Normalerweise werden diese Amadoriprodukte von den Makrophagen als physiologische Abbauzellen eliminiert. Sie erkennen die Zuckerverbindungen der Amadoriprodukte. Wenn diese jedoch selbst verzuckern, wird das System unwirksam und primär kurzlebige Plasmaproteine können nahezu ewig an die Basalmembran oder in der Grundsubstanz gebunden werden. Erst durch Fasten im Sinne einer Mayr-Therapie ist der Prozess umkehrbar.

Auch das Eiweiß unterliegt einem ständigen Turn-over. Für die Begrenzung der Eiweißmenge im Organismus ist die Eiweißabbauleistung, vor allem des Harnstoffzyklus maßgebend. Diese ist eine individuelle Leistung, welche mit zunehmendem Alter ebenfalls abnimmt. Somit bleibt mit zunehmendem Alter auch mehr Eiweiß im Stoffwechsel, mit allen Nachteilen der Verschlackung.

15.2 Einfluss der Ernährung

Bereits aus dem Bisherigen wird klar, dass die Ernährung entscheidenden Einfluss auf die Alterungsprozesse auf molekularbiologischer Ebene hat. Dabei ist natürlich auch entscheidend, dass wir im Sinne Mayrs erkennen, dass die Ernährung nicht nur vom Lebensmittel abhängig ist, sondern von dem, was wir im Verdauungsapparat daraus machen. Alle Überlegungen gehen ja davon aus, dass optimale Bedingungen herrschen und vielleicht nur etwas zuviel gegessen wird. Wir wissen heute, dass ein zu hoher Anteil von Eiweiß in der Ernährung die Eiweißspeicher von Grundsubstanz und Basalmembran auffüllen. Diese Eiweißmast nach Wendt führt sekundär auch zum Anstieg der Stauspeicher und Risikofaktoren von Zivilisationserkrankungen. Diese sind ja letztlich auch Ausdruck vorzeitiger Alterungsprozesse.

Neben dem altersbedingten Nachlassen einzelner Funktionen, natürlich auch der Verdauungsfunktion, spielen aber vor allem Fehlverdauungsprozesse die entscheidende Rolle. **Die intestinale Autointoxikation ist der Wegbereiter für vorzeitige bzw. rasche Alterungsprozesse.** Man denke nur an die Gärungsalkohole bzw. biogenen Amine und ihre Auswirkungen auf den Stoffwechsel. All dies führt zur raschen und intensiven Verschlackung der Grundsubstanz mit den oben erwähnten Folgen. Nachdem Alterungsprozesse auch Zeit benötigen, summieren sich die Faktoren nicht nur, sie potenzieren sich förmlich und vor allem, sie blockieren auch die physiologischen Möglichkeiten der Gegenregulation. Heute besteht auch Einigkeit darüber, dass mit zunehmendem Alter der Energiebedarf abnimmt. Man gesteht heute einem ca. 20-Jährigen 2 600 kcal zu, während der 65-Jährige nur mehr 1 900 kcal benötigt. Frauen entsprechend weniger. Bei diesem abnehmendem Energiebedarf bleibt aber der Nährstoffbedarf gleich, d.h. die Nährstoffdichte muss zunehmen. Als Konsequenz daraus ergibt sich zwar durch die abnehmende Energie auch weniger oxidativer Stress, aber die erhöhte Nährstoffdichte erfordert praktisch die Gabe von orthomolekularen Supplementen. Anders ist dieses Ziel nicht zu erreichen.

Dass der Säure-Basen-Haushalt dabei berücksichtigt werden muss und vor allem die Zubereitung der Speisen den geänderten Möglichkeiten angepasst werden muss, ist für uns auch klar und logisch. Trotzdem müssen die Betroffenen immer darauf hingewiesen werden.

Letztlich konnte in zahlreichen Tierversuchen gezeigt werden, dass kalorisch restriktiv ernährte Tiere länger leben als ad libitum ernährte. Neben der Lebensverlängerung beobachte man auch eine verbesserte Vitalität, d.h. die Tiere waren aktiver, zeigten weniger Erkrankungen und hatten seltener Tumore.

Wie weit sich diese Tierexperimente auf den Menschen übertragen lassen bleibt dahingestellt. Entsprechende Versuchsreihen sind praktisch undurchführbar. Aber auch hier zeigt die Erfahrung, dass jene Menschen, die ein hohes Alter erreichen, sich über einen langen Zeitraum, wenn nicht lebenslänglich, bescheiden ernährt und zwischendurch gefastet haben.

15.3 Oxidation – Reduktion

Durch das Miteinbeziehen von Sauerstoff in den Stoffwechsel hat der Mensch den Vorteil gewonnen, hohe Energiemengen in Form von ATP aus der aeroben Glycolyse zu gewinnen. Nachdem aber immer aggressive Sauerstoffmetabolite entstehen, wurde dies um den Preis der potenziellen Strukturzerstörung durch freie Radikale erkauft. Solche freien Radikale sind auch an Alterungsprozessen beteiligt. Daher hat der Organismus ein vitales Interesse, diese radikalischen Prozesse zu begrenzen. Dies erfolgt durch enzymatische und nichtenzymatische Schutzmechanismen.

Hätten wir einen optimalen Stoffwechsel, würden diese Maßnahmen auch ausreichen, um den Alterungsprozess in physiologischen Grenzen zu halten. Allerdings verbrauchen wir diese wertvollen Gegenmaßnahmen oft an ganz anderer Stelle, z.B. durch Stress – egal, woher er stammt, durch Auswahl und Zubereitung unserer Lebensmittel sowie durch die intestinale Autointoxikation, verschiedene toxische Einflüsse bis hin zu Medikamenten, Bestrahlungen usw. Das heißt, der Bedarf an antioxidativer Kapazität ist heute viel höher, als noch vor ein bis zwei Generationen. Dies hat zur Folge, dass die bestehenden Mengen an Antioxidanzien nicht mehr ausreichen und wieder die Zufuhr im Sinne einer orthomolekularen Supplementation notwendig wird. Optimalerweise erfolgt die Supplementation wieder AK-getestet, nach den Richtlinien einer orthomolekularen Therapie.

15.4 Hormontherapie

Wie eingangs erwähnt ist die Hormontherapie oft die einzige Maßnahme einer Anti-Aging-Strategie. Aus dem bisher Gesagten sowie den Darstellungen der Möglichkeiten einer hormonellen Regulation während der Mayr-Therapie wird klar, dass dies nur ein Bereich der Alterungsprozesse ist. Darin haben zwar einige Hormone besondere Bedeutung, wie Melatonin oder Somatotropin, aber es konnte auch gezeigt werden, dass die Anregung der körpereigenen Regulation sinnvoller erscheint, als die reine Substitution. Neben den hohen Kosten einer Ersatztherapie, z.B. mit Somatotropin kennen wir noch viel zu wenig die Langzeitfolgen, zumal wiederum die Prinzipien einer Mayr-Therapie gezielt in diesen Bereich eingreifen. „Dinner cancelling" ist die moderne Bezeichnung, Schonung und Berücksichtigung der individuellen Rhythmik das Prinzip Mayrs bzw. der Natur. Abendliche Nahrungskarenz bzw. Fasten ist nämlich das stärkste Stimulans für die Produktion von Somatotropin und auch Melatonin. Auch Bewegung sowie einzelne Aminosäuren (Arginin, Lysin, Tryptophan) regen die Bildung von Somatotropin an. Nachdem Somatotropin bei Frauen periovulatorisch am höchsten ist, nimmt es in der Menopause ebenfalls ab. Grundsätzlich ist zu bemerken, dass mit dem Absinken der Sexualhormone sowohl physiologische Alterungsprozesse, als auch altersbedingte Krankheiten vermehrt auftreten. Dies mag damit in Zusammenhang stehen, dass diese die Kapillardurchblutung und den Zellstoffwechsel anregen sowie die Membranpermeabilität steigern.

Letztlich stellt sich hier die Frage nach Ursache und Wirkung: Sind altersabhängige Änderungen im Hormongefüge Ursache oder Wirkung von Alterungsprozessen? Wo sind die physiologischen Grenzen? Ab wann soll oder muss substituiert werden? Fragen, die sicher erst in nächster Zeit zu klären sein werden, wenn mehr Erfahrungen vorliegen. In der Zwischenzeit muss im Einzelfall die Vorgangsweise entschieden werden. Die Mayr-Therapie und AK helfen, zu einer individuellen Strategie zu kommen.

15.5 Konsequenzen für die Lebensführung

Mayr hatte vor mehr als 80 Jahren formuliert, dass es die im kranken Darm entstehenden Verdauungsgifte sind, die uns krank, vorzeitig alt und hässlich machen. Wenn auch die Sprache der Zeit eine andere war, sinngemäß hat er recht behalten.

In einer gesunden Lebensführung liegt das Geheimnis gesund alt zu werden. Die Ernährung spielt hier sicher eine entscheidende Rolle. Kein Medikament nehmen wir mit dieser Konsequenz dreimal täglich von der Wiege bis zur Bahre zu uns. Daher liegt in der Ernährungssituation der Schlüssel zur Vorsorge und Gesunderhaltung. Moderne Erkenntnisse des Anti-Agings bestätigen diese Lebensweisheit. Kalorisch restriktiv und Phasen der Enthaltsamkeit sind die Grundlage. Ob wir nach neuem medizinischem Sprachgebrauch von Dinner Cancelling sprechen oder das Sprichwort „Frühstücke wie ein Kaiser, mittagesse wie ein Bürger und abendesse wie ein Bettler" hernehmen, ist dabei einerlei. Bestehende Gifte und Schlacken werden regelmäßig durch eine Mayr-Therapie entfernt und die therapeutischen Grundlagen nach Mayr sind der Beginn einer notwendigen Ernährungsumstellung.

Die Ernährung ist die Basis, die durch eine vernünftige Bewegung ergänzt wird. Dabei ist darauf zu achten, dass der vielfach bestehende Bewegungsmangel nicht durch stressvolle Bewegung ersetzt wird. Auch hier ist weniger oft mehr. Wünschenswert wären Bewegungsformen im aeroben Bereich, welche dem Betreffenden auch Spaß bereiten. Denn nur so hält die Motivation an, und er wird langfristig seinen Bewegungsapparat bestimmungsgemäß nutzen.

Die orthomolekulare Ergänzung ist heute vielfach unumgänglich. Notwendig gerade auch, um rasch ablaufende Alterungsprozesse wieder zu verlangsamen. In der Folge sind dann die Hormone vielleicht das „Sahnehäubchen" in der Therapie. Die Kenntnis der individuellen Kombinationen aller Möglichkeiten ist aber notwendig, um den Patienten wieder zur erforderlichen Eigenverantwortlichkeit für seinen Alterungsprozess zu führen.

16 F. X. Mayr-Therapie bei Dysbiose, Candidose und Parasitose

16.1 Dysbiose

Alle Schleimhäute des menschlichen Organismus zeichnen sich durch eine bakterielle Besiedelung aus. So auch der Verdauungsapparat, wo in unterschiedlichen Abschnitten eine Vielzahl von Bakterien in natürlicher Symbiose leben. Es muss letztlich klar sein, dass Sterilität nicht natürlich und auch nicht überlebensfähig ist. **Symbiose** bedeutet ein gesundes Miteinander. Die Gesamtheit der Darmflora erbringt dabei eine unglaubliche Stoffwechselleistung. Die Produkte aus dem Stoffwechsel der Bakterien wirken daher regulierend auf das Milieu des Verdauungsapparates und sind Teil des Verdauungsvorganges. Darüber hinaus dienen verschiedene Bakterienpeptide dem Schutz der Schleimhaut sowie der allgemeinen Immunstimulation. Einige Symbionten haben auch die Fähigkeit zur Absorption von verschiedenen Toxinen aus dem Verdauungsprozess. Bifidobakterien können zumindest im Tierversuch die Krebsentstehung durch Nahrungsmittelmutagene verhindern. Auch bilden Bifido- und Bakteroidesarten eine Reihe von bakteriziden Substanzen, sodass sie als Teil der Kolonisationsresistenz zum Schutz vor Infektionen gesehen werden können.

Auch können Enzyme gebildet werden, die Cholesterin, Gallensäure und Steroidhormone abbauen. Durch Bildung kurzkettiger Fettsäuren leisten Bifido- und Bakteroidesbakterien einen wichtigen Beitrag zur Energieversorgung des Darmepithels. Weiter regen sie die Peristaltik an, ihr Fehlen kann sich also in einer latenten Obstipation äußern. Neben einigen Gemeinsamkeiten haben Bifido und Bacteroides aber auch Trennendes. Bifidobakterien gehören zur Gärungsflora, d. h. sie vergären Kohlenhydrate zu Säuren. Sie fungieren damit als Antagonist zur Fäulnisflora und damit zu Bacteroides. Man erkennt also auch hier den Sinn einer Symbiose bis ins kleinste Detail. Das optimale Verhältnis der einzelnen Bakterienarten in der Gesamtheit ist genauso wichtig wie das Zusammenwirken der Flora in toto mit dem Organismus. Daraus definiert sich letztlich das mikroökologische Gleichgewicht.

Die Besiedelung des Verdauungsapparates mit physiologischen Symbionten erfolgt praktisch mit der Geburt. Bereits während des Geburtsvorganges werden Bakterien aufgenommen, später mit der Nahrung (Bedeutung der Muttermilch). Kohlenhydratreiche Ballaststoffe fördern die Entwicklung der Flora, nachdem die Enzyme diese nicht verdauen können und somit ein erhöhtes Nährstoffangebot für die Bakterien im Dickdarm erscheint. Zu jedem Zeitpunkt der Besiedelung sind Fehlentwicklungen möglich, die größten Fehler werden jedoch mit einem Überangebot begangen.

Eine gesunde Verdauung zeichnet sich vor allem dadurch aus, dass ein Gleichgewicht zwischen enzymatischer Verdauungsleistung und den bakteriellen Zersetzungsprozessen besteht. Bei intakter enzymatischer Verdauungsleistung erhalten die Bakterien ein ausreichendes Nährstoffangebot, um ihrer symbiotischen Aufgabe gerecht zu werden – aber nicht mehr. Bei einem Missverhältnis zwischen der zugeführten Menge an Nährstoffen sowie der Verdauungsleistung kommt es auch zu einem Überangebot der Nährstoffe für die Bakterienflora. Diese entwickelt sich dann einseitig und schafft Platz für die Entwicklung unphysiologischer Verhältnisse. So können dann auch „unerwünschte Gäste" wie Proteus, Clostridien,

Tabelle 18 Mögliche Symptome einer Dysbiose.

Magen-Darm-Trakt	Blähung, Koliken, Durchfall, Obstipation, entzündliche Erkrankungen wie Colitis, Diverticulitis
Respirationstrakt	rez. Infekte im Nasen-Nebenhöhlen-Bereich, Reizhusten, chron. Tonsillitis, Schnupfen, Schniefen bei Kleinkindern und Säuglingen
Allgemeine Symptome (durch intestinale Autointoxikation)	Müdigkeit, Mattigkeit, Abgeschlagenheit, Konzentrationsverlust, Schwindel, Stimmungsschwankungen
Immunologische Störungen	Lebensmittelintoleranzen Histaminintoleranzen, Allergie
Verbrauch von Vitalstoffen	
Leberstörung	
Kardiale Beschwerden	

E. coli, Candida oder gar Parasiten zu erheblichen Belastungen führen. Die Stoffwechselprodukte umfassen je nach Spezies toxische Gärungsalkohole wie Propanol, Butanol, Äthanol oder Fäulnistoxine wie Skatol, Indol, Phenole, Schwefelwasserstoffe und Ammoniak. Diese Toxine sind Grundlage der intestinalen Autointoxikation und damit Stoffwechselbelastung des gesamten Organismus.

Eine **Dysbiose** führt nun zu einer Reihe von charakteristischen Symptomen und Beschwerden. Diese betreffen einerseits den Verdauungsapparat selbst, aufgrund der intestinalen Autointoxikation zeigen sich jedoch bald Auswirkungen im gesamten Organismus, vor allem aber des Immunsystems.

Tabelle 18 zeigt eine Reihe von möglichen Symptomen, die Aufzählung ist sicher nicht vollständig. Entscheidend bei einer Dysbiose ist, dass diese ab einem gewissen Zeitpunkt sich sozusagen verselbstständigt. Dabei ist der Zeitpunkt, wo das System kippt sowie die Intensität der Beschwerden nicht vorhersehbar. Darüber hinaus erfolgt durch die persönliche Bewertung der Symptome eine unübersehbare Vielfalt des Erscheinungsbildes. Dies trifft vor allem für die Candidose zu. Daher scheint es sinnvoll und notwendig, sich mit Pilzen und Parasiten intensiver innerhalb der Diagnostik und Therapie nach Mayr zu beschäftigen.

16.2 Candidose

Candidaspezies sind in der Darmflora zwar häufig anzutreffen, es ist jedoch falsch daraus zu schließen, dass diese „normal" seien. Candida gehört nicht zur physiologischen Flora. Auch die Tatsache, dass in den letzten Jahren eine regelrechte Pilzwelle über unsere Länder gezogen ist, macht Candida nicht zu etwas Normalem. Erkennt die klassische Schulmedizin die Mykose nur unter gewissen immundefizienten Situationen an, so wird dem Pilz in manchen naturheilkundlichen Betrachtungen übermäßig Bedeutung beigemessen.

„Pilze binden Schwermetalle und sind daher notwendig für uns, um einer Schwermetallbelastung, z. B. durch Amalgam entgegenzuwirken. Daher braucht der Amalgamträger die Pilze."

„Der Pilz muss ausgehungert – weggefastet werden."

Beide Betrachtungsweisen haben nicht zu einem gegenseitigen Verständnis von Schulmedizin und Naturheilkunde beigetragen und vor allem die Pilzbelastung ist deshalb auch nicht weniger geworden. Viele Diätempfehlungen haben ebenso wenig gefruchtet, wie die alleinige medikamentöse Therapie. Wie können wir uns als Mayr-Ärzte aus diesem Dilemma befreien?

Pilze sind das Chamäleon in der Medizin. Heute so – morgen ganz anders. Dies erklärt auch die Vielfältigkeit und Wechselhaftigkeit des Auftretens. Daran zu denken ist also schon die halbe Miete. Pilze sind normale Bewohner unserer Natur. Ihre Aufgabe besteht im Abbau von absterbenden organischen Substanzen. Dabei verstoffwechseln sie kurzkettige Kohlenhydrate. Keine sehr rosigen Aussichten für den „Pilzbefallenen". Abbau von organischen Substanzen die im Absterben begriffen sind. Daher stellt sich die Frage nach dem tieferen Sinn dieser Tätigkeit. Dieser ist im Aufbau von neuer organischer Substanz zu sehen. Pilze bereiten hierfür den Boden, damit neues Leben entstehen kann und dies ist tatsächlich der therapeutische Ausblick für den einzelnen. Die Mayr-Therapie hilft ihm ideal dabei.

16.2.1 Diagnostik der Candidabelastung für den Mayr-Arzt

Erstmal ist es schon wichtig daran zu denken, dass es die Pilzbelastung gibt. Die Anamnese gibt erste Hinweise und oft spiegelt sich die Wechselhaftigkeit der Beschwerden als Charakteristikum wider. Nachdem die mykologische Labordiagnostik zum Teil sehr aufwändig und in Summe oft unzuverlässig ist, hat sich für viele Mayr-Ärzte eine Kombination aus Diagnostik nach F. X. Mayr und Applied Kinesiology bewährt. Dies deshalb, weil bereits die Mayr-Diagnostik Hinweise

Typische Befunde nach F. X. Mayr bei Pilzbelastungen
- Meteorismus
- wechselnde Bauchbefunde
- hypotone und spastische Darmabschnitte
- humoraldiagnostische Zeichen einer Gärungsdyspepsie
- Radixödem
- Ödeme und Stauungsneigung

liefert, die mit dem AK-Test bestätigt oder widerlegt werden können.

Vor allem sollte an eine Pilzbelastung gedacht werden, wenn bei konsequenter Durchführung einer Mayr-Therapie keine wesentliche Verbesserung der Beschwerden und Bauchbefunde oder sogar eine Verschlechterung eintritt. Der AK-Test ergibt dann rasch und zuverlässig zusätzliche Informationen.

16.2.2 Vorgangsweise beim AK-Test

Aussagen bei AK-Test lassen sich durch Änderung der Muskeltestreaktion treffen. Daher erfolgt erstmals eine Überprüfung der Reaktionslage der wichtigsten Testmuskeln. Dabei zeigt sich oft ein generalisierter Hypertonus als Ausdruck einer allgemeinen Stressreaktion. Als Testsubstanzen stehen Antigene von Candida albicans, Candida tropicalis und Candida glabrata sowie Geotrichum Candidum zur Verfügung. Dies ist wichtig für die Beurteilung des Testergebnisses, da sich mit den Antigenen nur Aussagen zu den spezifischen Candidaarten machen lassen. Ergibt nun die orale Testung der Candida-Antigene eine Änderung im Muskeltestergebnis, so ist von einer Pilzbelastung auszugehen. Unmittelbar im Anschluss werden verschiedene Pilzarzneien auf individuelle Verträglichkeit und Wirk-

16.2 Candidose

Tabelle 19 Ergebnisse der AK-Candida-Testung.

Insgesamt AK-Tests		148
positives Challenge auf Candida Antigen		76
insgesamt LM-Unverträglichkeit bei pos. CH auf CA		74
pos. CH:	Bäckerhefe	61
	Kuhmilchprodukte	50
	Weizen	29
Mehrfachreaktion und damit Unverträglichkeit sind die Regel. Nur in zwei Fällen keine LM-Unverträglichkeiten!		

samkeit überprüft. Im Anschluss wird noch ein Lebensmitteltest durchgeführt. Häufig finden sich dabei Lebensmittelintoleranzen. Nach eigener Untersuchung betrifft dies am häufigsten Weizen, Kuhmilchprodukte und Hefe (⇨ Tabelle 19). So ist gewährleistet, dass ein auf den Einzelfall optimal abgestimmtes Regime gewählt werden kann.

Die Unterscheidung selbst ist einfach und vor allem auch für den Patienten nachvollziehbar. Er merkt die Veränderung durch die unverträglichen Lebensmittel ebenso wie durch die optimal wirksamen Arzneien. Fehlerquellen können auftreten, wenn keine Reaktionen auf das Antigen von Candida erfolgen. Hier ist es dann wichtig, unmittelbar mit möglichen Pilzarzneien zu untersuchen, ob sich ein normotoner Challenge erzielen lässt (⇨ Tabelle 20). Wie oben erwähnt, sind

Tabelle 20 AK-Testergebnisse bei Pilzbefall im Überblick.

Positiver Challenge auf Candida-Antigen	→ normotoner Challenge durch Pilzmittel
Schwacher oder hypertoner Muskel	→ normotoner Challenge durch Pilzmittel
Positiver Challenge auf L-Histidin	→ normotoner Challenge auf Pilzmittel

nur von wenigen Candidaspezies Antigene zur Testung verfügbar. Alle anderen Pilzarten müssen über diesen „Umweg" getestet werden.

Darüber hinaus erhalten wir im AK-Test durch die Gabe der Aminosäure L-Histidin einen Hinweis auf mögliche Pilzbelastung. Nachdem Pilze Histaminliberatoren sind, finden sich Pilzbelastungen häufig im Zusammenhang mit einer Histaminintoleranz. Auch hier wird dann unmittelbar mit den verschiedenen Pilzmitteln auf Normotonus überprüft.

16.2.3 Praktische Durchführung einer Mayr-Therapie bei Pilzbelastung

Sehr oft wird die Frage gestellt, ob eine Mayr-Therapie überhaupt als Pilztherapie geeignet ist oder ob es nicht besser sei, zuerst eine Pilztherapie und danach eine Mayr-Therapie – oder auch umgekehrt – durchzuführen. Es lässt sich jedoch eindeutig feststellen, dass unter Berücksichtigung der besonderen Verhältnisse einer Pilzbehandlung die Mayr-Therapie die beste und optimalste Therapieform zur Pilzbehandlung darstellt. Allerdings erfordert sie ein gewisses Umdenken für den Mayr-Arzt. Die klassische Milch-Semmel-Kur ist tatsächlich mehr „Pilzfutter" als Therapie.

Die besten Erfolge zeigt eine Kombination aus Diät und medikamentöser Therapie. Die Vorstellung, die Pilze auszuhungern ist genauso falsch wie die alleinige medikamentöse Therapie, auch über einen längeren Zeitraum. Die effektive Pilztherapie dauert nicht länger als 4 bis 6 Wochen. Allerdings muss beachtet werden, dass Pilze nicht Ursache, sondern „Folge von" sind. Diese Hintergründe auszuforschen ist ebenso unsere Aufgabe, wie die Therapiegestaltung selbst. Im Zuge der erweiterten Untersuchung (Labor, AK-Test etc.) werden also Herde,

Zähne, Schwermetallbelastungen, Hormontherapie, Antibiotikatherapie, Parasiten, u. a. m. in die Überlegungen miteinbezogen und gegebenenfalls mittel- bis langfristig therapiert.

16.2.4 Diätetische Vorgangsweise

Pilze verstoffwechseln bevorzugt kurzkettige Kohlenhydrate. Dies ist bei der Auswahl der Lebensmittel zu berücksichtigen. Bereits Doppelzucker wie der Milchzucker sind jedoch nicht verwertbar. Daher geht die Strategie in Richtung der langkettigen Kohlenhydrate.

Die Mayr-Therapie wird also beispielsweise mit Kartoffeln und Gemüse durchgeführt. Zwar ist mit der gekochten Kartoffel die Kauschulung nur schwieriger möglich, aber der Kompromiss ist durch die biochemischen Besonderheiten der Candida notwendig. Hat der Patient jedoch einmal damit begonnen und merkt die sofortige Verbesserung, ist er auch motiviert, gerade auf den Schulungsaspekt besonders zu achten.

Es hat sich ein dreistufiger Ablauf, wie in der Tabelle unten gezeigt, bewährt. Idealerweise wird jede Intensitätsstufe für sieben bis zehn Tage durchgeführt, sodass sich insgesamt ca. 30 Tage Therapiedauer ergeben. Am Anfang wird völlig auf das kurzkettige Kohlenhydrat verzichtet, es werden also auch morgens Kartoffeln gegessen, was zugegebenermaßen eine gewisse Umstellung darstellt. Später

Die Candida-Diät im Überblick

Stufe 1:
Monotonie als entscheidender Heilfaktor, empfehlenswerte Lebensmittel:

Gemüse:
Kartoffel, Zucchini, Aubergine, Petersilwurzel, Fenchelknolle, Mangold, Kürbis, Karotte, Spinat, rote und gelbe Rübe, Pastinake, Tomate (bescheiden), Champignon, Avocado

Fleisch/Fisch:
Kalb, Geflügel, Lamm, Ei, magere Salz- und Süßwasserfische

Schafs-/Ziegenmilchprodukte, ungesüßte Hafer- oder Reismilch, ungezuckerte Sojamilch, frische Kräuter und Gewürze, kaltgepresste Pflanzenöle (vorzugsweise Leinöl), Alsan-S-Margarine oder möglichst pflanzliche ungehärtete Vollölmargarine, Mandeln, Soja.

Stufe 2:
Rotation von Getreidespeisen, eine Getreidemahlzeit pro Tag

Rotation bedeutet, dass nicht täglich das gleiche Getreide gegessen wird, sondern nur jeden 4. Tag. Es kann jeden Tag eine Getreidemahlzeit, jedoch täglich ein anderes Getreide gegessen werden. Zusätzlich zu den Lebensmitteln aus Stufe 1 sind empfehlenswert:

Getreide:
Hirse, Quinoa, Buchweizen, Reis, hefefreies Knäckebrot oder Dinkelfladen, evtl. Mais.

Gemüse:
Knoblauch, Lauch, Bärlauch, Zwiebel, Spargel, Artischocke, alle Pilze wie Steinpilze, Pfifferlinge, Morcheln, Shiitake- und Austernpilze

Fleisch:
Rind, Wild

milde Käsesorten

Die Candida-Diät im Überblick (Fortsetzung)

Stufe 3:
Rotation von Getreidespeisen, zwei Getreidemahlzeiten pro Tag, langsamer Beginn von Rohkost
Zusätzlich zu dem bisherigen Lebensmittelangebot sind empfehlenswert:
Gemüse:
Gurke, Kohlgemüse (Wirsing, Kohl, Kraut, Brokkoli, Blumenkohl), Hülsenfrüchte, Paprikaschote, Radieschen, Rettich
Getreide:
Dinkel, Hafer, Roggen, Gerste (als Fladengebäck, Nudeln, etc.)
Nüsse
Langsamer Beginn von Rohkost in Form von Salaten zu Mittagessen. Die Kost wird anspruchsvoller, was die Verdauungsleistung betrifft.

darf einmal pro Tag, in Stufe 3 zweimal eine Getreidemahlzeit gegessen werden. Zusätzlich erfolgt eine Rotation von Getreide, um einen Gewöhnungseffekt zu vermeiden. Generell wird empfohlen, die einzelnen Lebensmittel auf Verträglichkeit zu überprüfen, und es ist selbstverständlich, dass unverträgliche Lebensmittel vermieden werden. Tabelle 21 enthält allgemeine Empfehlungen, welche individuell abgewandelt werden können und müssen.

Diese Strategie ermöglicht eine individuelle Intensität der Diätetik durchzuführen. Vor allem lässt sich die Candida-Diät ganz leicht im Sinne einer Milden Ableitungsdiät verabreichen, was gerade bei zu Atrophie neigenden Patienten wichtig ist. Durch den Verzicht auf kurzkettige Kohlenhydrate kommt es oft zu einer raschen und erheblichen Gewichtsabnahme. Wo dies nicht erwünscht ist, kann und soll die Candida-Diät mit kaltgepressten Pflanzenölen angerei-

Tabelle 21 Lebensmittel, welche das Pilzwachstum fördern können, und daher vermieden werden sollen.

Zucker	weißer und brauner Zucker, Rohzucker, Honig, Traubenzucker, Ahornsirup, Birnen u. a. Dicksäfte
Getreide	v. a. Auszugsmehle und alle daraus hergestellten Speisen wie Brot, Gebäck, Kuchen etc. (individuelle (Un-)Verträglichkeiten beachten!)
Früchte	v. a. süße Früchte in allen Zubereitungsformen, auch alle Trockenfrüchte und Fruchtsäfte
Wurstwaren	vom Schwein, Bindemittel beachten
Alkohol	in jeder Form
Hefe	Bäcker- u./o. Bierhefe und alles, was damit hergestellt wurde, je nach individueller Testung
Industriell zubereitete Nahrungsmittel in Konserven und Fertiggerichte, Industriegetränke wie Cola, Limonaden, etc.	

chert werden. Dies begünstigt auch die Entgiftung aus dem Fettmilieu, was gerade bei Candidabefall besonders wichtig ist. Durch die alkoholischen Gärungstoxine ist nämlich gerade dieser Fettbereich besonders betroffen. Diese Gabe von kaltgepressten Pflanzenölen ist praktisch in jeder notwendigen Intensitätsstufe durchführbar.

16.2.5 Medikamentöse Therapie

Zur medikamentösen Therapie stehen eine Reihe von sehr gut wirksamen und verträglichen Pilzmitteln zur Verfügung (⇨ Tabelle 22). Allerdings ist die Individualität zu berücksichtigen, sodass sich zwar grundsätzlich Empfehlungen geben lassen, aber kein für jedermann gültiges Schema aufstellen lässt. Durch den AK-Test erfolgt einerseits die Bestimmung der speziellen Pilzmittel, als auch der unterstützenden orthomolekularen Substanzen. Um Gewöhnungseffekte zu vermeiden bewährt sich wiederum der Wechsel der Medikamente alle 7 bis 10 Tage. Wichtig ist zu berücksichtigen, dass Pilze auch häufig in Mund-, Nasen- und Nasennebenhöhlenbereich vorkommen. Diese Regionen sind also bereits am Anfang in die Therapie mit einzubeziehen. Andernfalls ist es möglich und wahrscheinlich, dass nach erfolgreicher Darmsanierung eine Reinfektion aus diesen mitbefallenen Bezirken erfolgt. Das Ölziehen

Tabelle 22 Medikamente zur Pilzbehandlung.

Name	Inhaltsstoffe	Hersteller
a) lokal wirkende Antimykotika: 　Nystatin-Reinsubstanz 　Amphomoronal-Suspension	 Nystatin Amphotericin B	 Apothekenzubereitung Squibb
b) systemisch wirkende Antimykotika: 　Sporanox = Sempera 　Fungata 　AC-Formula	 Itraconacol Fluconazol Extrakte aus Berberis, Grapefruit, Lavendel, Melaleuka, Thymian	 Janssen & Cilag Pharma Pfizer Pure Encapsulation USA
Formula SF722	Undecylensäure	Thorne Research USA
Caprystatin 　Kaprycidin A	div. Fettsäuren, Undecylensäure Fettsäuren, Ca, Zn, Mg	Ecological Formulas USA
Mixtura thymii comp.	ätherische Öle aus Thymian, Zimt, Teebaum, Myrrhe	Apothekenzubereitung
Albicansan 　Mucokehl 　Pefrakehl	Candida albicans D5 Mucor racemusus D5 Candida parapsilosis D5	Sanum Kehlbeck
Borax D3	Natriumtetraborat	
Furfurol D6, D3	Furanaldehyd	Apothekenzubereitung
Para Microcidin	Zitrussamenextrakt Flavonoide Ungesättigte Fettsäuren	Nutri Cology USA
Pro Seed	Extrakt aus Grapefruitkernsamen	

nach Dr. Karach mit Mixtura thymi, die nasale Reflextherapie oder antimykotische Inhalationen sind hier sinnvoll und hilfreich. Auch an eine Sanierung von Zahntaschen, wo sich Candida gerne festsetzt, ist zu denken.

Das Ziel einer Pilzbehandlung durch die Mayr-Therapie ist nicht die Ausrottung der Pilze. Es wäre unrichtig zu glauben, wir können die Pilze für immer eliminieren. Diese sind Bestandteil der belebten Natur. Was aber sehr wohl sinnvoll ist und auch gelingt, ist die Reaktion des Organismus zu verändern. Durch die Mayr-Therapie ändert sich das Milieu – Säure-Basen-Haushalt, Bakterienflora, Nährstoffangebot – somit finden Pilze nicht mehr den notwendigen Nährboden zur Vermehrung. Weiter wird es zu einer geänderten Immunreaktion kommen und nicht zuletzt werden durch die Mayr-Therapie die Ernährungsgewohnheiten nachhaltig verändert. Diese Summe von Veränderungen ist durch keine andere Therapieform in so kurzer Zeit so effektiv zu erzielen.[11]

16.2.6 Unterstützende Maßnahmen

Durch die oben beschriebenen Pilztherapien kommt es immer wieder zu mitunter intensiven Zerfallsreaktionen. Auch hier hilft die Mayr-Therapie, mit der ja ohnehin eine intensive Säuberung betrieben wird. Trotzdem kann es notwendig werden, die Entgiftung gezielt zu unterstützen und zu fördern. Einläufe, die Colonhydrotherapie, ein Reibesitzbad, diverse Auslaugebäder und vor allem die ärztliche manuelle Bauchbehandlung haben hier entscheidenden Einfluss. Auch muss die Dosierung der Medikamente der Situation einer Mayr-Therapie angepasst werden. Dies ist jedoch meist ein Vorteil, nachdem geringere Dosierungen ausreichen, um die gewünschten Effekte zu erzielen.

16.3 Parasitose

Die Parasitologie führt bei der Bewertung humaner Infektionen ein stiefmütterliches Dasein. Sowohl in der Ausbildung, als auch in der Praxis wird wenig Wissen und Verständnis hierfür vermittelt. Wer aber angesichts der globalen Reisetätigkeit der Menschen noch glaubt, dass keine Durchseuchung mit verschiedenen Parasitenarten stattfindet, der irrt gewaltig. Aber auch ohne diese „tropischen Exoten" muss klar sein, dass eine große Zahl von Parasiten bei uns bzw. in wärmeren europäischen Ländern heimisch sind. Wie das Klima spielt auch die Hygiene sowie die Übertragung durch Arthropoden eine Rolle. Aber auch bei bester Hygiene und guten Sozialstandards beträgt die Durchseuchung mit Parasiten bis zu 25 %. Bei Kindern, welche aus dem Urlaub aus südlichen Ländern zurückkehren, sogar bis zu 50 %. Auch spielt die Haustierhaltung eine gewisse Rolle. Und das, was für Haustiere gilt, sollte auch für den Menschen angewendet werden – „regelmäßige Entwurmung!"

Für die Krankheitsbedeutung von Protozoen spielt die Abwehrsituation des Wirtes, also des Menschen, eine besondere Rolle. Hauptinfektionsort ist der Verdauungsapparat. Somit spielt wieder das Milieu des Darmes eine wichtige, ja sogar die entscheidende Rolle. Man ist sich einig, dass immundefiziente Zustände wie Aids zur Parasitose prädisponieren. Aber auch bei offensichtlich immunkompetenten Personen und ohne Aufenthalt in südlich-tropischen Regionen können Parasiten auftreten. Ein anfänglich passageres Auftreten kann in eine Besiedlung unter Umständen mit manifester Erkrankung übergehen. Hier spielt nun die Barrierefunk-

---

[11] Als Information für Patienten zur Durchführung einer Mayr-Therapie bei Pilzbelastung ist das Buch „Die Candida-Diät" von Mayr/Stossier gedacht. Hier finden sich zahlreiche Rezepte, welche die Durchführung der Diät erleichtern. In Kapitel 20 findet sich ein kurzes Merkblatt für Patienten zur Therapiedurchführung.

tion des Darmes eine wichtige Rolle. Ist diese intakt, werden Parasiten in Schach gehalten, ist sie zerstört, resultieren klinische Beschwerden und manifeste Erkrankungen. Andererseits führen Parasiten selbst zur Irritation und Zerstörung der Barrierefunktion des Darmes. Dies erfolgt im Wesentlichen durch ihre Stoffwechselprodukte. Somit sind Ursache und Wirkung nicht immer klar zu trennen. Jedenfalls ist eine Parasitenbelastung immer als Ausdruck des Verlustes der gesamten Funktion des Verdauungsapparates zu sehen. Das Verhältnis Wirt zu Schmarotzer ist zugunsten des Parasiten verschoben.

Parasiten haben folgende Möglichkeiten zur Einflussnahme:

- Parasiten haben die Fähigkeit zur Toxinproduktion. Ähnlich wie Candida bilden sie durch ihre Stoffwechselprodukte ein Mikromilieu, das ihnen entspricht, aber letztlich gegen den Wirt gerichtet ist. Solche Toxine schädigen direkt die Schleimhaut und damit die Barrierefunktion des Darmes. Sie prädisponieren damit zur intestinalen Autointoxikation zu allergischen Reaktionen. Biochemisch gesehen können solche Stoffwechselprodukte wiederum Fäulnistoxine bzw. biogene Amine sein. Ihre Wirkung haben wir bereits bei der Allergie kennengelernt. Aber auch hohe Chlor- und Phosphorsäurekonzentrationen lassen Gedanken an die Verbindung zur Hypermotorik aufkommen.

> Von Askariden ist beispielsweise seit langem bekannt, dass sie einen spezifischen Alkohol produzieren. Dieser sogenannte Ascarylalkohol (Flury) bewirkt neben lokalen Reiz- und Entzündungsprozessen im Darm auch generalisierte, zum Teil zentralnervöse Symptome wie Halluzinationen, Krämpfe, Epilepsie, Chorea oder Meningismus. Andere Kapillargifte mit atropinähnlicher Wirkung können zu Blutungen in septiformen Zuständen führen.

- Parasiten können Histamin produzieren. Sie führen damit nicht nur zur Entzündung, sondern potentiell auch zu allergischen Belastungen. Dies ermöglicht aber auf der anderen Seite das leichte Erkennen der parasitären Belastung im AK-Test.
- Parasiten sind letztlich Fremdeiweiß. Somit kann es zu allergischen Reaktionen gegenüber diesem Fremdeiweiß kommen.
- Manche Parasiten haben die Fähigkeit, Viren, Bakterien, Candida oder sogar andere Parasiten in sich aufzunehmen. So kann eine Infektion mit weiteren Erregern verdeckt sein und erst nach Therapie der vorrangigen Parasitose erfolgen, z. B. Minutaform der Amöben, Askariden als Speicher für Salmonellen.

Bezüglich der Besonderheit einzelner Spezien sei auf die umfangreiche Literatur verwiesen. Besonders die Zusammenfassung von Fonk, *Darmparasitose – die zentrale Immunstörung*, bringt einen raschen Überblick. Für die Praxis ist es wichtig daran zu denken, dass die Parasitose häufiger auftritt als vielleicht erwartet. Aus Anamnese, Klinik, Diagnostik nach Mayr und AK lässt sich dann eine relativ sichere Diagnose stellen.

16.3.1 Anamnese und Klinik

Oft berichten die Patienten von chronischen Beschwerden unterschiedlichster Art, welche in regelmäßigen Abständen wiederkehren, abklingen und nach gegebener Zeit wieder auftreten. Logischerweise steht der Verdauungsapparat oft im Vordergrund. Blähungen, Lebensmittelintoleranzen, abdominelle Reizungen bis hin zu Koliken, Obstipation und Diarrhöe. Die Palette ist sehr abwechslungsreich. Ein perianaler Juckreiz findet sich äußerst häufig. Früher galt die Trias Nasenbohren, perianaler Juckreiz und Blähbauch als typisch für „Wurmkinder". Hinzu kommen die Zeichen einer Anämie durch Mangel an Vitamin B12 und

Eisen. Bei allen Formen allergischer Erkrankungen lohnt es sich, an eine Parasitose zu denken. Vor allem die rezidivierenden Infekte durch Candida albicans sollten unser Interesse wecken und uns Richtung Parasitose denken lassen.

16.3.2 Spezielle Diagnostik

Der Nachweis der Parasiten ist oft schwierig. Stuhluntersuchungen würden die Untersuchung von frischen Stuhlproben erfordern, was nicht realisierbar ist und selbst dann ist es auch für geschulte Diagnostiker oft schwierig, Parasiten zu erkennen. Somit ist diese Routinediagnostik als Diagnosegrundlage zu wenig.

An Blutbefunden findet sich oft (aber nicht immer) eine Eosinophilie bzw. ein erhöhtes IgE. Diese charakteristischen Befunde leiten unsere Aufmerksamkeit zwar in die Richtung, ihr Fehlen schließt die Parasitose aber nicht aus. Obwohl sie nicht spezifisch für eine Parasitose sind, empfiehlt es sich genauestens und öfter auf IgE und Eosinophilie zu untersuchen. Bereits hochnormale Werte sollten weitere Untersuchungen nach sich ziehen. Erhöhte Titer von Antikörpern sind ebenfalls als Routinediagnostik weder üblich noch wirklich verwertbar.

Somit bleiben wieder die Mayr-Untersuchung des Abdomens sowie die biologischen Testverfahren zur Diagnostik der Parasitose übrig. Hier ist also gleich darauf verwiesen, dass dies auch nur Hinweise, hohe Wahrscheinlichkeit und Ausschlusskriterien sind, die uns letztlich zur Parasitose führen.

16.3.2.1 Diagnostik nach F. X. Mayr

Den typischen Bauchbefund bei einer Parasitose gibt es nicht. Der Bauchbefund erlaubt auch keinesfalls eine Unterscheidung zwischen Ascariden, Lamblien und Taenien. Was aber allen gemeinsam scheint, ist eine extrem harte Radix mesenterii. Diese ist oft so auffällig, dass man meist schon die Wirbelsäule unter der Hand zu spüren glaubt. Schmerzhaftigkeit und Pulsieren sowie die langsame Veränderung bestätigen jedoch, dass es die gestaute Lymphe ist, welche palpiert wird. Auch ist hier wirklich die tiefe Palpation notwendig, um die Radix zu spüren. Oft ist nämlich der Bauch oberflächlich betrachtet ganz gut. Wenn er auch manchmal noch einen etwas geringen Tonus zeigt, so glaubt man schon an eine zufriedenstellende Verbesserung. Die in der Tiefe palpierte Radix zeigt jedoch ein anderes Bild. Ähnlich wie bei Candida finden sich zwar auch oft Irritationen im Bereich der Sphinkteren, jedoch sind diese nicht als so typisch anzusehen. Auch fehlt die Wechselhaftigkeit der Befunde wie bei der Candida.

16.3.2.2 AK-Test

Von den biologischen Testverfahren lassen sich vor allem die EAV und die AK nennen. Beide versuchen über einen kleinen Umweg zur Diagnose der Parasitose zu gelangen. Anders als bei der Candidose stehen uns für Parasiten keine spezifischen Antigene zur Verfügung. Ein direkter Test ist daher nicht möglich. Es wird daher mit Parasitenmitteln und/oder Parasitennosoden getestet.

Von Seiten der AK hat sich folgende Vorgangsweise bewährt:

Ausgehend vom starken Muskel (egal, ob normoton oder hyperton) versucht man mittels TL eine Schwächung zu erzielen. Mögliche TL-Punkte sind dabei die Alarmpunkte von Dünndarm, Dickdarm, Leber, Magen oder 3E sowie ICV oder linker Unterbauch. Führt dies zur Schwäche des Muskeltests, so wird unmittelbar im Anschluss mit einem Parasitenmittel auf Normotonus überprüft. Führt nun zum Beispiel Mebendazol zum Normotonus, so ist von einer Parasitenbelastung auszugehen. Dieser Rückschluss ist zulässig, weil es kein „Mebendazolmangelsyndrom" gibt, sondern lediglich eine spezifische Wirkung auf Parasiten. Gleichermaßen ist die Vorgangsweise mit anderen Parasitenmitteln sowie mit den einzelnen Nosoden. Diese stehen von Askariden, Lamblien, Taenien, Oxyuren u.a. in verschiedenen homöopathischen Zubereitungen zur Verfügung.

Bei klinischem Verdacht auf eine Parasitose sollte die AK-Untersuchung mittels Parasitenmittel auch ausgehend von einem schwachen Muskel durchgeführt werden, sofern dieser von Haus aus vorhanden ist. Auch hier zeigen sich oft die typischen Veränderungen. Dies trifft vor allem bei beidseitiger Schwäche des Tensor fasciae latae zu. Dieser Kennmuskel für den Dickdarm ist bei der beidseitigen Schwäche ein Hinweis auf eine Anämie. In der Überprüfung des Eisenstoffwechsels sollte auch an Vitamin B12 und eine mögliche Parasitenbelastung als Ursache für einen B12-Mangel gedacht werden. Oft lassen sich vor allem bei Kindern so rasch versteckte Ursachen einer Anämie erkennen.

In der Therapie kommt es immer wieder zu krisenhaften Ausscheidungsreaktionen. Es ist also anzunehmen, dass eine entsprechende Leistung der Leber und anderer Entgiftungsorgane zu erbringen sein wird. Im AK-Test empfiehlt sich daher, sofort die Leberfunktion über den PMS zu überprüfen. Oft zeigt sich hier eine Schwäche. Diese kann wiederum bereits vorhanden sein, oder aber erst durch das Parasitenmittel indiziert sein. Im AK-Test erkennt man dies an einem normotonen Rectus femoris als Indikatormuskel, jedoch wird der PMS als Kennmuskel der Leber schwach. In dieser Situation ist eine Leberunterstützung unbedingt erforderlich, nachdem die Therapie die momentane Leistungsfähigkeit der Leber überfordert. Auch an einen Wechsel des Parasitenmittels ist zu denken. Jedoch hat zum Beispiel die Gabe von Bitterstoffen als Leberunterstützung auch den Vorteil einer sanften antiparasitären Wirkung. Allen voran ist hier die schwarze Walnuss zu nennen. Ihr wird in der Phytotherapie eine besondere Bedeutung bei der Parasitose zugeschrieben, welche sich in der Praxis bestätigt. Aber auch andere Maßnahmen aus Phytotherapie, Homöopathie, orthomolekularer Therapie und physikalischer Therapie sind hilfreich und wirkungsvoll.

16.3.3 Praktische Durchführung einer Mayr-Therapie bei Parasitose

Die diätetische Führung einer Mayr-Therapie ist entsprechend der Diagnostik nach Mayr durchzuführen. Es sind keine Besonderheiten wie bei der Candida-Diät (Kohlenhydratrestriktion) notwendig, sofern nicht auch gleichzeitig eine Candidose vorliegt.

Die begleitende medikamentöse Therapie richtet sich idealerweise nach dem Testergebnis. Als Parasitenmittel stehen zur Verfügung:

▶ **Mebendazol**

Hemmt Glucoseaufnahme und führt zu einer Glycogenverarmung, hat eine geringe intestinale Resorption (< 10 %) und wird rasch über die Niere ausgeschieden. Ist als gut verträgliches Anthelmintikum ohne wesentliche Nebenwirkungen einzustufen.

Gutes Wirkspektrum gegen Nematoden – Oxyuren, Ascariden, Ankylostoma, Trichariasis und Cestoden – Taenia und Echinococcus.

Handelsname:
Vermox (D), Pantelmin (A)

Dosierung:
Die handelsüblichen Dosierungen sind meist zu gering und zu kurz gewählt. Die Praxis hat gezeigt, dass anfänglich ruhig 2 × 2 Tabletten à 100 mg über einen Zeitraum von bis zu einer Woche gegeben werden können. Hier ist der AK-Test hilfreich, da sich das Testergebnis ändert, wenn der erste Therapiezyklus geändert werden kann. Auch ist der Generationszyklus einzelner Parasiten zu

beachten und daher oft eine Therapiewiederholung empfehlenswert und notwendig.

▶ Niclosamid

Hemmt die Glucoseaufnahme sowie die anaerobe Glycolyse. Durch Niclosamid können die Proteasen des Wirts die Parasiten wieder angreifen. Niclosamid wird praktisch nicht enteral resorbiert und wirkt hervorragend bei den verschiedenen Bandwürmern (Fisch-, Rind-, Schwein-, Hundebandwurm).

Handelsname:
Yomesan

Dosierung:
Sie ist abhängig vom Alter. Erwachsene und Kinder über 6 Jahre 2 g, 2–6 Jahre 1 g, unter 2 Jahre 0,5 g.

Eine Einmalgabe eventuell mit Wiederholung nach einiger Zeit ist meistens ausreichend.

▶ Pyrantel

Führt zu einer spastischen Lähmung der Wurmmuskulatur. Die Würmer werden daraufhin lebend ausgeschieden. Pyrantel wird nur gering enteral resorbiert (< 10 %) und über die Nieren ausgeschieden. Das Wirkungsspektrum ist ähnlich wie bei Mebendazol gegen Ascariden, Oxyuren und Ankylostoma.

Handelsname:
Helmex (D), Combantrin (A)

Dosierung:
Die Gabe erfolgt einmalig bzw. an zwei aufeinander folgenden Tagen und richtet sich nach dem Körpergewicht (10 mg/kg Körpergewicht). Eine Wiederholung nach 2–4 Wochen kann notwendig sein (AK-Kontrolle).

▶ Metronidazol

Hat als Imidazolderivat ein weites Wirkspektrum. Viele Anaerobier gehören ebenso dazu wie Trichomonaden, Amöben, Lamblien und Trypanosoma cruzi. Metronidazol wird rasch und nahezu vollständig aus dem Verdauungsapparat resorbiert. Wirksame Blutspiegel bleiben ca. 12 Stunden erhalten und finden sich auch im Speichel, in Abszessen, Urin, Vaginalsekret und Sperma. Die Ausscheidung erfolgt über die Nieren, wobei sich der Urin dunkel färben kann. Metronidazol kann zu einer Alkoholunverträglichkeit führen (Leberunterstützung notwendig). Ansonsten treten nur geringe Nebenwirkungen auf. Eine Gabe in der Schwangerschaft ist im ersten Trimenon nicht zu empfehlen, später genauestens zu überlegen.

Handelsnamen:
Clont, Flagyl, Metronidazol Arcana, u.a.

Dosierung:
1,5–3 g werden an 2–3 aufeinander folgenden Tagen verabreicht, in Einzelfällen auch über 7 Tage, je nach AK-Test. Eine Wiederholung ist nach 4–6 Wochen möglich.

Im AK-Test zeigen unterschiedliche Metronidazolpräparate kein einheitliches Testergebnis. Es ist daher das Präparat mit der besten Verträglichkeit und Wirkung, erkennbar am normotonen Challenge im AK-Test, für die Therapie auszuwählen.

Obige Darstellungen einzelner allopathischer Anthelminthika ist natürlich keineswegs vollständig. Es ist nur eine kurze Übersicht und Anregung für den Anfang. Die erwähnten Substanzen haben sich jedoch in der Praxis hervorragend bewährt.

Als Ergänzung zur allopathischen Therapie der Parasitose ist eine Leberunterstützung notwendig. Hier bewähren sich vor allem die Bitterstoffe aus der Phytotherapie. Diese können als Monosubstanz oder als Mischung verabreicht werden. Während der Mayr-Therapie empfiehlt sich die Einnahme in Form von Teezubereitungen. In Frage kommen Beifuß, Wermut, Kalmuswurzel oder auch typische Lebertees (Schafgarbe, Berberitzenrinde, Wermut, Mariendistel).

Neben den Teezubereitungen gibt es verkapselte Trockensubstanzen sowie alkoholische

Auszüge aus einzelnen Mischpräparaten. Bei der Parasitose ist die Schwarze Walnusstinktur besonders zu empfehlen.

Neben den Phytotherapeutika finden sich auch einige Gewürze mit einer milden antiparasitären Wirkung. Hier sind vor allem Nelken, Zimt, Kardamon, Ingwer oder auch Bärlauch zu nennen. Eine Ergänzung ist dort sinnvoll, wo entweder eine Verdauungsschwäche und/oder Leberbelastung vorliegt.

16.3.3.1 Parasitogene Krise

Ähnlich wie bei der Therapie der Candidose kommt es auch bei der Parasitenbehandlung zu Reaktionen. Diese sind dadurch bedingt, dass es einerseits zur Hemmung/Abtötung der Parasiten kommt, oder andererseits dabei reichlich Toxine freigesetzt werden. Die Folge davon sind zum Teil heftige Reaktionen im Magen-Darm-Bereich mit Übelkeit, Erbrechen. Sie treten gerne in den frühen Morgenstunden auf und können mit kardialen Sensationen einhergehen – Unruhe, Tachykardie, Kreislaufschwankungen bis hin zum Kollaps. An Allgemeinsymptomen können Hitze, Schwäche, Schwindel, Frösteln bis Schüttelfrost u. dgl. vorkommen.

Daher ist die Mayr-Therapie wichtig und sinnvoll als Behandlung einer Parasitose. Durch die grundsätzliche Säuberung erfolgt eine rasche Elimination der Toxine aus dem Verdauungsapparat. Durch die regelmäßige ärztliche manuelle Bauchbehandlung wird dieser Vorgang optimal unterstützt. Die begleitenden Maßnahmen einer Leberunterstützung, auch durch einen Leberwickel mittels feuchter Wärme oder Heublumen ist hier wichtig, weil die Metabolisierung dieser Stoffe durch die Leber erfolgt. Auch können Einläufe die Symptomatik verkürzen.

Solche parasitogenen Krisen treten aber auch unabhängig von der Mayr-Therapie auf. Sie sind sogar ein charakteristisches Zeichen für eine Parasitose und lassen, sofern anamnestisch erfragt – unsere Aufmerksamkeit in Richtung Parasiten gehen. Vor allem bei (Klein-)Kindern treten solche Episoden auch gerne als „nächtliche Schreiattacken" auf.

16.3.3.2 Besonderheiten einer Parasitenbehandlung

Die Behandlung einer Parasitose erfordert die Berücksichtigung der Lebenszyklen von Parasiten. Für die meisten Anthelminthika gilt, dass sie eine gute Wirkung auf lebende Formen haben, jedoch nur bedingt gegen Larven und Eistadien wirken. Daher ist ein zyklisches Behandeln mehr die Regel als die Ausnahme. Darauf ist auch der Patient von Anfang an hinzuweisen. Ein erneut notwendiger Therapiezyklus ist nicht als Therapieversager der ersten Behandlung zu werten, sondern ergibt sich aus der Besonderheit der Parasiten. Letztlich kann es notwendig sein, eine Behandlung über einen mehrere Monate dauernden Zeitraum durchzuführen. Allerdings hilft hier wieder die Mayr-Therapie, möglichst rasch zu einem geänderten Milieu zu kommen, wodurch den Parasiten der Boden entzogen wird.

Weiter ist zu berücksichtigen, dass es keine Immunität gegen Parasiten gibt. Eine Reinfektion ist daher jederzeit möglich. Dies ist vor allem bei Familien mit Haustieren zu berücksichtigen. Die regelmäßige Wurmkur für Haustiere ist selbstverständlich, oft aber auch für die im gleichen Umfeld lebenden Menschen notwendig.

17 ICV und Sphinkterenprobleme

Im Verlauf des Darmrohres gibt es einige funktionelle und tatsächliche Sphinkteren, die als Prädilektionsstellen für Irritationen gelten. Dies ist von oral nach aboral die Cardia sowie der Pylorus im Magenbereich, weiter die Papilla Vateri und Flexura duodenojejunalis, die Ileozäkalklappe sowie die Kohlrausch-Falte. Diese Übergangsregionen der einzelnen Abschnitte des Verdauungsapparates haben wichtige Funktionen und zeichnen sich daher auch durch besondere anatomische Verhältnisse aus. Die Regulation dieser Regionen erfolgt aufgrund verschiedener Faktoren. Zur Lokalisation dieser Sphinkteren (⇨ Abb. 42).

So ist es beispielsweise wichtig, dass das saure Milieu des Magens auf diesen begrenzt bleibt. Daher wird der Mageninhalt nur weiterbefördert, wenn im Duodenum genügend Basizität vorhanden ist, um diese Säure zu neutralisieren. Auch die Papilla Vateri ist in

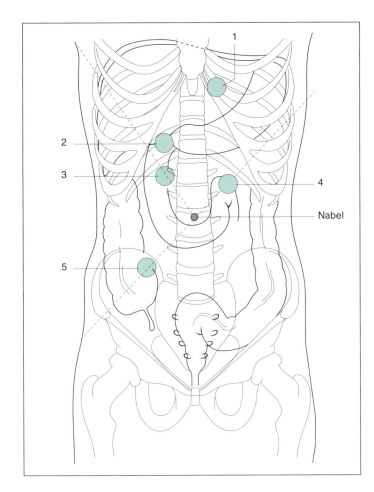

Abb. 42 Lokalisation der funktionellen Sphinkteren des Darmes.

1 Cardia
   Ca. 2 cm links paramedian, Höhe vom Proc. xiphoideus.

2 Pylorus
   2–3 cm rechts paramedian, ca. handbreit caudal vom Proc. xiphoideus.

3 Sphincter Oddi des Ductus choledochus
   Auf einer Linie vom Nabel bis zur rechten Schulter, drei Querfinger kranial vom Nabel.

4 Flexura duodenojejunalis
   Auf einer Linie vom Nabel bis zur linken Schulter, zwei bis drei Querfinger kranial vom Nabel.

5 Ileozäkalklappe
   Auf einer Linie vom Nabel zum vorderen rechten Darmbeinstachel, an der Grenze vom medialen zum mittleren Drittel.

diesem engen Kontext zu betrachten. Ein saures Milieu außerhalb des Magens führt unweigerlich zur Irritation, anfänglich der Schleimhaut, später der gesamten Darmstrukturen. Dabei unterliegen diese funktionellen Sphinkteren wie alle Strukturen dem charakteristischen Ablauf der Pathogenese. Anfängliche Irritationen führen zur Exzitation und damit zum Spasmus des Sphinkters, später erfolgt als Ausdruck der Paralyse die Lumenerweiterung. Der jeweilige Funktionszustand lässt sich palpatorisch feststellen. Ob aber auch eine lymphogene, hämatogene oder nervale Beeinflussung vorliegt, lässt sich alleine durch den Palpationsbefund nicht unterscheiden. Erfreulicherweise ist die funktionelle Störung häufiger als die Pathologie (Pylorospasmus). Häufig jedoch verleiten die funktionellen Störungen zu Fehlinterpretationen bzw. Fehldiagnosen und nicht selten wurde eine Appendektomie durchgeführt, wobei die Beschwerden eher von der Störung der Ileozäkalklappe herrühren. Auch ist daran zu denken, dass über reflektorische Zusammenhänge Beschwerden weit entfernt vom eigentlichen Geschehen auftreten können. Hierfür ist die Ileozäkalklappe das beste Beispiel.

17.1 Das Ileozäkalklappensyndrom (ICV)

Hauptfunktion der klappenähnlichen Strukturen am Übergang von Ileum zum Zökum ist die funktionelle Trennung der beiden Darmabschnitte. Dies ist deshalb wichtig, weil Dünndarm und Dickdarm andere Aufgaben zu erfüllen haben, was auch durch eine unterschiedliche Darmflora charakterisiert ist. Bei der „paralytisch offenen Ileozäkalklappe" kommt es zu einem Vermischen der Darmflora zwischen Dünn- und Dickdarm. In ausgeprägten Fällen entspricht diese Fehlbesiedlung einem „Overgrowth-Syndrom". Die spastische Form zeigt sich in krampfartigen Beschwerden, Spasmen und/ oder Koliken, die Anlass zum Verdacht einer Appendizitis geben. Differentialdiagnostisch ist neben der Appendizitis auch an eine Adnexitis, ein Narbenstörfeld, das Postappendektomiesyndrom oder Kombinationen obiger Ursachen zu denken. Interessant für uns sind jedoch die Reflexzusammenhänge. Aufgrund der nervalen Versorgung ist klar, dass auch Beschwerden in den dazugehörigen Segmenten der Lendenwirbelsäule durch eine Ileozäkalklappenstörung verursacht werden können. Vor allem chronische Schmerzen und Beschwerden der LWS sollten Anlass sein, auch vorne im Bereich der Ileozäkalklappe zu untersuchen. Hinzu kommt, dass das Colon ascendens anatomisch über dem M. iliopsoas liegt. Irritationen im Sinne einer chronischen Entzündung greifen über kurz oder lang auf diesen Muskel über. Seine Verkürzung hat Folgen im gesamten LWS-Bereich und vor allem im Iliosakralgelenk. Blockierungen dieser Segmente sowie die verstärkte Lordosierung deuten also auf Störungen im Bereich der Ileozäkalklappe hin. Aber es geht noch weiter. Oben und unten hängt über die „Lovett-Brother-Regel" zusammen. Das bedeutet, dass sich segmentale Funktionsstörungen auch im HWS-Bereich finden und nicht selten sind diese die ersten Beschwerden, die den Betroffenen zum Arzt führen. Der Manualmediziner erkennt zwar die segmentale Störung, behandelt sie auch entsprechend durch Mobilisation oder Manipulation, aber nachdem die tieferen Ursachen im Bereich der Ileozäkalklappe liegen, kommen die Beschwerden früher oder später wieder. Weitere Reflexzusammenhänge verdanken wir den Untersuchungen mittels AK. Es lassen sich sog. neurolymphatische Reflexzonen nach Chapman finden. Diese sind je nach Art der Ileozäkalklappenstörung unterschiedlich lokalisiert. Solche neurolymphatischen Reflexzonen können sehr empfindlich und schmerzhaft sein, sodass auch sie selbst Anlass zum Arztbesuch geben. Oft werden gerade im Schulterbereich viele Therapien inklusive Krankengymnastik und physiotherapeutischen Maßnahmen durchgeführt, welche ohne Miteinbeziehung der Ileozäkalklappenstörung langfristig erfolglos bleiben.

Interessant auch, dass sich im Zuge eines Ileozäkalklappensyndroms einzelne Muskelschwächen zeigen. Die Schwäche der Handextensoren findet sich sehr häufig beim typischen Tennis- oder Golferellenbogen. Auch hier zahlt es sich aus, an den Darm zu denken. Einseitige Schwäche des M. rectus femoris sowie der geraden Bauchmuskulatur können Zeichen einer spastischen Ileozäkalklappe sein.

Abb. 40 zeigt weitere Reflexzusammenhänge, welche mittels AK-Test überprüft werden können.

Die Beschreibung des Ileozäkalklappensyndroms kommt wie erwähnt aus der AK bzw. osteopathischen Betrachtung. Und auch hier erkannte man die Notwendigkeit einer diätetischen Behandlung.

Allerdings fallen die Empfehlungen verglichen mit den Möglichkeiten einer Mayr-Therapie eher bescheiden aus:

- Vermeide Kaffee, schwarzen, Tee, Alkohol und scharfe Gewürze.
- Vermeide Rohkost und grobe Ballaststoffe.
- Vermeide alles, was bläht.

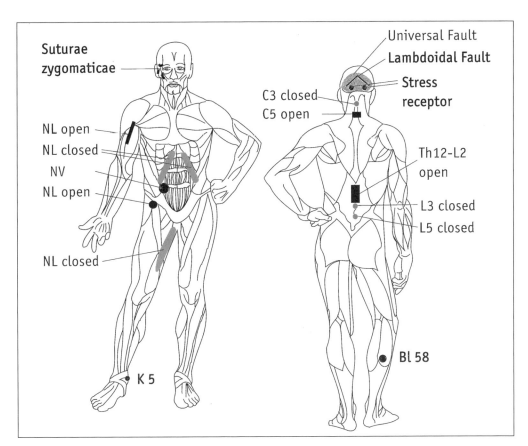

Abb. 43 Reflexzusammenhänge der Ileozäkalklappe.
Quelle: Gerz: Lehrbuch der AK. Weitere Details siehe dort.

Wir erkennen zwar die tendenziell richtigen Empfehlungen, wissen aber auch, dass durch eine individuelle Mayr-Therapie eine wesentlich effektivere Therapie erfolgt. Zu berücksichtigen sind allerdings die Empfehlungen der orthomolekularen Substitution, vor allem bei Calcium, eventuell mit Vitamin D (+ Cal +), Zink, Basenpulver für die spastische Form, Cholorphyll und Schleimhautschutz wie Süßholz oder Kochbanane (DGL plus) oder Verdauungsenzyme für die paralytisch offene Form. Auch hier empfiehlt sich wieder die AK-Testung der einzelnen Substanzen.

17.2 Ursachen und Symptome der Ileozäkalklappenstörung

Die Ursachen einer Ileozäkalklappenstörung finden sich in den typischen Fehlern unseres Ernährungsverhaltens. Ergänzend muss jedoch festgehalten werden, dass selbstverständlich eine Candidose, Parasitose und/oder Allergie sowie Lebensmittelintoleranzen in die Überlegungen miteinbezogen werden müssen. Oft zeigen sich solche Belastungen gerade im Bereich der Ileozäkalklappe oder den anderen Sphinkteren.

Aufgrund der in Abb. 43 dargestellten vielfältigen reflektorischen bzw. nervalen Zusammenhänge ist auch diese Symptomatik vielfältig und ergibt kein typisch einheitliches Bild. Am ehesten typisch ist, dass hinter nahezu allen Beschwerden auch eine Ileozäkalklappenstörung stehen kann. Besonders zu betonen ist, dass bei rezidivierenden Beschwerden in den angegebenen Regionen an eine Ileozäkalklappenstörung zu denken ist.

17.3 Differentialdiagnose ICV – Appendizitis – Adnexitis – Narbenstörfeld

Aufgrund der engen räumlichen Zusammenhänge ist eine differentialdiagnostische Abklärung gegenüber der Appendizitis (akut und chronisch) sowie der Adnexitis und einem Narbenstörfeld notwendig. Oft hilft der Palpationsbefund, genauso oft aber ist er zu wenig aussagekräftig. Mit Hilfe der AK und der entsprechenden Nosoden bzw. auch Antibiotika lässt sich oft ein klareres Bild gewinnen. Trotzdem muss daran gedacht werden, dass auch alle Kombinationen von gleichzeitig und/oder gemeinsamem Auftreten mehrerer Belastungen vorkommen. Wichtig ist auch, dass durch die Behandlung nach Mayr dann individuell vorgegangen wird und möglichst alle Begleitbefunde und Störungen ebenfalls korrigiert werden.

17.4 Manuelle Korrektur der gestörten Ileozäkalklappe

Im osteopathischen Sinn gibt es gezielte manuelle Behandlungen sowohl der spastischen, als auch der paralytisch offenen Ileozäkalklappe. Mittels AK lässt sich sowohl die genaue Positionierung als auch die Behandlungsrichtung eruieren. Für den geschulten Mayr-Arzt sollte es jedoch kein Problem sein, die Ileozäkalregion palpatorisch zu beurteilen. Allerdings lässt sich der palpatorische Befund nicht immer sicher mit der AK bzw. der osteopathischen Diagnose in Einklang bringen.

17.5 Offene ICV

Wird durch AK eine offene ICV gefunden, erfolgt die manuelle Korrektur folgendermaßen:

Von seitlich kaudal kommend greift man in der Tiefe unter die Ileozäkalregion und hebt diese leicht in Richtung der gegenüber liegenden Schulter an. Diese Position wird so lange gehalten, bis unter der Hand ein Pulsieren – der kraniale Rhythmus – zu spüren ist. Es darf dabei kein Schmerz ausgelöst werden. Sollte man den kranialen Rhythmus nicht fühlen, beendet man die Behandlung nach ca. 1 bis 2 Minuten.

Cave: Die offene ICV stellt eine Kontraindikation für die Durchführung einer Colonhydrotherapie dar. Um das Zurückspülen von Dickdarminhalt in den Dünndarm zu verhindern, ist die ICV vor jeder geplanten CHT zu untersuchen und gegebenenfalls zu behandeln.

17.6 Geschlossene oder spastische ICV

Die manuelle Behandlung erfolgt nach den gleichen Prinzipien der weichen Palapation. Der Behandlungsvektor erfolgt allerdings in die entgegengesetzte Richtung. Man kommt also von medial kranial zur Ileozäkalregion und schiebt vorsichtig zur gleichseitigen Hüfte. Ein zu großer Druck Richtung Hüftknochen ist allerdings zu vermeiden, weil dieser mitunter sehr schmerzhaft ist. Die Position wird wiederum gehalten, bis das Pulsieren des kranialen Rhythmus zu spüren ist oder man beendet nach 1 bis 2 Minuten die Behandlung.

Diese gezielte Mobilisation der Ileozäkalklappe weist Ähnlichkeiten zur manuellen Bauchbehandlung auf, zumindest aber wird der geschulte Mayr-Arzt die Ileozäkalregion immer mituntersuchen bzw. mitbehandeln. Die Erfahrung hat auch gezeigt, dass eine schmerzhafte Irritation der Region durch die gezielte Bauchbehandlung rasch gebessert wird. Man erkennt dies auch an der beginnenden Aktivität des Darmes unmittelbar nach der Behandlung. Für den Mayr-Arzt empfiehlt es sich, diese einfache osteopathische Technik zu erlernen, um hier rasch helfend eingreifen zu können.

18 F. X. Mayr und Parodontologie

Der Verdauungsapparat beginnt bei den Lippen. Insofern ist die Mundhöhle mit all ihren unterschiedlichen Funktionen und Geweben Teil des Verdauungsapparates. Somit unterliegt sie auch dessen Gesetzmäßigkeiten und Einflüssen. Mehr noch – indem der Mund Teil des Verdauungsapparates ist, hat sein Zustand auch entscheidenden Einfluss auf die Funktionen der nachfolgenden Abschnitte. Ein optimales Zusammenspiel aller Teilbereiche ist wichtig, damit der Verdauungsvorgang in seiner Gesamtheit als gesund zu bezeichnen ist.

Wenn wir als Mayr-Ärzte gutes Kauen und Einspeicheln empfehlen und dies auch während der Mayr-Therapie trainieren lassen, so setzt dies einen intakten Kauapparat voraus. Sind die Zähne nicht in der Lage, die Speisen zu zerkleinern, so wird die chemische Verdauung als Folge nicht ordnungsgemäß ablaufen können. Die Fehlverdauung als logische Konsequenz wird umgekehrt wieder Auswirkungen auf den Mundbereich zeigen. Die Schleimhaut des Mundbereiches ist prinzipiell gleich wie im restlichen Verdauungsapparat. Ähnlicher Aufbau und Funktion bedingen auch gleichartige Reaktion. Zu Recht bezeichnen wir daher die Zunge als „Visitenkarte des Verdauungsapparates".

Beläge auf der Zunge sowie der Mundschleimhaut spiegeln also die Situation im Verdauungsapparat wider und ermöglichen uns einen Einblick in tiefere Abschnitte desselben. Gesunde Zähne und Zahnfleisch sind also nicht Zufall, sondern Teil und Ausdruck einer gesunden oder belasteten Ernährungs- und Lebenssituation.

Übersicht Noxen für das Parodontium	
Bakterien	Toxine, freie Radikale, Enzyme, Aktivierung von Leukozyten, Monozyten, Makrophagen und Lymhozyten
Zucker	Säure-Basen-Haushalt, Mineralräuber, Immunsystem
Tabak	Freie Radikale
Allergie	Histamin, Aktivierung von Mastzellen
Amalgam	Antibiotikum, Säure-Basen-Haushalt, zerstört die Kollagenmatrix, Enzymblockade, Freie Radikale, Immunsystem
Lokale Reize	Fehlbiss, überstehende Füllungsränder und Kronen
Organ – Meridian	Regelkreis

18.1 Der Säure-Basen-Haushalt

Der Säure-Basen-Haushalt hat unmittelbaren Einfluss auf Strukturen und Funktionen im Mundbereich. Wir müssen davon ausgehen, dass der Speichel als Verdauungssekret immer für ein basisches Milieu im Mund sorgt. Dies ist aus mehreren Gründen wichtig:

Zunächst wird die enzymatische Verdauung der Kohlenhydrate im alkalischen Milieu besser funktionieren als im sauren. Säure führt tendenziell zu einer verzögerten Verdauung und unvollständigen Aufspaltung. Damit können Gärungsprozesse bereits im Mund stattfinden.

Auch auf die Zähne hat dies unmittelbare Auswirkungen. Zähne reagieren prinzipiell gleich wie Knochen. Sie sind auch Teil unserer Mineralspeicher – wenn auch die Mineralstoffe unverzichtbarer Bestandteil ihrer Funktion sind. Die Mineralisierung der Milchzähne erfolgt anlagemäßig bereits in utero, beim Zahndurchbruch soll die Mineralisierung abgeschlossen sein. Daher behauptet der Volksmund auch, dass jede Schwangerschaft die Mutter einen Zahn koste – als Zeichen der Mineralisierung, welche über die Mutter erfolgt. Für die bleibenden Zähne gilt Ähnliches. Ihre Anlagen mineralisieren in den ersten Lebensjahren. Daher ist gerade hier eine ausreichende Mineralstoffzufuhr und ein ausgeglichener Säure-Basen-Haushalt wichtig. Defizite können nur mehr bedingt ausgeglichen werden, vor allem wenn zum Zeitpunkt der physiologischen Mineralisation eine Mobilisation der Mineralstoffe erfolgt. Ein saurer Stoffwechsel wirkt sich also gerade in diesen Zeiträumen nachteilig aus.

Eine konzentrierte Säurezufuhr durch Lebensmittel führt außerdem unmittelbar zu einer Mobilisation vor allem von Mineralstoffen aus dem Zahnschmelz. Bestes Bespiel hierfür sind die Fruchtsäuren aus Südfrüchten. Diese von der Theorie her basischen Lebensmittel führen unmittelbar zur Mobilisation von Mineralstoffen, um die lokale Säurewirkung auszugleichen. Wer einmal in eine saure Zitrone, Orange oder Grapefruit gebissen hat, erinnert sich an das Ergebnis: Die Zähne werden „stumpf".

Wird durch eine chronische Säurebelastung der Speichel weniger alkalisch, ändert dies das Milieu der Mundflora und in der Folge auch der Darmflora. Diese Milieuänderungen ermöglicht pathogenen Keimen das Wachstum. So können dann die sich im sauren Milieu vermehrenden Keime Karies auslösen. Die Übersäuerung führt aber auch zu einem Angriff auf Schleimhaut und Zahnhalteapparat. Entzündungen wie Parodontitis und Gingivitis sind die logischen Konsequenzen.

18.2 Zahnersatzmaterialien

Solche Entzündungen können noch durch Zahnersatzstoffe begünstigt und unterhalten werden. Beispielhaft ist hier das Amalgam zu nennen, da es zudem auch als Antibiotikum die natürliche Mundflora und Darmflora stört. Andererseits ist die homöopathische Zubereitung von Mercurius – des Hauptbestandteils von Amalgam – ein hervorragendes Schleimhautmittel bei entzündlichen Erkrankungen. Hier empfiehlt es sich, einmal das Arzneimittelbild zu studieren. Durch die Beeinträchtigung der Darmflora begünstigt Amalgam die Entwicklung einer Dysbiose, vor allem einer Candidose. Somit wirkt es sich direkt schädigend auf den Verdauungsapparat aus. Die Diskussion ist heute nicht mehr, ob Amalgam gesundheitliche Nachteile mit sich bringt, sondern wie stark die individuellen Auswirkungen sind. Sicher ist, dass Amalgam am wenigsten den Zahn selbst beeinträchtigt, sondern vor allem das sensible Immunsystem, das Lymphsystem und den Verdauungsapparat. Über Enzymblockaden erfolgt eine Beeinträchtigung vieler Stoffwechselprozesse, so auch wiederum des Säure-Basen-Haushaltes über die Verdrängung von Zink bei der Carboanhydrase. Leider gelingt es auch durch eine noch so optimal geführte Mayr-Therapie nicht, Amalgam oder andere Schwermetalle aus dem Körper zu entfernen. Ihre Bindung im Körper ist zu intensiv, sodass eine Therapie der Schwermetallbelastung durch Komplexbildner wie DMPS oder DMSA erfolgen muss. Hier sei auf die entsprechende Literatur verwiesen. Allerdings lassen sich sowohl die Diagnostik, als auch die Therapie einer Schwermetallbelastung gut mit einer Mayr-Therapie verknüpfen, zumal beides ausleitende und entgiftende Verfahren sind. Eine entsprechende Mineralstoffsubstitution ist in jedem Fall empfehlenswert und sollte individuell abgestimmt begleitend durchgeführt werden.

Aber nicht nur **Amalgam** kann zu entsprechender Schleimhautreaktion führen. Praktisch **alle Zahnmaterialien** können, sofern eine individuelle Unverträglichkeit gegenüber dem Material auftritt, zu entzündlichen Reaktionen führen. Manchmal sind diese begleitet von unangenehmem Brennen, Schwellungen und Geschmackssensationen. Hier empfiehlt sich wieder die Überprüfung der Verträglichkeit, am raschesten und einfachsten nach den Kriterien eines AK-Testes. Besondere Beachtung sollten auch diverse Kreuzreaktionen zwischen einzelnen Metallen finden. So zeigt sich häufig bei Personen mit Nickelallergie auch eine Reaktion auf palladiumhaltige Legierungen. Und auch Kunststoffe als Zahnersatzmaterialien sind mitunter problematisch in Bezug auf ihre Verträglichkeit. Auch sind immer Begleitreaktionen im Verdauungsapparat zu erwarten, sodass auch diese den Patienten zum Arzt führen. Auch hier sind die Möglichkeiten einer Mayr-Therapie begrenzt. Letztlich muss auf einen verträglichen Zahnersatz gewechselt werden.

Als äußerst ungünstig erweist sich, wenn mehrere unterschiedliche Zahnmaterialien verwendet werden. Bei unterschiedlichen Metallen wird entsprechend der Galvanik immer das unedlere Metall in Lösung gehen. So wird mitunter wieder mehr Amalgam freigesetzt. Die galvanischen Ströme verstärken oder bedingen dann die Entzündung der Mundschleimhaut. Auch ein Batteriegefühl, bei dem Brennen und metallischer Geschmack vorherrschen, kann entstehen.

18.3 Kiefergelenk

Das Kiefergelenk ist eines der wichtigsten Gelenke, nicht nur, weil wir als Mayr-Ärzte das so sehen. Seine besondere Bedeutung ergibt sich aus seiner Lokalisation und Funktion bzw. Fehlfunktion. Hierbei sind folgende Aspekte wichtig:

Ein Teil des Gelenks – die Gelenkpfanne – gehört zum Os temporale und damit der Schädelbasis. In unmittelbarer Nachbarschaft befindet sich das Innenohr und Gleichgewichtsorgan. Ein erhöhter Druck im Kiefergelenk führt also unweigerlich zur Beeinträchtigung dieser Struktur. Tinnitus oder Vertigo können auch hier ihre Ursachen haben. Aber auch strukturelle Störungen am Bewegungsapparat können sich als „descendierende Läsionen" weit entfernt von der Ursache als Auswirkung zeigen. Bei tiefsitzenden Kreuzschmerzen, rezidivierenden Beckenblockierungen oder Fehlfunktionen und -stellungen einzelner Fußknochen sollte das Kiefergelenk auf Dysfunktionen untersucht werden. Umgekehrt können auch „ascendierende Läsionen" von unten kommend über Becken und Wirbelsäule zur Veränderung des Kiefergelenks führen.

Betrachtet man die von Mayr beschriebenen Haltungen, so erkennt man auch deren Auswirkung auf die Position und Funktion des Kiefergelenks. Mit dem kompensatorischen Ausgleich der HWS ergibt sich auch eine haltungsabhängige Veränderung des Kiefergelenks (⇨ Abb. 44).

Strukturell gedacht sind die Zähne die Distanzhalter des Kiefergelenks. Gleichzeitig ist die Kaumuskulatur, allen voran der M. masseter, einer der kräftigsten Muskeln des gesamten Organismus. Wir müssen also gerade hier mit enormen Druckentwicklungen rechnen. Entsprechende Schlifffacetten zeugen vom Streß, in dem sich so mancher „verbeißt". Stress wiederum kann aber auch aus dem Verdauungsapparat kommen, sodass sich der Circulus vitiosus schließt.

18.4 Störfelder im Mundbereich

Herde oder Störfelder können durch ihre Besonderheit Krankheitsprozesse auslösen, unterhalten oder ihre Ausheilung verhindern.

18.4 Störfelder im Mundbereich

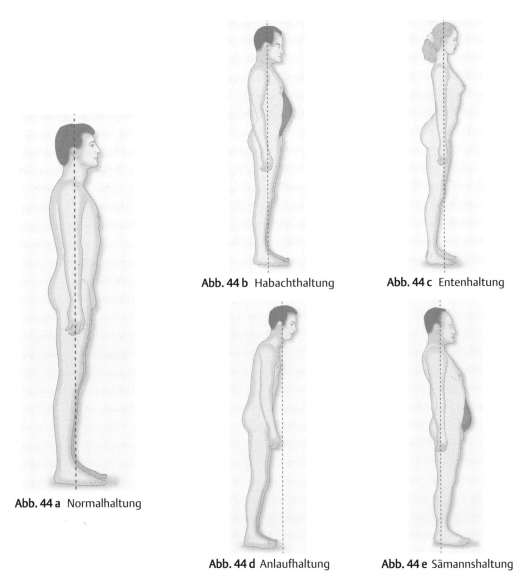

Abb. 44 a Normalhaltung
Abb. 44 b Habachthaltung
Abb. 44 c Entenhaltung
Abb. 44 d Anlaufhaltung
Abb. 44 e Sämannshaltung

Abb. 44 a–e Haltungen und ihr Einfluss auf das Kiefergelenk.
Quelle: Hahn/Stossier: F. X. Mayr – Medizin der Zukunft. Haug, Stuttgart 2002.
Alle Kopfhaltungen nach anterior (Körperlot hinter der Halswirbelsäule) führen durch Rückverlagerung des Unterkiefers tendenziell zu einem Klasse-II-Biss.
Die posteriore Kopfhaltung tendiert durch Vorverlagerung des Unterkiefers mehr zu einem Klasse-III-Biss.

Dieses erstmals von Huneke beschriebene Phänomen trifft in besonderem Maß im Mund zu. Jeder kranke Zahn kann ein Herd werden, welcher dann als Störfeld Auswirkungen auf den gesamten Organismus hat. Vor allem eine chronische Entzündung im Zahnbereich zeigt oft ein derartiges Verhalten. Dabei ist es einerlei, wodurch diese ausgelöst wurde und welcher Bereich des Zahnes erfasst wurde – Pulpitis, Wurzelspitzenentzündung, Granulom, Parodontitis, Ostitis, aber auch Wurzelreste oder retinierte Zähne können ein möglicher Ausgangspunkt sein.

Dass solche Prozesse Auswirkungen auf den gesamten Organismus haben, wurde mehrfach bewiesen. So konnte Issels im Tierversuch Folgendes zeigen:

Verabreicht man einem gesunden Versuchstier eine genau definierte kleinste Menge an Endotoxinen aus einem Granulom, ergeben sich folgende Reaktionen:

- Eine einmalige Injektion scheint die Abwehr zu aktivieren.
- Bei mehrmaligen Injektionen zeigen sich schwere Leberschäden, welche innerhalb von Wochen zum Tod der Versuchstiere führen.
- Neben den tödlichen Leberschäden zeigen sich entzündliche und degenerative Veränderungen in allen Organen, vor allem in Gefäßen, Gelenken und Muskeln.

Somit konnte gezeigt werden, dass Toxine aus Herden, und hierbei handelt es sich vor allem um sog. Thioäther aus der oxidativen Desaminierung und Decarboxylierung von Aminosäuren, wie Cystein und Methionin – tatsächlich als Ursache chronischer Erkrankungen in Frage kommen. Aus dem Verständnis der Pathogenese nach Mayr erscheint es auch logisch, dass solche Toxine bei den Fäulnisprozessen im Verdauungsapparat selbst entstehen können. Dass eine Resorption der Toxine – wo immer sie auch entstehen mögen – erfolgt, ist unbestritten. Als vorwiegend lipidlösliche Toxine lösen sie Membranen auf und gelangen so in den gesamten Organismus, ein weiterer Beweis einer Autointoxikation, entweder aus dem Zahn-Kiefer-Bereich oder eben intestinal.

Auch bei Implantaten ist daran zu denken, dass diese letztlich einen Fremdkörper darstellen. Nicht nur die Verträglichkeit des Materials selbst, sondern auch eine entzündliche Reaktion auf das Material ist möglich. So gesehen haben wir auch hier einen potenziellen Herd.

Aber bereits während der Mayr-Therapie ist eine Unterscheidung der einzelnen Störfaktoren möglich. Mit Hilfe der AK und der einzelnen Nosoden können die verschiedenen Störungen unterschieden werden. Dies ist insofern wichtig, weil nicht alle Beschwerden auch mit typisch zahnärztlichen Befunden korrelieren. So kann im Röntgen trotz modernster Technik nicht jeder Herd nachweisbar sein. Hier ist der Muskeltest der AK ein sensibles und zuverlässiges Diagnoseinstrument.

18.5 Zahn-Organ-Beziehung

Hinter jedem Zahn steht ein ganzer Mensch. So könnte man vereinfacht die Wechselwirkung der Zähne zum restlichen Organismus beschreiben. Obwohl ein Herd grundsätzlich alle nur erdenklichen Störungen verursachen kann, gibt es doch eine Reihe von häufigen Beziehungen. Diese aus der Erfahrung abgeleiteten Zusammenhänge wurden vor allem von Voll, Kramer und Gleditsch beschrieben. Demzufolge finden sich die in Tabelle 23 dargestellten Zusammenhänge für den Verdauungsapparat.

Tabelle 23 Beziehungen der Zähne zum Verdauungsapparat.

Zahnregion	Organ
3er	Gallenblase, Leber
Regio 4, 5 OK	Dickdarm
Regio 6, 7 UK	Dickdarm
Regio 6, 7 OK	Magen (Pankreas)
Regio 4, 5 UK	Magen (Pankreas)
8er	Dünndarm

Diese Organ-Zahn-Zusammenhänge entsprechen auch den jeweiligen Meridianen des Akupunktursystems. Entsprechend der Kreuzung der Dickdarm- und Magenmeridiane im Gesicht repräsentieren sich diese an den Zähnen ebenfalls gekreuzt.

Wichtig für das Verständnis dieser Verbindungen ist die Tatsache, dass dies keine Einbahnstraßen sind. So kann sowohl der Zahn den entsprechenden Abschnitt des Verdauungsapparates irritieren als auch umgekehrt. Somit ist es wieder von besonderer Bedeutung, durch die Diagnostik nach Mayr den Ist-Zustand des Verdauungsapparates zu erkennen und in der weiteren Folge mit der AK die bestehenden Verbindungen zu überprüfen. Vor allem im Zusammenhang mit den oben erwähnten Möglichkeiten eines Herdgeschehens ergeben sich weitere Konsequenzen und Überlegungen:

Störungen des Verdauungsapparates können zu einer Irritation im assoziierten Zahnareal führen, welches in der Folge Auswirkungen auf weitere assoziierte Regionen des Zahnes im Organismus zeigen. Dies kann von einfach segmentalen Blockierungen an Wirbelsäulenabschnitten über hormonelle Regulationsstörungen einzelner Organe bis zur Malignität führen. So finden sich oft bei Schilddrüsenstörungen Befunde an den 8ern, bei Mammakarzinom sind häufig die oberen 6er oder unteren 5er betroffen. Beides sind Zahnregionen mit Assoziationen zum Verdauungsapparat.

Es kann aber auch genau umgekehrt sein, dann ist der Verdauungsapparat ein in Mitleidenschaft gezogenes Erfolgsorgan der Störung aus der Zahnregion. Auf die Vielfalt der Ursachen wurde bereits hingewiesen. Besonders jedoch sollen nochmals die isolierte Parodontitis bzw. Taschenbildung an einem Zahn hervorgehoben werden. Diese sollten immer Anlass zu genauen Untersuchungen sein, da solche Befunde häufig mit späteren Karzinomen korrelieren.

18.6 Therapeutische Möglichkeiten bei parodontalen Erkrankungen für den Mayr-Arzt

Die therapeutischen Möglichkeiten im parodontalen Bereich sind für den Mayr-Arzt zwar begrenzt, für den Betreffenden ist jedoch eine begleitende Therapie zur fachärztlichen Zahnbehandlung sehr hilfreich. Für die entzündlichen Erkrankungen und vor allem für die Parodontose ist die Mayr-Therapie jedoch die entscheidende Maßnahme, vor allem zur Prävention und Sekundärprophylaxe.

18.6.1 Parodontitis

Aus dem Wissen, dass jede Entzündung auch eine Übersäuerung darstellt, ist der Ausgleich des Säure-Basen-Haushaltes von besonderer Bedeutung. Die Mayr-Therapie hilft dabei ideal, die Durchführung der Basentherapie wurde auf S. 80 beschrieben.

▶ **Mundspülungen**

Hilfreich ist, wenn der Patient auch mit Basenpulver Mundspülungen durchführt. Dies erfolgt entweder, indem er einfach Basenpulver in den Mund nimmt und mit Speichel vermischt, oder den letzten Schluck von in Wasser gelöstem Basenpulver im Mund behält. Dann wird das Basenpulver kurze Zeit im Mund hin- und herbewegt, sodass ein intensiver Kontakt mit der Schleimhaut erfolgt. Danach schlucken.

▶ **Folsäure**

Folsäure hat einen ausgesprochen regenerierenden Effekt auf entzündliches Zahnfleisch. Als flüssiges Präparat werden einige Tropfen in Wasser gelöst und ebenfalls im Mund hin und her bewegt. Anschließend muss jedoch ausgespuckt werden, nachdem die Dosierung der flüssigen Folsäure höher als orthomolekular notwendig und sinnvoll ist.

▶ Bitterstoffe

Natürlich gibt es auch einige gut wirksame Kräuter und Phytotherapeutika. Hier ist vor allem Salbei und Tormentilla bzw. die Retterspitz-Tinktur zu nennen. Letztlich führen alle Bitterstoffe zu einer Adstriktion. Diese können wieder als Dilution, z.B. in Form von Schwedenbitter, Bitterstern, direkt auf die Schleimhaut gegeben oder z.B. als Kalmuswurzel gekaut werden.

▶ Ölziehen

Hierbei wird ein Teelöffel eines guten kaltgepressten Pflanzenöls in den Mund genommen. Idealerweise verwendet man Sonnenblumen- oder Distelöl, weil diese kaum einen Eigengeschmack haben. Dieses wird nun ca. 10 bis 15 Minuten im Mund hin und her bewegt. Diese von Karach erstmals beschriebene einfache Anwendung kräftigt das Parodontium, fördert die Durchblutung und

Tabelle 24 Orthomolekulare Substanzen zur Unterstützung bei parodontalen Erkrankungen.

Vitamin C Bis zu einigen Gramm pro Tag	Verkürzung der Wundheilung, regulärer Kollagenaufbau Veränderung der Permeabilität Sperre gegen Toxine und Bakterienprodukte verbesserte Lymphozytenfunktion reduzierte Antikörperreaktion
Vitamin E/Selen 400 I. E./200 µg	starke Antioxidanzien Verbesserung der Zellenergie Quecksilberantagonismus
Vitamin A, besser Betacarotin 30 mg	nötig zur Kollagensynthese verbesserte Wundheilung Antioxidanzien
Vitamin B6 50 mg als P5P	nötig zur Kollagensynthese Stärkung des Immunsystems
Zink 30 mg	Stabilisierung der Zellmembranen Förderung des Calciumeinbaus im Parodontium Aufbau der DNA und RNA Stärkung des Immunsystems
Calcium/Magnesium 1 000 mg/300 mg	Einbau in den Knochen Energieproduktion in der Zelle Verwertung von Vitamin C und E
Folsäure (nur Mundspülung)	Herabsetzung der Blutungsneigung Schlüsselvitamin der DNA-Repair
Lymphmittel z.B. Lymphdiaral, Lymphomyosot, Cefalymphat	Abtransport der Lymphe
Quercetin 250 mg	Reduzierung der Entzündung und Stabilisierung des Kollagens Herabsetzung der Zellwandpermeabilität Abbau der freien Radikale antiallergische Wirkung
Co-Enzym Q10 bis zu 3 mg/kg KG	stark wirksames Antioxidans Verbesserung des Zellstoffwechsels

reinigt überall, wo man sonst nicht hinkommt. Außerdem werden in Öl fettlösliche Toxine gelöst und ausgeschieden. Nach diesen 10 bis 15 Minuten Ölziehen wird das Öl ausgespuckt. Karach selbst beschreibt dies als Methode bei allen chronischen Entzündungen. Gute Erfolge zeigt das Ölziehen auch in Kombination mit ätherischen Ölen bei Pilzbelastung und Dysbiose.

▶ **Orthomolekulare Therapie**

Neben diesen einfachen Maßnahmen gibt es noch eine Reihe von orthomolekularen Substanzen, welche die Regeneration bei Parodontitis begünstigen. Idealerweise werden diese nach den Kriterien der AK getestet, um die individuelle Notwendigkeit und Verträglichkeit zu überprüfen. Vor allem bei chronischen Verläufen, Rezidiven und großen Taschen ist unbedingt auch eine systemische Therapie zu empfehlen (⇨ Tabelle 24).

18.6.2 Parodontose

Nachdem diese der Osteoporose gleichzusetzen ist, erfolgt auch die Therapie in diesem Sinn. Hier ist der langfristige Ausgleich des Säure-Basen-Haushaltes besonders wichtig. Nach der Mayr-Therapie erfolgt dies im Wesentlichen durch eine basenbetonte Ernährung sowie eine orthomolekulare Substitution. Besonders bewährt sich hierzu die langfristige Einnahme von Basenpulver sowie der Mineralstoffe Calcium in Form von + Cal + oder Oscap. Diese Kombinationspräparate sind speziell auf den Knochenstoffwechsel abgestimmt und erhalten die für die Mineralisierung wichtigen Begleitstoffe. Auch an Zink, vor allem als Ausgleich im Säure-Basen-Haushalt, ist hier zu denken.

18.6.3 Lokale Herdbefunde

Diese erfordern je nach Ursache ein spezielles Vorgehen. Nach dem AK-Test lassen sich oft Nosoden als therapeutisch wirksam identifizieren. Diese ergeben nicht nur einen diagnostischen Hinweis, sondern sind auch therapeutisch hochwirksam. Die vorsichtige Injektion derselben an die Zahnregion mit der positiven Therapielokalisation, meist in der Umschlagfalte der Schleimhaut ist möglich, wobei auf die Möglichkeit einer starken Abwehrreaktion hingewiesen sei. Gegebenenfalls kann die Injektion mit einem gut testenden Neuraltherapeutikum (Xyloneural, Procain etc.) kombiniert werden. Oft sind im Laufe der Behandlungen mehrere Injektionen mit unterschiedlicher Potenzierung notwendig. Für den Zahnarzt ergibt sich auch die Möglichkeit der intraossären Injektion. Am sanftesten und daher praktisch immer anwendbar ist die Einreibung der Nosode z.B. in die Ellenbeuge. Nicht selten erlebt man in der Mayr-Therapie ein Sekundenphänomen als Zeichen der erfolgreichen Herdbehandlung.

18.6.4 Kiefergelenk

Indem durch die Mayr-Therapie die Haltung optimiert wird, ändert sich auch die Position und Funktion des Kiefergelenks. Allerdings ist oft genug eine zahnärztliche Behandlung mittels kraniomandibulärer orthopädischer Positionierungsapparatur (COPA – Therapie) notwendig. Immer jedoch sollte gleichzeitig eine physikalische Behandlung der Kau- und Nackenmuskulatur erfolgen. Verspannungen in diesem Bereich beeinflussen massiv die Kiefergelenkfunktion, und oft finden sich auch sog. Triggerpunkte in den Muskeln. Diese erfordern eine gezielte neuraltherapeutische Behandlung. Nachdem das Kiefergelenk auch Teil des knöchernen Schädels ist, bewährt sich eine osteopathische Behandlung als begleitende Maßnahme.

Man erkennt also, dass die Behandlung von Kiefergelenkproblemen einen ganzheitlichen Ansatz und Vorgehen erfordert, um erfolgreich zu sein. Die Mayr-Therapie ist auch hier unverzichtbarer Bestandteil.

19 Zeitgemäße Küchentechnik als Grundlage moderner Diätetik

Von Peter Mayr

19.1 Die Verdauung beginnt in der Küche

Ernährung ist der Prozess, bei dem die Lebensmittel in den Körper aufgenommen, verarbeitet und so verändert werden, dass die verschiedenen Inhaltsstoffe von den Verdauungsorganen verwertbar sind. Die Lebensmittel werden also primär im Verdauungsapparat verändert, um an die Inhaltsstoffe zu gelangen. Nun erfolgt ein Teil dieser prozesshaften Veränderung auch durch die Küchentechnik. Selbstverständlich kann man symbolhaft behaupten, dass der Kochtopf aus den lebendigen tote Lebensmittel macht und ihn deshalb aus der Küche verbannen. Das wird aber nicht funktionieren. Denn andererseits wissen wir, dass für viele Menschen eine gewisse Aufbereitung der Lebensmittel unbedingt notwendig ist, damit sie überhaupt verdaubar werden. Natürlich wird durch jede Form der Zubereitung ein Teil der Inhaltsstoffe verloren gehen. Ziel muss daher sein, so wenig Einbußen wie möglich zu erleiden. Das setzt eine Kenntnis der modernen, zeitgemäßen Küchentechnik voraus, auch wenn manchmal Kompromisse gemacht werden müssen.

Es geht um eine **werterhaltende, schonende** Zubereitung, welche die Verdauung fördert, ja sogar etwas erleichtert, keinesfalls jedoch erschwert. Wichtig ist außerdem eine fettarme Zubereitung, damit in der Folge hochwertige, kaltgepresste Pflanzenöle zugegeben werden können. Bei der Auswahl und der Zusammenstellung der Gerichte sollten die Grundsätze eines Säuren-Basen-Ausgleiches berücksichtigt werden. Und letztlich, darauf kommt es besonders an, soll das zubereitete Gericht auch gut schmecken. Somit ist klar, dass auch in der Küche gewisse Richtlinien einer gesundheitsfördernden Zubereitung Beachtung finden müssen. Diese Richtlinien sind Grundlage der Milden Ableitungsdiät, welche die Basis einer modernen Diätetik darstellt. Ziel ist es, bei eingeschränkter Kostauswahl das Maximum an Qualität und Geschmack zu erzielen. Von dieser Milden Ableitungsdiät ausgehend sind Varianten in alle Richtungen von Stoffwechselerkrankungen möglich. Eine Abwandlung als Candida-Diät, Eiweiß-Abbau-Diät, Diabetes-Diät, Herz-Kreislauf-Diät, Rheuma-Diät, Diät für Fettstoffwechselstörungen, Diät für Morbus Bechterew ist ebenso möglich wie die kalorische Aufwertung und Erweiterung für den Alltag. Diese zeitgemäße Zubereitung berücksichtigt ganz besonders die Bekömmlichkeit und die Verdaulichkeit. Es ist dazu natürlich ein gewisses Umdenken im Küchenablauf notwendig, um sich von traditionellen Methoden der Zubereitung zu trennen. Wenn dies erfolgt ist, kann man sicher sein, dass der Zeit- und Arbeitsaufwand geringer ist als in der herkömmlichen Küche. Als Vorteil bleibt neben der besseren Bekömmlichkeit der hervorragende Geschmack und der gesundheitliche Nutzen.

19.2 Worin bestehen nun die grundsätzlichen Unterschiede?

Besonderer Wert wird auf die Sorgfalt hinsichtlich **Auswahl, Zubereitung und Bekömmlichkeit der Speisen** gelegt. Lebensmittel werden vorwiegend aus biologischem Anbau verwendet und so zubereitet, dass möglichst viel an Vitaminen, Mineralstoffen und Spurenelementen erhalten bleibt. Ganz bewusst werden bei den Rezepturen **Fett, Eier und Salz** eingespart. Das Würzen der fertigen Speisen erfolgt mit vielen frischen Kräutern, und alle Suppen und Saucen werden auf Kartoffelbasis- ohne Fett und Mehl zubereitet. Fleisch oder Fisch gibt es in kleinen Mengen (80–100 g) nur 2–3-mal pro Woche. Bei der Milden Ableitung der Stufe 1 werden Eiweiß und Kohlenhydrat getrennt, wodurch die Speisen besonders leicht bekömmlich sind. Danach erst wird – Schritt für Schritt – auf die Mischkost übergegangen. Die Grundlagen des Säure-Basen-Haushaltes finden dabei durchgehend Beachtung: Basische Lebensmittel werden in der Menüplanung vermehrt verwendet. Besonders wird das zu starke Erhitzen von Fett sowie die Zubereitung in der Fritteuse vermieden. Braten im Ofen erfolgt mit Oberhitze oder in der Folie ohne Fett. Statt Zucker wird vor allem bei Süßspeisen Bienenhonig verwendet.

19.2.1 Der richtige Einkauf

Mit dem richtigen Einkauf fängt das Kochen an. Die Gemüseprodukte sollen frisch geerntet sein und so wenig wie möglich herumstehen oder liegen. Denkt man an zarte Blattsalate oder Spinat, so ist es wohl verständlich, dass diese Gemüse in sauerstoffreicher Luft viel an Geschmacks- und Inhaltsstoffen verlieren. Der biologische Anbau von Obst und Gemüse ist das Optimalste hinsichtlich der Qualität. Man achte stets auf die **Jahreszeit**, um die Produkte danach zu kaufen. Im Winter steht uns gehaltvolleres Gemüse zur Verfügung als im Sommer. Durch den Import ausländischer Produkte ist uns aber manchmal das Denken nach Jahreszeiten verloren gegangen. So kann eine Tomate oder eine Erdbeere im Winter nicht gleich gut wie im Sommer schmecken und sollte daher im Winter nicht eingeplant werden. Man versuche, sich stets an Produkte zu halten, die bei uns wachsen und die wir auch gewohnt sind. Man koche vorwiegend mit heimischen Produkten und achte darauf, wo und wie sie produziert werden.

Artgerechte Tierhaltung ist eine Voraussetzung für qualitativ hochwertiges tierisches Eiweiß. Denn Pflege, Haltung und Fütterung sind die beeinflussenden Faktoren hinsichtlich der Qualität. Daher schmecken Fleisch, Wurst, Käse und Eier am besten, wenn sie vom Biobauern kommen. Bei Fischen macht es einen Unterschied, ob sie aus natürlichen Gewässern kommen oder gezüchtet werden.

19.2.2 Biologische Lebensmittel

Wie schon beim Einkauf erwähnt, gehören biologische Lebensmittel zu den Qualitätslebensmitteln, die das Maximum an Inhaltsstoffen aufweisen. Deshalb muss bei der Zubereitung – bei der angewandten Küchentechnik – damit auch sorgsam umgegangen werden. Nahezu in allen Supermärkten findet man heute eine „Bioecke", in der man die wichtigsten Lebensmittel bekommt. Eigentlich sagt es schon der Begriff Lebensmittel ganz deutlich: Es muss „Leben" drinnen sein.

Grundsätzlich gilt: Alles, was einem natürlichen Verderb unterworfen ist, lebt auch. Was nicht mehr lebt, ist chemisch haltbar gemacht und verändert sich nicht. Von diesen Leitgedanken getragen, sollte man „echte" Lebensmittel kaufen und damit so umgehen, dass dieses „Leben" nicht tot gekocht wird, sondern dass mit Hilfe der angewandten Küchentechnik das Maximum an Inhaltsstoffen mit den Gerichten weitergegeben werden kann. Dieser Prozess ist täglich notwendig und sollte ernst genommen werden. Wir sollen mehr nach solchen Produkten fragen und sie auch kaufen, damit der „Biobauer" nicht auf seinen Lebensmitteln sitzen bleibt. Man kann es drehen und wenden, wie man will, aber frisch bleibt frisch!

Es gibt keine bessere Möglichkeit, als frisch geerntete Gemüse und Obst zu kaufen und sich dabei nach der Jahreszeit zu richten. Mit den im Folgenden erwähnten Küchentechniken ist gewährleistet, dass so wenig wie möglich bei der Zubereitung verloren geht. Der natürliche Geschmack sonnengereifter Frischprodukte ist nach dem Garmachungsprozess nicht vergleichbar mit dem konventionell angebauter Produkte. Wer das nicht glaubt, hat es noch nicht probiert!

19.2.3 Artgerechte Tierhaltung

Es wurde bereits erwähnt, dass die artgerechte Tierhaltung mit entsprechender Pflege und Fütterung der Tiere das A und O für beste Qualität ist. Das Fleisch behält seine Konsistenz, es ist schmackhaft und nährstoffreich. Natürlich ist auch hier die Küchentechnik, also die Zubereitung, maßgebend.

Es ist ein enormer Unterschied, ob ein Tier kurzfristig oder langfristig zur Fleischproduktion gemästet wird. Es sind uns allen noch die Tierskandale in Erinnerung, die uns den Appetit auf tierisches Eiweiß verdarben. Es bleibt zu hoffen, dass sich in den Köpfen der Kunden ein Umdenken vollzieht und dass der Frage nachgegangen wird: „Woher kommt das Fleisch, wie bzw. unter welchen Bedingungen hat das Tier gelebt, wie wurde es gemästet?"

Aber nicht nur um die **Fleischqualität** geht es hier, sondern auch um andere tierische Eiweißprodukte wie **Eier** und **Milchprodukte**. Man „witzelt" heute ein wenig über das glückliche Huhn. Tatsache ist aber, dass dieses Ei besser schmeckt. Bei der Milch ist es das Gleiche. Hat man nicht ein besseres Gefühl, wenn man Kühe auf der Weide und nicht nur im Stall stehen sieht, wenn man Hühner herumspazieren und nicht in der Legebatterie hocken sieht? Wenn man das Gefühl hat, die Tiere fühlen sich wohl, dann schmecken auch die Produkte besser. Der höhere Preis gleicht sich aus durch die geringere Menge, denn von den tierischen Eiweißprodukten sollten wir generell weniger zu uns nehmen. Daher sollte Qualität vor Quantität stehen!

19.2.4 Richtiges Lagern

Es gibt keine Lagermethode, bei der nichts verloren geht. Aber es gibt viele Lagermethoden, bei denen sehr wenig an Geschmacks- und Inhaltsstoffen verloren geht. Früher mussten Gemüse und Kartoffeln im dunklen Keller mit Erdboden überwintern. Heute geht alles viel einfacher durch neue Lager- und Konservierungsmethoden. Daher muss zu Hause nicht mehr auf Vorrat eingelagert werden. Lebensmittel sollten nicht zu früh eingekauft und gekühlt werden. Vor dem Einlagern muss die Klarsichtfolie entfernt werden, sonst besteht die Gefahr des Abstickens. Viele Fleisch- und Fischteile werden heute in Vakuumsackerln verpackt angeboten. Diese müssen 4 bis 6 Stunden vor der Zubereitung geöffnet werden. Besonders bei Fleisch ist es wichtig, dass es vor Gebrauch gelüftet und abgewaschen wird. Es bildet sich nämlich im Vakuumsack ein eigenartiger Geruch, der wieder verdampfen muss. Das liegt daran, dass die Folien kaum atmungsaktiv sind.

Gemüse und **Obst** kommt in das Gemüsekühlfach. Hat es im Tageskühlschrank +7 °C, so liegt die Temperatur im Gemüsekühlfach immer etwas darunter. Auch die Kartoffeln sollten im Sommer hier gelagert werden. Im Winter reicht ein kühler Raum. Dass Butter, kaltgepresste Öle und sämtliches tierisches Eiweiß im Kühlschrank gelagert werden müssen, muss wohl nicht extra erwähnt werden.

Getreide sollte immer kühl, dunkel und erschütterungsfrei gelagert werden. Die Mengen sollten nicht zu groß sein, damit sich keine Motten einnisten können.

19.3 Zubereitungsmethoden im Überblick

Hat man gute Qualität eingekauft, dann ist die Zubereitung wichtig. Es ist klar, dass es keine Kochmethode gibt, bei der gar nichts verloren geht. Wir müssen daher danach trachten, dass so wenig wie möglich an Inhaltsstoffen verloren geht. Schließlich gibt es Kochmethoden, die hohe Nährstoffverluste mit sich bringen. Hierzu folgende Beispiele:

Wenn z.B. zarter Blattspinat blanchiert (überbrüht) und anschließend (zwecks Farbe) in kaltes Wasser gelegt wird, ist sicher, dass so gut wie nichts mehr an Inhaltsstoffen vorhanden ist. Steht frisch geernteter Spinat noch dazu einige Tage am Markt, bevor er verwendet wird, so reduziert dies weiter die wertvollen Inhaltsstoffe. Daher Blattspinat putzen, waschen, abtropfen lassen und in einer Pfanne mit etwas Butter, Salz und Muskat anschwitzen bzw. zusammenfallen lassen.

Ein ähnliches Beispiel wären **Salzkartoffeln**: Kocht man geschälte Kartoffeln in Salzwasser und schüttet anschließend das Wasser weg, bleibt ein reines Stärkeprodukt. Alle wertvollen Stoffe aber wurden mit dem Wasser weggeschüttet.

Daher sollten Kartoffeln immer „**gedämpft**" zubereitet werden. Geschälte Kartoffeln werden in einen Kocheinsatz gelegt und über Wasserdampf weich gegart. Noch besser ist es, die Kartoffeln mit der Schale zuzubereiten, dann bleibt sogar das Vitamin C in ihnen enthalten. Untersuchungen haben ergeben, dass diese Zubereitung bei Kartoffeln die Beste ist. Andererseits zeigte sich auch, dass Kartoffeln, die unter Druck (Dampfdrucktopf) gegart werden, sehr viele ihrer Inhaltsstoffe einbüssen. Daher sollten Kochtöpfe ohne Druck verwendet werden.

Will man **Kartoffelteige** zubereiten, ist es am besten, die ungeschälten Kartoffeln einzeln in Alufolie zu wickeln und auf dem Gitterrost im Backrohr zu backen. Danach ist die Feuchtigkeit verdunstet, und man braucht weniger Mehl für einen lockeren Gnocchi-Kartoffelteig. Es zeigt sich also, dass die Zubereitung mindestens ebenso wichtig ist wie der Einkauf.

19.3.1 Kochen

Unter Kochen versteht man die Zubereitung in siedend heißem Wasser (100 °C).

Was wird gekocht? Kocht man eine Gemüsebrühe, dann gehen die Inhaltsstoffe vom Gemüse ins Kochwasser über, daher wird die Brühe als „Gemüsebrühe oder Basenbrühe" getrunken. Den zweiten Aufguss dieser Brühe verwendet man statt Wasser für diverse Gerichte. Bei der Zubereitung einer klaren Gemüsesuppe wird auch das kleingeschnittene Gemüse mit dem Wasser zusammen abgeschmeckt. Allerdings geht es auch hier darum, das Gemüse nicht zu lange zu kochen, damit es noch einen leichten „Biss" aufweist.

Daher ist es sinnlos, **Salzkartoffeln** zu kochen und das Wasser dann wegzuschütten. Das gesalzene Kartoffelwasser kann aber auch nicht getrunken werden, sondern (ohne Salz) höchstens als zweitklassiger Aufguss in kleinen Mengen weiterverwendet werden. Daher sollten Kartoffeln gar nicht erst als Salzkartoffeln, sondern als Dampfkartoffeln zubereitet werden.

Aber nicht alles kann gedämpft werden. Spargel und Kohlgemüse (Brokkoli, Blumenkohl) sollten besser gekocht werden, damit auch die Farbe erhalten bleibt.

Natürlich müssen auch Nudeln gekocht werden. Auch dieses Wasser kann nicht weiterverwendet werden. Wir wissen aber, dass Stärke durch Hitze fest wird. Das heißt, die Nudeln machen „zu" und das Wasser kann sie nicht auslaugen. Man muss beim Kochen nur darauf achten, dass sie „al dente" bleiben.

Auch ein Tafelspitz wird in kochendem Wasser zubereitet. Daraus wird dann auch die Rindsuppe (Bouillon oder Consommé) gemacht. Allerdings ist die **Brühe** ein Auszug von Fleisch und daher besonders „säurenüberschüssig". In der Mayr-Therapie wird sie deshalb durch eine Basenbrühe ersetzt. Auch Nockerln und Knödel werden in Salzwasser gekocht. Hier gilt dasselbe wie bei Nudeln: Die Stärke verkleistert, und das Wasser kann deshalb nicht weiterverwendet werden. Gemüse als Beilage sollte nie gekocht, sondern immer nur gedünstet oder gedämpft werden.

19.3.2 Blanchieren

Blanchieren ist ein Überbrühen ebenfalls in siedend heißem Wasser. Dieses Verfahren wird angewandt bei Gemüsen, die anschließend eingefroren werden. Hülsenfrüchte, wie z.B. Erbsen und Bohnen, Brokkoli oder Kohlsprossen behalten dadurch ihre Farbe. Dies ist eine brauchbare Methode, um Gemüse anschließend schockzufrieren. Natürlich ist frisches Gemüse immer das Beste, aber diese Methode ist eine akzeptable Variante der Vorratshaltung. Auch andere Wurzelgemüse werden vor dem Einfrieren blanchiert. Das Wasser könnte als Aufguss weiterverwendet werden, sofern es sich beim blanchierten Gemüse um biologisch angebautes Gemüse handelte. Ansonsten sollte man das Kochwasser besser wegschütten. Im Alltag ist das Blanchieren allerdings nicht notwendig. Die Konservierungsmethode „Einfrieren" wird heutzutage nur mehr industriell genützt. Früher einmal war es auch im Haushalt üblich, Gemüse auf diese Art vorzubereiten, um es anschließend schockfrieren zu können.

Es wäre aber völlig falsch, **Blattspinat** zu blanchieren, wenn er gleich verwendet werden soll.

Auch andere zarte Gemüse, wie Zucchini, Melanzani, Fenchel, Stangensellerie oder Gemüseradicchio sollten nicht blanchiert, sondern frisch gedünstet oder gedämpft werden. Im Grunde genommen stellt das Blanchieren immer ein „Auslaugen" dar und sollte deshalb in einer modernen, zeitgemäßen Küche vermieden werden.

19.3.3 Dämpfen

Das Dämpfen von Gemüse (ohne Druck) gehört zu den **wertvollsten Zubereitungsmethoden**, weil dadurch die meisten Inhaltsstoffe erhalten bleiben. Dazu wird ein Kocheinsatz verwendet, der kleine Füßchen hat. Dieser Einsatz wird mit dem Gargut in einen entsprechenden Topf gestellt, in dem etwas Wasser ist, welches wiederum zum Kochen gebracht wird. Dann kommt der passende Deckel drauf und das Produkt wird weichgegart. Die Kocheinsätze passen sich den verschiedenen Töpfen an und sind sehr preisgünstig im Haushaltsgeschäft zu bekommen. Mit dieser Garmethode hat man die Möglichkeit, zu probieren, wann das Gargut weich ist, denn dazu muss nur der Deckel abgenommen werden. Das ist bei den Kochtöpfen, die unter Druck stehen, nicht so einfach, weil man zuerst einmal den Dampf ablassen und dann gegebenenfalls wieder aufbauen muss, was häufig dazu führt, dass das Produkt hinterher verkocht ist. Zudem ist das mehrmalige Öffnen eine Energieverschwendung und macht – wie wir wissen – viele Inhaltsstoffe zunichte. Allerdings gibt es auch schon Töpfe auf dem Markt, die eine sog. „Biostufe" haben und nicht unter Druck stehen. Das Ventil öffnet sich bei knapp über 100 °C.

Außerdem gibt es auch für den **Haushalt** schon Dampfgeräte, die entweder einen festen Wasseranschluss haben oder mit einem Wassertank ausgestattet sind. Diese Geräte sind wegen der schonenderen Temperatur sehr empfehlenswert, zumal sie auch eine Alternative zum Mikrowellenherd darstellen. Darin können auch gekochte Speisen ohne Zugabe von Fett erwärmt werden.

Der Mikrowellenherd kann nicht empfohlen werden.

19.3.4 Dünsten

Das Dünsten wird immer wieder mit dem Dämpfen verwechselt. Es bestehen aber entscheidende Unterschiede zwischen den zwei Garungsverfahren. Am Beispiel der Zubereitung einer Karotte soll dies näher erläutert werden:

Beim **Dämpfen** wird die Karotte in den Kocheinsatz gelegt. Das Wasser ist darunter und kommt mit der Karotte nicht in Berührung. Obenauf ist der Deckel, die Karotte wird durch den Dampf weich gegart.

Anders ist es beim **Dünsten**. Die Karotte wird dazu in Scheiben geschnitten. Dann nimmt man einen Kochtopf oder eine Stielkasserolle. Mit etwas Butter werden die Karottenscheiben nun angeschwitzt, dabei dürfen sie keine Farbe bekommen, und dann mit Mineralwasser oder Gemüsebrühe aufgegossen und zugedeckt weichgedünstet. Dabei ist darauf zu achten, dass von Zeit zu Zeit Wasser nachgegossen wird, denn die Flüssigkeit muss fast völlig verdunstet sein, wenn die Karottenscheiben fertig sind. Fertig sein heißt, dass sie weder zu fest noch zu weich sein sollen. Al dente sollen sie sein, d.h. noch „Biss" haben. Nach dieser Methode kann auch Fisch oder Fleisch gedünstet werden. Es versteht sich, dass bei gedünsteten Fischen die Garzeit kurz zu halten ist. Dann gibt man etwas Weißwein dazu und Frischkräuter, wie Thymian, Basilikum oder Dill. Das Dünsten ist immer **schmackhafter** als das Dämpfen, weil etwas Fett (Butter oder warmgepresstes Olivenöl) als Geschmacksträger verwendet wird. Der Aufguss kann aus Wasser, Mineralwasser oder bei Fleisch oder Fischgerichten aus einer Mischung von Gemüsefond mit Fleisch- oder Fischfond bestehen. Wenn beim Dünsten von Gemüse Mineralwasser mit Kohlensäure verwendet wird, dann sorgt die Kohlensäure dafür, dass das Gemüse schneller weich wird. Auch bei der Zubereitung von Reis kann zwischen Kochen oder Dünsten gewählt werden. Beim Kochen nimmt man mehr Wasser, dadurch wird der Reis allerdings auch mehr ausgelaugt. Beim Dünsten nimmt man 1 Schale Reis auf 2 Schalen Flüssigkeit. Zuletzt muss auch hier die Flüssigkeit verdunstet sein, wenn der Reis gar ist. Bei einem Risotto wird die Flüssigkeitsmenge noch erhöht.

19.3.5 Braten

In der normalen Küche wird zu fettreich gekocht. Alles wird in Fett angebraten, Getreide, Fleisch-, Fischgericht oder Gemüsegerichte. Mit der richtigen Garmethode ist das aber nicht nötig. Brät man ein Stück Fleisch, empfiehlt sich folgende Vorgangsweise:

Zuerst wird etwas Wurzelgemüse in Scheiben geschnitten und auf ein Backblech (mit Rand) oder in eine Bratpfanne gelegt. Darüber wird etwas Gemüsebrühe gegossen, damit nichts anbrennen kann. Darauf legt man das abgewaschene Stück Fleisch, das mit Küchenkrepp abgetrocknet wurde. Das Fleisch wird mit Meersalz gewürzt und mit frischen Kräutern belegt. Bei Huhn oder Pute kommt ein großer Zweig Rosmarin drauf, bei Lamm Thymian, bei Rind Majoran oder Oregano, usw. Das Blech bzw. die Pfanne werden in den vorgeheizten Backofen geschoben. Die Temperatur soll anfangs 220 °C betragen, damit das Fleischstück auch ohne Anbraten Farbe bekommt. Durch die Hitze schließen sich die Poren, und das Eiweiß verkrustet. Während des Bratens wird das Fleischstück immer wieder mit etwas Gemüsebrühe oder Fond begossen. Ist das Bratenstück groß, muss es auch gedreht werden. Danach kann die Temperatur auf ca. 180 °C gedrosselt werden. Immer wieder muss aufgegossen werden, damit das Fleisch nicht austrocknet. Zuletzt ergibt sich eine tolle Sauce zum Fleisch, die so, wie sie ist, natur bleiben kann.

Um zu verhindern, dass das Gemüse am Rand des Backbleches anbrennt und um zu erreichen, dass auch das unter dem Fleisch liegende Gemüse Farbe bekommt, sollte das Ganze immer wieder umgeschichtet werden. Es können auch gleich rohe Kartoffelwürfelchen mitgegart werden. Das Gemüse muss aber größer geschnitten sein, Die Garzeit richtet sich nach der **Größe** des Fleisches und nach der Verwendung **einzelner Fleischteile**.

Es sollte immer nur soviel aufgegossen werden, dass ein gutes Verhältnis zwischen Gemüse mit Flüssigkeit besteht. Das ganze Blech kann auf die Herdplatte gestellt werden. Nun kocht man die Flüssigkeit auf und dickt sie mit 1 bis 2 Teelöffel Maisstärke ein.

Das **Gemüse** kann aber auch mit der Flüssigkeit im Mixglas püriert werden. Die so entstandene dicke Sauce kann nach Bedarf mit Gemüsebrühe verdünnt werden. Dieses eine Beispiel zeigt schon, wie viele Möglichkeiten bestehen, fettarm zu kochen und trotzdem Geschmack und Aussehen zu gewährleisten.

Auch ganze Fische können mit dieser Methode zubereitet werden. Natürlich ändert sich die Garzeit entscheidend. Dazu gibt es die **Rezeptbücher** der Milden Ableitungsdiät und der leicht bekömmlichen Bioküche.

Will man Portionsgerichte in der Pfanne zubereiten, verwende man nicht mehr als einen Teelöffel Öl (3 g). In beschichteten Pfannen geht es auch ohne Fett. Das Schnitzel kurz beidseitig anbräunen, dann herausnehmen, warm halten und in der selben Pfanne die Sauce zubereiten. Das Schnitzel anrichten und die Sauce darüber geben. Das gleiche gilt für portionsweise zubereitete Fische, die filetiert sind. Teilweise werden diese mit der Sauce gemeinsam in der Pfanne belassen, weil es hier ein „Zähwerden" – wie bei Fleisch – nicht gibt.

19.3.6 Braten in Folie

Wird ein Stück Fleisch in einer speziellen Klarsicht-Bratfolie (zu bekommen im Haushaltsgeschäft) gebraten, ist der Bratraum eingeengt und ein noch intensiverer Geschmack ist die Folge. Gegart wird ohne Fett.

Zuunterst kommt etwas grob geschnittenes, mit Gemüsebrühe begossenes Wurzelgemüse. Darauf legt man das mit Kräutern gewürzte Fleischstück. Die Folie wird an den Enden (nicht zu eng) zusammengebunden. Das Ganze wird auf ein Gitter gelegt und im vorgeheizten Ofen bei 200 °C gegart. Danach wird die Folie geöffnet, das Fleisch herausgenommen und das Gemüse mit etwas zusätzlicher Gemüsebrühe zu einer sämigen Sauce gemixt und gut abgeschmeckt. Das Gemüse mit dem Fleischsaft kann aber auch so belassen werden wie es in der Folie ist und mit etwas vorgefertigter Basensuppe oder Basensauce gestreckt werden, damit man eine schmackhafte Sauce erhält. So wird fettarm gekocht und leicht bekömmlich zubereitet.

Bei Fleisch kann **keine Aluminiumfolie** verwendet werden, denn mit dieser kann keine Farbe erzielt werden. Aluminiumfolie kann aber für ganze Fische verwendet werden, bei denen keine Farbgebung erzielt werden soll. Dazu wird z.B. eine ganze Forelle ausgenommen, gewaschen, mit Küchenkrepp getrocknet und gewürzt. In die Bauchseite gibt man einen frischen Zweig Thymian. Dann wird der Fisch auf die leicht geölte Folie gelegt und wie oben beschrieben auf einem Gitter bei 200 °C im Ofen gegart. Der entstandene Fischsud wird dann zur vorgefertigten Basensauce gemischt und gut abgeschmeckt.

19.3.7 Backen

Eiweiß wird durch Hitze fest. Das wissen wir. Backt man einen Kuchen, entsteht außen eine Kruste. Nähme man den Kuchen zu früh aus dem Rohr, fiele der Kuchen zusammen, weil die Masse in der Mitte noch zu roh ist. Das liegt daran, dass die Hitze nicht so schnell durch die Eiweißkruste dringt, sodass im Inneren der Masse eine niedrigere Temperatur als außen herrscht. Das ist auch der Grund, warum Butter für den Kuchen empfehlenswert bleibt, weil sie nicht verbrennt, im Gegensatz zum Anbraten in einer Pfanne. Die **Eiweißkruste** schützt sozusagen den niedrigen Schmelzpunkt der Butter.

Es werden aber nicht nur Kuchen im Ofen gebacken. Auch Kartoffeln können gebacken werden als „baked potatoes". Das hat den Vorteil, dass die Feuchtigkeit verdunstet und die Kartoffeln dadurch trockener werden. Erwünscht ist dies auch bei der Zubereitung von Kartoffelteigen, denn weniger Feuchtigkeit bedingt weniger Mehl und dadurch lockere Gnocchis oder Knödel. Auch Fleischgerichte können, mit oder ohne Folie, im Ofen gebacken werden. Sie müssen allerdings mit Flüssigkeit begossen werden. Ein Fisch wird im Salzteig im Ofen gebacken, wodurch er ein wunderbares Aroma entfalten kann. Die Erklärung ist einfach: **Je kleiner der Bratraum, desto mehr Geschmacksstoffe.** Durch die Salzkruste ist der Raum ebenso eingeschränkt wie durch die Verwendung einer Folie. Dadurch können die Geschmacks- und Geruchsstoffe nicht so einfach nach außen dringen.

19.3.8 Gratinieren

Das Gratinieren ist nichts anderes als ein Überbacken mit Oberhitze. Die meisten Backöfen haben bereits eine vom Hersteller vorgesehene Möglichkeit zum Gratinieren. Dieses Verfahren wird zumeist dort angewandt, wo nur die Oberfläche eine Kruste bekommen soll, z.B. ein Gemüse-Fleisch- oder Fischgericht, das mit etwas geriebenen Brotbröseln oder Käse gratiniert wird, um eine schöne hellbraune Kruste zu erzielen.

Das hat den Vorteil, dass selbst zarte Speisen zart bleiben, weil der Vorgang des Gratinierens nur kurze Zeit dauert. Das Überbacken im traditionellen Backofen oder Konvektomat bräuchte zu lange, sodass ein Austrocknen unvermeidlich wäre. Gemüseaufläufe, Kartoffel- oder Nudelaufläufe können genauso gratiniert werden, wie zarte filetierte Filets von Fischen, Medaillons oder andere Fleischstücke. Auch das Antoasten von Brot ist nichts anderes als ein Gratinieren im weitesten Sinne. Dadurch wird das Eiweiß des Brotes auch leichter **verdaulich**. Aus diesem Grund wird in der Krankenkost trockener Zwieback gegeben.

19.3.9 Grillen

Auch das Grillen kann eine Art von Gratinieren sein. Das trifft vor allem dann zu, wenn das Grillgerät oben und unten beheizt werden kann. In diesem Fall kann man auf die Unterhitze auch verzichten und das Grillgerät wie einen „Salamander" zum Überbacken verwenden.

Das Wichtigste beim Grillgerät ist die **Reinigung**. Bitte keine scharfen chemischen Mittel verwenden, sondern mit einer Spachtel die Krusten entfernen und mit Essigwasser reinigen. Danach mit klarem Wasser gut nachwaschen.

Das Grillen wurde schon immer als geeignete **Alternative zum Fettsparen** empfohlen. Das Arbeiten damit bleibt weitgehend eine Gefühlssache. Zum Ersten sollte das Fett immer mit einem Pinsel aufgetragen werden, um die Menge zu beschränken. Dann geht es um die richtige Temperatur. Sie darf nicht so hoch sein, dass es eine scharfe Krustenbildung gibt, sie darf aber auch nicht zu niedrig sein, sodass es zu einem Dünsten mit Saftverlust kommt. Weiter ist darauf zu achten, dass die Hitze höher gehalten werden muss, wenn es eine größere Menge an Fleisch gibt, weil die Abkühlung schnell erfolgt. Wenn nur 1 bis 2 Schnitzel zubereitet werden sollen, kann die Hitze geringer gehalten werden. Wichtig ist, dass man eine leichte Farbgebung erhält, dass das Gargut in der

Mitte aber immer saftig bleibt und nicht austrocknen kann.

Es gibt im Handel verschiedene auf den unterschiedlichen Bedarf zugeschnittene Grillgeräte, die nach Bedarf zu unterscheiden sind. Grillt man gerne Calamari oder kleine Fische, so ist ein Plattengriller empfehlenswerter als ein Rostgitter. Sonst würden auch die kleinen Fische durchfallen. Der Rost eignet sich also für größere Fische oder Fleischgerichte, die durch Drehen „gezeichnet" werden können. Natürlich kann auch ein Rost mit Folie ausgelegt werden, damit kleinere Teile nicht durchfallen können. Plattengriller sind hier allerdings immer einfacher, zumal sie auch besser gereinigt werden können. Eine Drahtbürste und eine Metallspachtel gehören dabei zur Grundausstattung. Zum Auftragen des Öles auf die Grillplatte empfiehlt sich ein feiner Metallpinsel, weil dadurch keine Verbrennungsgefahr der Borsten – wie bei normalen Pinseln – besteht.

19.3.10 Rösten

Das Rösten kann grundsätzlich gut oder schlecht sein, je nachdem, was geröstet wird und womit. Das trockene Anrösten von Getreide z.B. sorgt dafür, dass Eiweißklumpen gelöst werden können, um jedes Korn gleichmäßig aufbrechen zu lassen. Auch ein Haferbrei sollte zuerst trocken geröstet werden. Vielerorts wird für diesen Vorgang auch die Bezeichnung „Anlinden" verwendet. Auch Brot wird geröstet, wenn der Vorgang des Toastens vollzogen wird oder wenn Brotwürfel für eine Suppeneinlage trocken geröstet werden. Dieser Vorgang dient der Verdauungserleichterung.

Anders sieht es hingegen aus beim **Anrösten mit Fett**. Wenn z.B. Knochen und Gemüse für eine Sauce angeröstet werden, kommt es sowohl auf die versteckte als auch auf die zugesetzte Fettmenge an. Nach dem Anrösten wird bei konventionellen Saucen mit Mehl gestaubt, bevor mit Rindsuppe aufgegossen wird. Diese Saucen werden dann stundenlang gekocht, damit sie nach dem Erkalten gelieren. Dabei handelt es sich um Grundsaucen der herkömmlichen Küche, die alle als säurenüberschüssig und schwer verdaulich einzustufen sind.

▶ **Tipp**

Wir können es auch anders machen, um den Röstprozess vom Gemüse für die Farbe der Sauce zu nützen. Dabei wird auf das Fett **verzichtet**, und die Gemüsewürfel werden im Backrohr geröstet. Zum Aufgießen wird anstatt der Rindsuppe eine Gemüsebrühe verwendet. Auf das Mehl wird einfach **verzichtet**, weil die Sauce durch das Pürieren (ganz oder teilweise) des Gemüses dick wird. Der Geschmack richtet sich danach, wozu die Sauce gegeben wird: mit etwas Weißwein und Basilikum verfeinert zum Fisch, mit Rosmarin zum Hühnerfleisch, mit Rotwein zum Rindsbraten oder mit Zitrone zum Naturschnitzel. Es kommt dabei stets die natürliche Flüssigkeit zur Sauce dazu, die dem Produkt eigen ist, z.B. der abgelaufene Saft vom Huhn, vom Fisch oder vom Gemüse.

19.3.11 Einbrenn

Eine Einbrennsuppe war früher ein Arme-Leute-Essen. Mehl wurde mit Fett und fein geschnittenen Zwiebeln braun geröstet und dann mit Suppe aufgegossen. Dadurch wurde die Suppe gebunden. Auch heute noch werden nach dieser Methode in der traditionellen Küche Kirchtagssuppen (mit Rahm, Eiern und Fleischstücken), diverse Saucen oder Fastensuppen zubereitet.

Diese Zubereitungsmethode ist ein typisches Beispiel dafür, wie durch die Verbindung von erhitztem Fett und Mehl die Speisen extrem schwer verdaulich werden.

▶ **Tipp**

Bei der Basensauce bindet man stattdessen mit **pürierten Kartoffeln, mit Wurzelgemüse** oder mit beidem. Zum Würzen verwenden wir viele frische Kräuter und etwas Joghurt, Rahm oder Sauerrahm. So wird das Gericht schmackhaft und leicht verdaulich.

19.3.12 Mehlschwitze

Sie werden kaum ein italienisches Nudelgericht wie etwa Lasagne bekommen, ohne dass eine Mehlschwitze darunter gemischt ist. Auch in Aufläufen wird diese helle Mehlschwitze ebenso verwendet wie bei einem Hühnerfrikassee oder einem Kalbseingemachten, welche zusätzlich mit dem entsprechenden Fond aufgegossen werden.

Im Unterschied zu einer Einbrenn wird hier nicht geröstet. In der internationalen Küche wird die Mehlschwitze als Béchamelsauce bezeichnet, wenn eine Gewürzmilch dazugemischt wird. Wird das Gericht z.B. gratiniert, dann werden noch Eidotter und Parmesan unter die Mehlschwitze gerührt und man nennt diese dicke Einmachsauce dann Sauce Mornay.

▶ **Tipp**

Als Alternative zur schwer verdaulichen Einbrenn und/oder Mehlschwitze sind die dicken Basensaucen auf der Grundlage von feingemixten Kartoffeln oder Gemüse empfehlenswert. Dadurch brauchen wir wenig oder gar kein Fett, kein Mehl und auch keine Milch oder einen Fleischfond. Stattdessen nehmen wir Gemüsebrühe, Frischkräuter und wenig Rahm oder Schafsmilch. Damit bleiben diese Speisen wesentlich leichter bekömmlich als die traditionellen Gerichte.

19.3.13 Schmoren

Geschmort werden meist Fleischteile oder Fischstücke, die lange brauchen. Die Flüssigkeit soll dabei langsam ins Garprodukt eindringen, um es mürbe zu machen, z.B. kann ein Rindsbraten genauso geschmort werden wie ein Karpfen oder Aal.

Für das Schmoren werden eigene Töpfe angeboten wie z.B. der Römertopf. Natürlich kann dieser Prozess aber in jedem Kochtopf stattfinden. Man sollte nur darauf achten, dass das Gefäß einen hohen Rand mit Deckel hat. Denn beim Schmoren sollte die Flüssigkeit zu ⅔ um das Garprodukt herum Platz haben, um unmittelbar einwirken zu können. Dabei schmort man anfangs ohne Deckel, um dem Garprodukt Farbe zu geben, dann wird von Zeit zu Zeit umgedreht. In der konventionellen Küche wird das Produkt vorher immer in Fett angebraten, dann mit Rindsuppe oder Jus aufgefüllt. Darauf kann man verzichten. Wie beim Braten wird durch die trockene Ofenhitze bei 200 °C ohnedies Farbe erreicht. Statt der Rindsuppe nehmen wir Gemüsebrühe zum Aufgießen und statt des Fleischjus nehmen wir Basensauce oder Basensuppe.

Je nach **Größe der Fleischstücke** kann man für 1 kg Rindfleisch ca. 1,5 Stunden rechnen, bei Kalb oder Geflügel ca. 45 Minuten bis zu einer Stunde und bei Karpfen ca. 30–40 Minuten. Man achte beim Schmoren darauf, dass zuerst möglichst in Gemüsebrühe geschmort wird, weil diese besser eindringen kann als dicke Saucen, dann erst wird mit Basensuppe oder Basensauce aufgefüllt und weitergeschmort. Wenn das Garprodukt genug Farbe hat, kann der Deckel auf den Topf gelegt und das Ganze zu Ende geschmort werden. Wenn die Stücke fertig sind und portioniert werden, sollte man sie in die abgeschmeckte Sauce geben, damit sie nicht austrocknen. Die Sauce sollte mit Frischkräutern und etwas Rahm, Salz und Muskat verfeinert werden. Was die Dicke der Sauce betrifft, ist darauf zu achten, dass die richtige Mischung von Gemüsebrühe und Basensuppe oder Basensauce erreicht wird, sodass die Sauce weder zu dünn noch zu dick ist. Beim

Anrichten wird die Sauce über das portionierte Fleisch oder über den Fisch gegeben.

19.3.14 Frittieren

Frittieren kann schon deshalb keine empfehlenswerte Methode sein, weil einfach zuviel Fett im Spiel ist. Dieses Fett wird häufig zu hoch erhitzt und zu wenig oft gewechselt. Auch die Qualität lässt zu wünschen übrig. Fazit: Wenn man in einem Gasthaus gegessen und sich nachher nicht wohl gefühlt hat, ist die Ursache zumeist in der Fritteuse zu finden. Zu viele verschiedene Sachen landen in diesen Einhängekörben, die ins schwimmende Fett fahren. Dies ist in Raststätten, Gasthäusern, bei McDonald's und in SB-Restaurants zu beobachten.

Mittlerweile sind solche Fritteusen, die es ursprünglich nur im Gewerbebetrieb gab, auch schon in vielen **Haushalten** beheimatet. Das ist schlecht, weil auch die Geruchsbelästigung enorm ist. Wem vergeht nicht der Appetit, wenn er schon von weitem verbrauchtes Fett riechen kann?? Schlimm wird es, wenn ein Wiener Schnitzel in der Fritteuse zubereitet wird, was auch fachlich falsch ist, denn die abgefallenen Semmelbrösel setzen sich am Boden der Fritteuse ab und verbrennen bei jedem Aufheizen auf's Neue. Will man hin und wieder so etwas zubereiten, dann sollte man eine Pfanne mit wenig Öl nehmen und das Schnitzel nach dem Backen mit Küchenkrepp abtupfen. Danach sollte das Öl durch ein Haarsieb mit Papiereinlage geseiht werden, um so die Brösel aufzufangen. Diese werden weggeworfen, bevor man das Fett noch einmal verwendet.

▶ **Tipp**

Pommes frites (rohe Kartoffeln in Pommes-Form geschnitten) können genauso gut im Backofen auf einem leicht geölten Backblech zubereitet werden. Dazu wird der Ofen auf 200 °C vorgeheizt, die geschnittenen Kartoffelstäbchen werden so aufgelegt, dass sie nicht übereinander liegen, sonst kann es keine Bräunung geben. Kartoffeln können in Scheiben geschnitten (dachziegelartig aufgelegt) genauso gebacken werden, wie auch im Ganzen. Diese Kartoffeln müssen allerdings gleich nach dem Garen verzehrt werden, weil sie sonst schrumpelig werden.

19.3.15 Panieren

Leider gehört es in unserer regionalen und internationalen Küche zur Gewohnheit, dass nahezu alles paniert und gebacken wird. Die Palette reicht vom panierten Schnitzel über Fisch bis zum gebackenen Gemüse. Und all das landet häufig in der Fritteuse, die nebenstehend beschrieben wurde. Diese Methode wurde in früheren Zeiten deshalb so gerne angewandt, weil schon allein durch die Panade und das Fett eine gewisse Sättigung erreicht werden konnten. Dadurch konnte das Schnitzel kleiner geschnitten werden. Anschließend wurde es dann dünn geklopft und sah nach dem Herausbacken in der Fritteuse viel, viel größer aus. Von weniger Fleisch wurden mehrere satt. Da die Menschen schwer arbeiteten, war diese Küchentechnik nicht so schlecht, obwohl zumeist in Schweinefett gebacken wurde. Außerdem war auf Grund der besseren Haltung der Tiere selbst das Schweinefett verträglicher als in der heutigen Zeit.

Tatsache ist, dass das Panieren unweigerlich mit dem **Frittieren** verbunden ist. Denn was nützt ein paniertes Schnitzel, wenn es nicht gebacken ist. Und das bringt viel schwerverdauliches Fett mit sich. Daher ist es am besten auf diese traditionell verankerte Zubereitungsmethode so oft wie möglich zu verzichten und im Besonderen auf das Fett zu achten. Für Gemüse gilt dasselbe. Ein panierter Blumenkohl oder mit Bröselbutter ist mit Sicherheit schwerer verdaulich als ein Blumenkohl mit etwas Butter, Parmesan oder Kräutersauce.

Häufig werden auch Selleriescheiben, Auberginen oder Zucchinis paniert und in der Fritteuse herausgebacken. Damit nicht genug, es wird noch eine fettreiche Mayonnaise oder Sauce Remoulade dazu serviert.

Als Alternative bietet sich hier nur fettarm Gegrilltes oder kurz gebratenes Fleisch oder Fisch an. Das Gemüse sollte gedämpft und mit einem Dip oder als lauwarme „Antipasti" mit kaltgepresstem Olivenöl serviert werden.

19.3.16 Klare Suppe

In der nationalen und internationalen Küche werden klare Suppen aus **tierischem Eiweiß** gemacht, eine Hühnersuppe mit Hühnerfleisch, eine Rindsuppe mit Rindfleisch. Bei den sog. Consommés wird zuerst eine Rindsuppe aus Knochen (Bouillon) gekocht. Dann wird eine große Menge fein gehacktes Fleisch (Klärfleisch) mit viel Hühnereiweiß vermischt und mit der kalten Bouillon zu einer Consommé gekocht. Je mehr Fleisch verwendet wird, desto feiner ist die Consommé. Wird diese hinterher noch einige Zeit eingekocht (reduziert), dann nennt man solche Auszüge „Essenz". Früher wurden **Hühnersuppen** und **Rindsuppen** kranken Menschen verabreicht, damit sie schnell wieder zu Kräften kamen. Heute weiß man, dass solche Suppen stark säurenüberschüssig sind und dass Kranke Gemüsebrühen bekommen sollten.

Ob man in einem Gasthaus, einem Restaurant oder im Haubenlokal speist, die Rindsuppe oder die feinere Consommé wird man überall finden. In der Bouillon wird man deftige Einlagen finden, in der Consommé dagegen feinere, eine Essenz wird pur genossen.

▶ **Tipp**

Als Alternative kann die Gemüsebouillon wärmstens empfohlen werden. Der Geschmack richtet sich dabei nach der Verwendung des Gemüses. Es kommt also darauf an, wie viel fein geschnittenes Wurzelgemüse mit wie viel Wasser zugesetzt wurde. Dabei ist die harmonische Mischung des Gemüses untereinander sehr wichtig, weil auch die Farbe dadurch beeinflusst wird. Um in die Nähe des **Aussehens** einer Bouillon oder Consommé zu kommen, kann die Gemüsebrühe mit etwas guter Sojasauce und ein paar Tropfen kaltgepresstem Olivenöl ergänzt werden. Salz und Muskatnuss kann sparsam verwendet werden. Zum Verfeinern kann auch eine kleine Menge eines vegetarischen Streupulvers zugesetzt werden. Dann ist diese Suppe von einer Fleischsuppe kaum zu unterscheiden und kann mit allen herkömmlichen Suppeneinlagen serviert werden.

19.3.17 Einmach und Cremesuppen

Normalerweise wird eine dicke Suppe (Cremesuppe) immer mit einer – oben beschriebenen Bouillon – zubereitet. Zuerst wird mit Butter und mit Mehl eine **Einmach** gemacht, diese wird mit Rindsuppe oder Fond aufgegossen. Als sog. „Legierung" kommen dann häufig Eidotter mit Rahm verquirlt dazu, bevor die Suppen abgeschmeckt werden. In vielen Gasthäusern, Krankenhäusern und Kantinen werden solche Suppen aus dem Packerl gemacht.

Man kann sich gut vorstellen, dass solche Suppen nicht leicht bekömmlich sind!

▶ **Tipp**

Eine echte Alternative dazu sind die „**Basensuppen**". Sie sind einfach zu machen und besonders leicht bekömmlich.

Dazu wird das Gemüse mit Kartoffeln gemischt gegart, dann gemixt und mit vielen frischen Kräutern und etwas Sauerrahm abgeschmeckt. Solche Suppen sind für Kleinkinder genauso empfehlenswert wie für ältere oder kranke Menschen.

19.3.18 Knochen-Fleisch-Sauce

Mit viel Fett, Knochen, Flechsen, Wein und Rindsuppe wird normalerweise stundenlang eine Sauce gekocht, die dann noch mit Mehl eingedickt wird. Im Grunde genommen ist das eine reine Fleischsauce, die dementsprechend säurenüberschüssig ist. In jeder normalen Gewerbe-Küche gehört diese Grundsauce zum Standard, um davon andere Saucen abzuleiten oder zu ergänzen. Gut gekochte Saucen gelieren von selber und werden wochenlang im Kühlschrank aufbewahrt, um in der A-la-carte-Küche verwendet zu werden.

Manchmal werden solche Fleisch-Grundsaucen mit Alkohol noch einmal stundenlang reduziert, bis sie völlig dunkel werden, um dann als sog. „Glace" auf dem Teller zu landen, z.B. zum rosa gebratenen Lammrücken.

Es erübrigt sich wohl, die Wertigkeit solcher Saucen zu beschreiben, dagegen ist es sinnvoller, auch hier wieder die Alternative in Form der sog. „Basensaucen" aufzuzeigen. Nachdem die Basensaucen aus pürierten Kartoffeln mit vielen frischen Kräutern und etwas Sauerrahm bestehen, sind sie also fett- und kalorienarm, sie sind rasch gemacht und leicht verdaulich. Im Grunde passen sie überall dazu, wenn man mit den Kräutern zum Gericht passend umgeht, d.h. zuletzt sollten die Säfte vom Gargut zur Basensauce dazugemischt und letztlich sollte mit den passenden Frischkräutern abgeschmeckt werden.

19.4 Nährstoffverluste

Es gibt keine Kochmethode, bei der es zu keinen Nährstoffverlusten kommt. Allerdings ist die Menge der Nährstoffverluste von der Wahl der Zubereitungsmethode der Lebensmittel abhängig. Grundlegendes wurde darüber schon bei den einzelnen Zubereitungsmethoden erwähnt.

Tabelle 25 Vitamin-C-Verlust in Abhängigkeit von der Zubereitung.

Lebensmittel	Kochen	Dünsten/Dämpfen	Druckgaren
Kartoffel	16 %	7 %	27 %
Sellerie	51 %	25 %	66 %
Spinat	66 %	18 %	35 %
Rosenkohl	34 %	15 %	22 %
Karfiol	35 %	7 %	23 %

Tatsache ist, dass beim Kochen und Wegschütten des Wassers (z.B. bei Salzkartoffeln) viel an Inhaltsstoffen verloren geht und dass beim Dämpfen im Kocheinsatz am meisten erhalten bleibt (⇨ Tabelle 25). Es eignet sich aber nicht jede Kochmethode für jedes Gemüse, deshalb sind auch die einzelnen Grundzubereitungsarten oben gesondert beschrieben. Das Garen unter Druck – wie es heute noch im sog. Kelomat gemacht wird – ist jedenfalls nicht empfehlenswert, weil dabei am meisten Inhaltsstoffe verloren gehen. Das liegt daran, dass die Hitze im Dampfdrucktopf entscheidend größer ist als die Kochtemperatur des Wassers.

Am empfehlenswertesten bleibt daher der normale Kocheinsatz (⇨ „Dünsten", „Dämpfen"). Diese beiden Methoden sind jedenfalls in der modernen Küchentechnik die Werterhaltendsten. Bereitet man Kartoffeln oder Gemüse mit der Schale zu, bleiben wichtige Nährstoffe erhalten.

Aber nicht nur die Nährstoffe sind wichtig, auch der **Geschmack** leidet unter Anwendung falscher Küchentechnik.

Obige Zusammenhänge sind am Beispiel des Vitamin-C-Verlustes in Abhängigkeit von der Zubereitung in Tabelle 23 erläutert.

19.5 Mikrowellenherd

Fast in jedem Haushalt ist heutzutage ein Mikrowellenherd zu finden. Bestellt man im Restaurant oder Gastlokal einen Apfel- oder Topfenstrudel, so kann man sicher sein, dass dieser im Mikrowellenherd warm gemacht wurde. Aber nicht nur das, vom Babyflascherl bis zum Seniorenteller kann alles aus der Mikrowelle kommen. Ohne zu ideologisieren soll lediglich auf die Praktikabilität Bezug genommen werden. Grundsätzlich sei Folgendes festgehalten:

Die Erwärmung in der Mikrowelle erfolgt durch Schwingungen der Wassertröpfchen, die sich gegenseitig reiben. Die Erwärmung erfolgt also nicht – wie im normalen Kochprozess üblich – von außen nach innen, sondern genau umgekehrt von innen nach außen.

Es kann daher passieren, dass ein Gericht aus der Mikrowelle **auf der einen Seite glühend heiß und auf der anderen kalt** ist. Das kann hinsichtlich Salmonellen gefährlich sein, weil diese erst bei höheren Temperaturen um 75 °C abgetötet werden. Bei Fleisch- oder Fischgerichten kommt es zu sichtbaren Eiweißveränderungen, d.h. man kann mit bloßem Auge die zusammengesetzten Eiweißpunkte sehen, die sich außen deutlich anhäufen. Die Zellen verändern sich insofern, als dass sie eine andere Bindung eingehen. Im Normalfall wird aus jeder Zelle einzeln dünner Saft austreten, niemals kann es aber Eiweißanhäufungen geben. Ganz schlimm wird es, wenn **gefrorenes Frischfleisch oder Fisch** im Mikrowellenherd aufgetaut werden, was fachlich natürlich völlig verkehrt ist.

Richtig wäre das Gefrorene über Nacht zugedeckt an einem kühlen Ort oder im Tageskühlschrank auftauen zu lassen. Dann erst sollte das Aufgetaute auf konventionelle Art zubereitet werden. Es ist weniger problematisch, wenn hin und wieder gut gekochte Speisen im Mikrowellenherd erwärmt werden, vor allem wenn es um unterschiedliche Essenszeiten mit langem „Warmhalten" geht. Hier wäre der Auslaugungsprozess größer als beim Warmmachen im Mikrowellenherd. Als Alternative zur Mikrowelle eignen sich aber bestens ein **handelsübliches Dampfgerät, das ohne Druck funktioniert**, oder der oben beschriebene einfache Kocheinsatz, mit dem über Wasserdampf erwärmt werden kann.

19.6 Fettarme Zubereitung

Wir alle müssen lernen, mit weniger Fett zu kochen. Dazu gehört aber zunächst der Einkauf von fettarmen Produkten. Wenn wir das beherzigen, dann haben wir schon $2/3$ gewonnen. Denn fettarme Auswahl spart entscheidend verstecktes Fett.

Wenn man die sichtbaren Fette betrachtet, so muss man einfach sparsamer damit umgehen. Es wurde bereits bei den Grundzubereitungsarten viel darüber geschrieben, wie man fettfrei oder mit sehr wenig Fett zubereitet.

Dazu stehen uns speziell beschichtete Pfannen zur Verfügung. Auch der Wok eignet sich ideal. Es kann darin auch gedünstet oder gedämpft werden. Römertöpfe, Bratfolien oder der Backöfen leisten uns dabei wertvolle Hilfe.

▶ **Tipp**

Um eine Relation zum Fettverbrauch aufzubauen, empfiehlt es sich das Fett **anfangs** zu messen, bis man ein Gefühl dafür entwickelt. Ein Teelöffel Öl ergibt ca. 3 g Fett. Das reicht um für 4 Personen im Spezialgeschirr zu kochen. Selbst wenn man einen Esslöffel Öl nimmt, sind das nicht mehr als 5 g. Hingegen besteht ein Portionswürfel Butter, der bei jedem Frühstücksbuffet zu finden ist, aus 16 g reinem Fett und 4 g Wasser. Man könnte also 5 Teelöffel oder 3 Esslöffel Öl zum Kochen verwenden, um auf die gleiche Menge zu kommen. Man sollte versuchen, das Fett mit einem Pinsel aufzutragen oder die Folie oder den Backofen verwenden, wo man völlig fettfrei zubereiten kann. Butter sollte als Aufstrich und für Kuchen verwendet werden. Als Bratfett eignet sich Butter nicht, da sie verbrennen würde, weil sie einen niedrigen Schmelzpunkt hat. Dieser bestimmt die Verdaulichkeit. Die gebräunte Butter wird also schwerer verdaulich. Zum **Anbraten** nehme man immer warmgepresste Öle, niemals ein kaltgepresstes Pflanzenöl. Das wäre zu schade, weil es beim Braten entwertet wird. **Kaltgepresste Öle** gehören nach Anbruch der Flasche in den Kühlschrank. Wenn man einen Salat oder eine Marinade damit machen will, muss die Flasche etwas früher aus dem Kühlschrank genommen werden, weil das Öl dort fest wird. Kaltgepresste Öle sollen nur in der „kalten Küche" verwendet werden! Mit Butter, einem guten Olivenöl und einem kaltgepressten Sonnenblumen- und/oder Leinöl kann man schon den Bedarf an allen wichtigen Fettsäuren abdecken. Natürlich können die Öle nach Geschmack zusammengestellt werden. Zu gleichen Teilen sollten aber gesättigte Fette (Butter), einfach ungesättigte Fette (Olivenöl) und mehrfach ungesättigte Fette (Sonnenblumen- und Leinöl) Verwendung finden.

Wenn fettarm zubereitet wurde, können alle fertigen Gerichte mit kaltgepressten Pflanzenölen aufgewertet werden.

> **Übersicht über fettfreie Zubereitungsmethoden**
> - Dünsten
> - Dämpfen
> - Braten im Rohr oder Folie
> - Spezialgeschirre
> - Römertopf

19.6.1 Der Wok zum Fettsparen

Der Wok ist ein asiatisches Kochgeschirr, in dem wegen seiner Halbkugelform sehr wenig Fett gebraucht wird und das Gemüse knackig frisch und vitaminreich bleibt. Der Wok ist mittlerweile auch bei uns sehr bekannt. Es bieten sich natürlich zahlreiche Möglichkeiten, heimische Gemüse in die Rezeptur einzubauen. Am besten eignen sich aber alle sog. Eintopfgerichte mit Gemüse, Fisch oder etwas Fleisch.

Es gibt **zwei Arten** von Woks: Die eine Sorte kann in der Küche auf der Herdplatte benutzt werden. Bei der anderen handelt es sich um einen Elektrowok mit Thermostat, der dann z.B. auf der Terrasse einsetzbar ist. Das Unterteil dieses Woks lässt sich dann so bedienen, als ob man eine Kochplatte benützt. Die meisten Woks sind heutzutage beschichtet, sodass sie sehr leicht sind und wenig Fett beim Kochen gebraucht wird, im Unterschied zu den schweren Eisenwoks, die etwas unhandlich zu bedienen sind.

Für die einzelnen Gerichte im Wok sollte **nicht mehr als ein Teelöffel Öl** verwendet werden. Das reicht für 4 Portionen. Das Fett kann übrigens auch mit einem Zerstäuber oder einem Pinsel aufgetragen werden. Das Essen kann aus dem Wok bei Tisch angerichtet werden. Natürlich kann all das, was im Wok angeboten wird, genauso fettsparend in einer beschichteten Pfanne zubereitet werden, aber im Wok macht es mehr Spaß.

19.7 Frischkräuter zum Würzen

Das Würzen ist eine Kunst. Es darf nicht zu viel und nicht zu wenig sein. Der Charakter des Kochgutes muss erkennbar bleiben, sodass mit den Gewürzen nur eine Geschmacksabrundung erreicht werden sollte. Dabei ist als Wichtigstes zu erwähnen, dass mit Salz sparsam umgegangen werden muss, damit frische Gewürzkräuter zur Geltung kommen können. Es ist immer unangenehm, wenn man etwas isst, was zu salzig schmeckt. In diesem Fall kann kein anderes Gewürz mehr greifen. Allerdings sollten frische Gewürzkräuter erst zuletzt, wenn das Produkt nahezu fertig gekocht ist, dazugegeben werden. Es sei denn, man kann sie geschützt verwenden, wie z. B. in der Bauchhöhle eines Fisches oder in der Sauce. Überall aber, wo trockene Hitze dazukommen kann, verbrennen die Frischkräuter. Das Aroma geht aber dennoch teilweise ins Produkt. Für solche Zwecke eigenen sich getrocknete Kräuter besser.

Frischkräuter sind **basisch** und besitzen viele **ätherische Öle**, die es zu erhalten gilt. Das Aroma entfalten solche Kräuter am besten, wenn sie in einer Sauce gebunden sind. Als Konservierungsmethode ist auch das Einlegen in Öl bekannt. Auch durch den Ölmantel werden die Duftstoffe gut abgebunden. Solche eingelegten Kräuter müssen aber gut gesalzen sein, damit sie nicht schlecht werden.

Die Gewürzkräuter dürfen aber nicht wahllos verwendet werden. Obgleich die Geschmäcker verschieden sind, gibt es auch hier ein paar grundsätzliche Regeln, welche Kräuter wozu am besten passen:

Einige wichtige Küchenkräuter – wozu sie passen:	
Basilikum	Fisch – Tomaten – Nudeln
Thymian	Fisch – Lamm – Eintopf
Majoran	Rind – Gulasch – Eintopf
Oregano	Nudeln – Antipasti
Rosmarin	Geflügel – Kalb – Gemüse
Dillkraut	Fisch – Saucen – Salat
Estragon	Rind – Fisch
Salbei	Kalb - Gemüse

19.8 Salz und Zucker

Dass in der Küche generell wenig Salz verwendet werden soll, ist mittlerweile allgemein bekannt. Vielmehr sollten, wie oben beschrieben, frische Gewürzkräuter verwendet werden.

Die chemische Formel bleibt bei allen Salzen gleich: Natriumchlorid. Es geht aber auch um die Gewinnung des Salzes und um die Frage, wie stark es industrialisiert wurde. Demnach unterscheiden sich die Salze mit mehr oder weniger Mineralstoffen.

Empfehlenswert sind **Meersalz** oder **feines Steinsalz**. Nicht nur vom Geschmack, sondern auch vom Inhalt. Die Verwendung von Salz sollte aber trotzdem sparsam erfolgen. Man kann manchmal in Restaurants beobachten, dass Gäste zum Salzstreuer greifen, bevor sie überhaupt gekostet haben. Das ist eine große Unsitte.

Salz ist genauso ein **Konservierungsmittel** wie Zucker. Gepökeltes und Geräuchertes wird mit Salz haltbar gemacht, Marmelade mit Zucker.

Für Zucker gilt das Gleiche wie für Salz. Auch dieser soll entscheidend reduziert werden. Die Nachteile des Zuckers sind hinlänglich bekannt. Vielmehr geht es darum, aufzuzeigen, wie man den Zucker tatsächlich reduzieren oder einsparen kann. Zuerst einmal dadurch, dass man den Zucker bei nahezu allen Rezepten **um gut ein Drittel reduzieren** kann. Bei vielen Gerichten mit Obst und Fruchtsäften kann sogar völlig darauf verzichtet werden. Marmeladen kann man mit und ohne Zucker herstellen, evtl. ist Bienenhonig eine Alternative. Zucker zu nehmen ist eine Angewohnheit, die man sich zumindest bei unnötigen Dingen auch wieder abgewöhnen kann, wenn z. B. Kräutertees oder andere Getränke gesüßt werden. Je weniger der Zucker verarbeitet wurde, desto besser ist er. Mittlerweile gibt es auch eine Verarbeitungstechnik, mit der die Zuckerrübe auf kaltem Wege zu Zucker verarbeitet wird. Das bedeutet, dass sogar Mineralstoffe der Zuckerrübe erhalten bleiben.

19.9 Säure-Basen-Ausgleich

Dass der Säure-Basen-Haushalt ein wichtiger Regulator des Stoffwechsels ist, wurde an anderer Stelle ausführlich beschrieben. Durch die Auswahl der Lebensmittel haben wir entscheidenden Einfluss auf dieses Gleichgewicht. Daher ist es wichtig zu wissen, welche Lebensmittel basisch und welche sauer sind. Mehr noch, auf die richtige Kombination kommt es an. Langfristig empfiehlt sich ein Verhältnis von 2:1 zugunsten der basischen Lebensmittel. Dies erfordert ein gewisses Umdenken bei der Zusammenstellung der Speisenabfolge und der Tagespläne. Meist sind die sauren Lebensmittel die konzentrierteren, sodass als erstes ihre Menge zu reduzieren ist. Dafür können und sollen mehr „basische Beilagen" gegessen werden. Und auch die Verwendung von kaltgepressten Pflanzenölen hilft ein gutes Verhältnis zu erreichen.

Bei der „Milden Ableitungsdiät" werden all diese Richtlinien berücksichtigt, sodass diese wieder als Beispiel herangezogen werden kann. Auch im Fortsetzungsbuch „Leicht bekömmliche Bio-Küche" ist der Säure-Basen-Haushalt ein Hauptthema.

Anhang

20 Literatur

Adam/Mayr: Gesunde Ernährung bei Morbus Bechterew. Karl F. Haug, Heidelberg 1999.

Adam/Mayr: Gesunde Ernährung bei Rheuma.

Biesalski, H. K.: Ernährungsmedizin. Thieme, Stuttgart 1995.

Budwig, J.: Das Fettsyndrom. Hyperion Verlag, Freiburg 1959.

Budwig, J.: Krebs – das Problem und die Lösung. Sensay-Verlag, Kernen 1999.

Burgerstein, U.: Handbuch Nährstoffe. 10. Auflage, Karl F. Haug, Stuttgart 2002.

Chein, E.: Zurück in die Jugend. F. A. Herwig Verlagsbuchhandlung, München 1999.

Daunderer, N.: Gifte im Alltag. C. H. Beck, München 1995.

De Coster, M.: Viszerale Osteopathie. 2. Aufl. Hippokrates, Stuttgart 1997.

Dietl, H./Ohlenschläger, G.: Handbuch der orthomolekularen Medizin. 2. Auflage, Karl F. Haug, Heidelberg 1998.

Erasmus, U.: Fats that heal, fats that kill. 3. Auflage, Lifebooks, 1993.

Flury, F.: Zur Chemie und Toxikologie der Askariden. Archive experimentelle Pathologie und Pharmakologie. Band 67. XVII, 275–392 (1912).

Fonk, I.: Darmparasitose – die zentrale Immunstörung. ML-Verlag, Uelzen 1992.

Fonk, I.: Rikettiose – System- und Hauterkrankungen. AKSE 2001.

Friedrich, W.: Handbuch der Vitamine. Urban & Schwarzenberg, München 1987.

Gershon, M.: Der kluge Bauch – die Entdeckung des zweiten Gehirns. Goldmann 2001.

Gerz, W.: Das ist „Applied Kinesiology" (AK). AKSE Verlag, Wörthsee 2001.

Gerz, W.: Lehrbuch der Applied Kinesiology in der naturheilkundlichen Praxis. 2. Auflage, AKSE Verlag, 2001.

Glaesel, K. O.: Heilung ohne Wunder und Nebenwirkungen. Gesundheit biologisch gesteuert. Labor Glaesel Verlag, Konstanz 1989.

Gleditsch, J. N.: Reflexzonen und Somatotopien. 4. Auflage, Biologische medizinische Verlagsgesellschaft, Schorndorf 1994.

Heine, H.: Lehrbuch der biologischen Medizin. 2. Auflage, Hippokrates, Stuttgart 1997.

Huber, J.: Endokrine Gynäkologie. Maudrich, Wien 1998.

Huber, J./Worm, A.: Länger leben, später Altern. 2. Aufl. Maudrich, Wien 1998.

Huether, G./Ruether, E.: Das serotonerge System. Unimed-Verlag, Bremen 2000.

Issels, J.: Mehr Heilung von Krebs. Helfer Verlage E. Schwabe, Bad Homburg 1972.

Jörgensen, F.: Das Kaliummissverständnis. Vortrag im Rahmen der medizinischen Woche Baden-Baden am 2.11.1995.

Kern, B.: Der Myokardinfarkt. Karl F. Haug, Heidelberg 1969.

Ledochowsky: Fructosemalabsorption. In: Medical Journey for Applied Kinesiology. 12. Ausgabe, März 2001, Seiten 5–11.

Lee, J. R.: Natürliches Progesteron. 2. Auflage, AKSE Verlag.

Martin, C. D.: Die Chelattherapie. Universitas, 1986.

Martin, M. (Hrsg.): Gastroenterologische Aspekte in der Naturheilkunde. Ralf Reglin, Köln 2002.

Mayr, F. X.: Darmträgheit. 7. Aufl. Neues Leben, Alberschwende 1986.

Mayr, F. X.: Fundamente zur Diagnostik der Verdauungskrankheiten. Turm, Bietigheim, Nachdruck 1998.

Mayr, F. X.: Schönheit und Verdauung. 7. Aufl. Neues Leben, Alberschwende 1991.

O'Boyle, C. J./MacFie, J. et al.: Microbiology of bacterial translocation in humans. GUT, January 1998. Vol. 42. No.1, p. 29–35.

Ohlenschläger, G.: Freie Radikale, oxidativer Streß und Antioxidantien. Ralf Reglin, Köln 1995.

Pirlet, K.: Intestinale Autointoxikation und intestinales Immunsystem. Der deutsche Apotheker Nr. 9, Sept. 1990, 42. Jahrgang.

Pischinger, A.: Das System der Grundregulation. 9. Aufl., Karl F. Haug, Heidelberg 1998.

Rauch, E.: Blut- und Säftereinigung. 21. Aufl. Karl F. Haug, Heidelberg 1998.

Rauch, E.: Die Darmreinigung nach Dr. F.X. Mayr. Wie Sie richtig entschlacken, entgiften und entsäuern. 42. Aufl. Karl F. Haug, Stuttgart 2001.

Rauch, E.: Die F.X. Mayr-Kur und danach gesünder leben. 4. Aufl. Karl F. Haug, Heidelberg 2001.

Rauch, E.: Lehrbuch der Diagnostik und Therapie nach F.X. Mayr. 2. Aufl. Karl F. Haug, Heidelberg 1999.

Rauch/Mayr: Die Milde Ableitungsdiät.15. Auflage. Karl F. Haug, Stuttgart 2001.

Riedweg, F.: Hormonmangel. 3. Auflage, Sonntag, Stuttgart 1998.

Sander, F.: Der Säure-Basen-Haushalt des menschlichen Organismus. 2. Auflage. Hippokrates, Stutgart 1985.

Säure-Basen-Haushalt zur Bestimmung der Pufferkapazität. In: Zeitschrift für Erfahrungsheilkunde 5/1985.

Schleip, T.: Lactoseintoleranz. Ratgeber Ehrenwirt, 2001.

Schmid/Bayer/Dumrese/Neumayer: Immunologie in der Praxis. Hippokrates, Stuttgart 1993.

Selye, H.: Stress beherrscht unser Leben. Econ, 1957.

Souci/Fachmann/Kraut: Lebensmitteltabellen. Deutsche Forschungsanstalt für Lebensmittelchemie, Garching bei München. Wissenschaftliche Verlagsges., Stuttgart 1991.

Stossier, H: Allergien erfolgreich behandeln mit der F.X. Mayr-Kur. Karl F. Haug, Stuttgart 2001.

Stossier, H./von Hahn, M.: F.X. Mayr – Medizin der Zukunft. Karl F. Haug, Stuttgart 2002.

Stossier, H./Mayr, P.: Die Candida-Diät. 2. Aufl. Karl F. Haug, Stuttgart 2001.

Stossier, H./Mayr, P.: Die Eiweiß-Abbau-Diät. Karl F. Haug, Heidelberg 2000.

Wehrbach, M.R.: Nutriologische Medizin. Hädecke, Weil der Stadt 1999.

Weiss, H.: Kranker Darm, kranker Körper. Karl. F. Haug, Heidelberg 1988.

Wendt, L.: Die Eiweißspeicherkrankheiten. 2. Aufl. Karl F. Haug, Heidelberg 1987.

Worlitschek, M.: Der Säure-Basen-Haushalt. 4. Aufl. Karl F. Haug, Heidelberg 2000.

Worlitschek, M.: Praxis des Säure-Basen-Haushaltes. 4. Aufl. Karl F. Haug, Heidelberg 2000.

Worlitschek, M./Mayr, P.: Der Säure-Basen-Einkaufsführer. Karl F. Haug, Stuttgart 2001.

21 Über den Autor

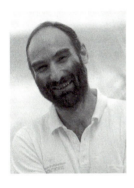

Dr. med. Harald Stossier kam über Umwege zur Medizin. Nach dem Abschluss an der Technischen Lehranstalt für Elektrotechnik folgten Jahre der Berufstätigkeit als Elektrotechniker. Dabei stellte er fest, dass ihn diese Tätigkeit nicht so recht zufrieden stellte. So folgte er seiner Berufung und nahm das Medizinstudium auf an den Universitäten Innsbruck und Graz.

Bereits während des Medizinstudiums beschäftigte er sich eingehend mit komplementärmedizinischen Methoden. Er bildete sich in Manueller Medizin, Homöopathie, Neuraltherapie und Applied Kinesiology aus. Die Diagnostik und Therapie nach Mayr lernte er bei Dr. Ernst Kojer, dem er seine Begeisterung für Mayr verdankt, und Dr. med. Erich Rauch, mit dem er seit 1990 im Gesundheitszentrum Golfhotel in Dellach am Wörthersee arbeiten konnte. 1996 löste er Dr. Rauch als ärztlichen Leiter des Zentrums ab. Im Zuge dessen modernisierte Dr. Stossier die Mayr-Therapie und passte sie speziell an die Bedürfnisse der heutigen Zeit an.

Neben zahlreichen Vorträgen erfolgten auch einige Veröffentlichungen hierzu. Vor allem durch die Kombination von Diagnostik und Therapie nach F.X. Mayr und der Applied Kinesiology ergeben sich viele neue therapeutische Aspekte. Die konsequente Umsetzung derselben ist ihm ein besonderes Anliegen, sind sie doch Grundlage einer modernen Mayr-Medizin.

Heute ist Dr. Stossier Präsident der Internationalen Gesellschaft der Mayr-Ärzte und Präsident der Internationalen Ärztegesellschaft für Applied Kinesiology. Er setzt sich dafür ein, die beiden Methoden im ärztlichen Bereich zu etablieren. Darüber hinaus ist Dr. Stossier Referent für Komplementärmedizin der Ärztekammer für Kärnten sowie Konsulent für Komplementärmedizin der Österreichischen Ärztekammer.

Auszug aus bisherigen Veröffentlichungen

H. Stossier/M. Hahn: F.X. Mayr – Medizin der Zukunft. Karl F. Haug Verlag.

H. Stossier/P. Mayr: Die Candidadiät. Karl F. Haug Verlag.

H. Stossier/P. Mayr: Gesund leben durch die Eiweiß-Abbau-Diät. Karl F. Haug Verlag.

H. Stossier: Allergien erfolgreich behandeln durch die Mayr-Kur. Karl F. Haug Verlag.

H. Stossier: Intestinale Autointoxikation als Ursache von Stoffwechselstörungen. In: Michael Martin (Hrsg.). Gastroenterologische Aspekte in der Naturheilkunde. Ralf Reglin Verlag, Köln.

Anschrift des Autors

Dr. med. Harald Stossier
c/o Gesundheitszentrum
Golfhotel am Wörthersee
A-9082 Maria Wörth – Dellach, Kärnten
Email: stossier@golfhotel.at

22 Information über die Internationale Gesellschaft der Mayr-Ärzte

Die Internationale Gesellschaft der Mayr-Ärzte wurde 1967 gegründet. Sie ging aus einem vorerst kleinen Kreis von Schülern F.X. Mayrs hervor. Erster Vorsitzender war Dr. Ernst Kojer, welcher bis zu seinem Tode 2002 auch Ehrenvorsitzender der Gesellschaft war. Dem Wunsche Mayrs folgend wurden auch recht bald Ausbildungskurse in Diagnostik & Therapie nach F.X. Mayr durchgeführt. Anfänglich wurde die kleine Anzahl von Ärzten von Dr. Kojer und Dr. Rauch gemeinsam unterrichtet. Später – mit steigender Teilnehmerzahl und ebensolchem Kursangebot – haben Dr. Rauch und Dr. Kojer die Kurse alleine gehalten. Dies war auch eine ideale Ergänzung in der Ausbildung. Heute stehen neben Dr. Rauch noch Dr. Werner, Dr. Witasek und Dr. Stossier als von der Gesellschaft autorisierte Ausbildner zur Verfügung.

Neben den zahlreichen Kursen in Österreich fanden in der Vergangenheit auch englischsprachige Kurse statt. Derzeit werden auch Kurse mit spanischer Übersetzung angeboten. So ist zu erklären, dass die Internationale Gesellschaft der Mayr-Ärzte Mitglieder fast rund um den Erdball hat.

Neben der Durchführung von ärztlichen Ausbildungskursen ist die Gesellschaft aber auch bemüht, die Erkenntnisse Mayrs sowohl in der Ärzteschaft, als auch in der Bevölkerung zu verbreiten. So ist es erfreulich, dass die ärztliche Ausbildung in Diagnostik & Therapie nach Mayr von der Österreichischen Ärztekammer anerkannt ist und mit einem Diplom honoriert wird. Aufgrund der EU-Richtlinien ist eine Anerkennung auch innerhalb der EU möglich. Erste positive Schritte hierzu erfolgten in Deutschland. Hier wird zusehends klar, dass das Diplom der Österreichischen Ärztekammer auch innerhalb Deutschlands schildfähig ist und von den Ärztekammern akzeptiert wird.

Darüber hinaus hat die Gesellschaft eigene zusätzliche Qualitätskriterien erarbeitet. Diese zeichnen eine ambulante oder stationäre Einrichtung aus, welche im Sinne der Gesellschaft eine moderne Mayr-Medizin betreibt. Entsprechende Qualitätssiegel kennzeichnen eine „Praxis für Moderne Mayr-Medizin" oder ein „Zentrum für Moderne Mayr-Medizin".

Auch für alle Arten von Informationsmedien existiert ein solches Qualitätssiegel. So wird von der Gesellschaft verschiedenes Informationsmaterial für Patienten angeboten. Neben einer regelmäßig erscheinenden Patientenzeitschrift sind Vortragsfolien, Informationsvideo und seit kurzem auch ein erstes offizielles Buch „F.X. Mayr – Medizin der Zukunft" erhältlich. Das Angebot wird selbstverständlich ständig überarbeitet und erweitert. Die Qualitätssiegel sind als Information für Patienten gedacht und sind Zeichen ständiger Weiterentwicklung.

Auch im ärztlichen Bereich findet ein reger kollegialer Austausch statt. Die Ausbildungskurse vermitteln die Grundlage von Diagnostik & Therapie nach Mayr, regelmäßig stattfindende Symposien und Tagungen zeigen die vielfältigen Möglichkeiten einer modernen Mayr-Medizin auf.

Für alle Fragen bezüglich Organisation, aber auch inhaltlich wenden Sie sich bitte an die

Internationale Gesellschaft der Mayr-Ärzte
Golfstraße 2
A-9082 Maria Wörth – Dellach
Tel.: +43 (0) 42 73–25 11 44
Fax: +43 (0) 42 73–25 11 72
e-mail: office@fxmayr.com

Darüber hinaus können Sie im Internet Ihre Fragen mit Ärzten unter www.fxmayr.com/forum diskutieren.

22.1 Information über Applied Kinesiology

Die Applied Kinesiology wurde vor etwa 40 Jahren vom amerikanischen Chiropraktiker George Goodheart D.C. im medizinischen Bereich etabliert. Er selbst war Mitbegründer des International College of Applied Kinesiology (ICAK). Dieses regelt die Ausbildung in Applied Kinesiology für die medizinischen Bereiche. Das ICAK ist als Organisation berufsgruppenübergreifend, fordert jedoch 4000 Stunden medizinische Ausbildung, bevor eine Applied Kinesiology Ausbildung anerkannt wird. Somit sind nur qualifizierte medizinische Berufsgruppen im ICAK vertreten. Im anglo-amerikanischen Bereich sind dies vor allem D.C. (Doctor of Chiropractic) und D.O. (Doctor of Osteopathy). Im deutschsprachigen Bereich sind diese Berufsgruppen jedoch (noch) nicht anerkannt, somit finden sich vor allem Ärzte, Zahnärzte, Physiotherapeuten und Heilpraktiker (nur in Deutschland). Die Dachorganisation gliedert sich in einzelne Landesorganisationen (Chapters). In Österreich ICAK-A, in Deutschland ICAK-D und DÄGAK.

Der ärztliche Bereich nimmt eine gewisse Sonderstellung ein. Nicht nur wegen der Stellung der Ärzte/Zahnärzte innerhalb des Gesundheitssystems in Deutschland und Österreich, sondern auch bezüglich der Anerkennung der Applied Kinesiology als ärztliche Tätigkeit. Daher wurde die Internationale Ärztegesellschaft für Applied Kinesiology (IMAK) mit Sitz in der Kärntner Ärztekammer ins Leben gerufen, um als Bindeglied zu fungieren. Die IMAK regelt die Ausbildung für Ärzte und Zahnärzte. Diese Ausbildung wird bereits von einigen Landesärztekammern in Österreich anerkannt. Ebenso ist die Ausbildung der IMAK die Grundlage der ärztlichen und zahnärztlichen Ausbildung innerhalb von ICAK. Die Ausbildung selbst vermittelt nicht nur manualmedizinisches Grundwissen, sondern nimmt vor allem Bezug auf die tägliche ärztliche Praxis. Sie ist das ideale Bindeglied zur klassischen Medizin und vermittelt einen breiten naturheilkundlichen Überblick. Diagnostik & Therapie nach Mayr wird durch die Applied Kinesiology optimal ergänzt.

Informationen über die Applied Kinesiology-Ausbildung oder einzelne Ärzte finden sich unter

I M A K
Geschäftsstelle: Fürstenhofgasse 8
A-9360 Friesach
Tel.: +43 (0) 42 68–2 24 26
Fax: +43 (0) 42 68–2 24 27
e-mail: office@imak.co.at

23 Patientenmerkblätter

Im Folgenden sind einige Vorlagen angefügt, die Sie Ihren Patienten kopieren und mitgeben können:

- Allgemeine Kurinformation
- Information zur Vorkur
- Schema Ihrer Dr. F. X. Mayr-Kur
- Information zur Kurausleitung
- Patienteninformation zur Lactose-Intoleranz
- Patienteninformation zur Histaminintoleranz
- Patienteninformation zur Candidadiät
- Patienteninformation zur Fructoseintoleranz

```
┌─────────────────────────────────────────────┐
│                                             │
│                                             │
│                 Praxisstempel               │
└─────────────────────────────────────────────┘
```

Allgemeine Kurinformation

Sehr geehrte ....

Sie haben sich entschlossen, eine Entschlackungs- bzw. **Darmreinigungskur nach Dr. F. X. Mayr** durchzuführen und so aktiv zu Ihrer Gesundheitsvorsorge beizutragen.

Eine Mayr-Kur ist auf den folgenden vier Grundsätzen (Heilprinzipien) aufgebaut:

1. **Schonung** des Verdauungsapparates:
   durch Einschränkung in der Anzahl und Menge der Mahlzeiten sowie der Art der Zubereitung der Lebensmittel (Schonkost).

2. **Säuberung** des Verdauungstraktes:
   mittels Bittersalz, welches grundsätzlich einmal täglich eingenommen wird. Dieses reinigt den Verdauungstrakt von innen in schonender Weise und befreit ihn so allmählich von Speise- und Kotresten. Ferner kann durch Einläufe der Dickdarm gereinigt werden. Trockenbürsten, Wechselduschen, reichliches Trinken sowie Bewegung unterstützen diese Reinigungsvorgänge.

3. **Schulung** des Essverhaltens
   Zum Heilprinzip der Schulung gehört das sogenannte „Kau-Training", bei dem Sie sich gründliches Kauen sozusagen antrainieren sollen, außerdem die Pflege der Esskultur und das Training der Selbstdisziplin (auch einmal „Nein danke!" sagen zu können – besonders nach der Kur!).
   Der Schulung dient auch die, ausschließlich ärztlich durchgeführte, **manuelle Bauchbehandlung nach Dr. F. X. Mayr.** Sie unterstützt alle Verdauungsfunktionen, hilft bei der Entgiftung und sollte so oft wie möglich durchgeführt werden.

4. **Substitution** erforderlicher Vitalstoffe
   Erfahrungsgemäß ist es sinnvoll bzw. notwendig für Sie, während der Kur Mineralstoffe, Spurenelemente und Vitamine je nach individuellem Bedarf zuzuführen. Wir werden Ihnen gegebenenfalls eine labormäßige Untersuchung empfehlen, oder Sie mittels Muskeltest nach Applied Kinesiology untersuchen, um Ihren individuellen Bedarf festzustellen.

Die strikte Einhaltung der Heilprinzipien ist für **Ihren** Kurerfolg ausschlaggebend.

Der zeitliche Ablauf Ihrer Dr. F.X.-Mayr-Kur gliedert sich in drei Abschnitte

1. die **Vorkur** (Dauer ca. 1 Woche)
   zur Einstimmung auf die eigentliche Kur, zur Umstellung des Stoffwechsels auf die „zukünftigen Verhältnisse".

2. die eigentliche **Mayr-Kur** (mehrere Wochen)
   Dauer und Intensität (ob Teefasten, Milch-Semmel- oder erweiterte Schonkost = Milde Ableitungsdiät) richten sich nach Ihrem Gesundheitszustand und Ihren individuellen Möglichkeiten und wird in Absprache mit IHNEN festgelegt.

3. die **Kur-Ausleitung** (ca. 2–3 Wochen)
   Die Art der Kurdurchführung – v.a. was Intensität und Dauer anbelangt – werden wir gemeinsam mit Ihnen bei der Anfangsuntersuchung, entsprechend den erhobenen Befunden nach Dr. F.X. Mayr festlegen.

Begleitende Literatur während Ihrer Mayr-Kur:

Wir empfehlen das Studium folgender Bücher:

Dr. Stossier/Dr. von Hahn: „F.X. Mayr – Medizin der Zukunft"

Dr. Erich Rauch: „Die Darmreinigung nach Dr. F.X. Mayr"; „Blut- und Säftereinigung"

Dr. E. Rauch/P. Mayr: „Die milde Ableitungsdiät"

Alle erschienen im Karl F. Haug Verlag, Stuttgart

Praxisstempel

Information zur Vorkur

Aktuelle Medikation

1. Täglich morgens nüchtern ¼ l lauwarmes Wasser (oder Tee) mit 1 Teelöffel Bittersalz und 1 Teelöffel Basenpulver trinken (evtl. abends ansetzen).
2. Trockenbürsten, Wechselduschen, evtl. Morgengymnastik
3. Frühestens ½ Stunde nach Trinken der Bittersalzlösung soll gefrühstückt werden.
   Ihr Frühstück besteht aus **leicht bekömmlichen Speisen.**
4. Sie sollen reichlich **trinken** (2 bis 3 Liter).
   In Frage kommen Wasser, kurzgezogene Kräutertees, kohlensäurearme bzw. stille Mineralwässer. Trinken Sie zwischen den Mahlzeiten und nicht zum Essen.
5. (Wenn möglich) 15–20 Minuten Entspannungspause vor dem Mittagessen bei gleichzeitiger Durchführung eines Leberwickels.
6. Frühestens 4 ½ bis 5 Stunden nach dem Frühstück kann das Mittagessen eingenommen werden.
   Ihr Mittagessen besteht aus **leicht bekömmlichen Speisen!**
7. Abends: 2–3 Tassen Kräutertee, evtl. mit 1 Teelöffel Honig und etwas Zitronensaft
   WICHTIG: Den Tee löffelweise zuführen und einspeicheln! **NICHT TRINKEN!**
8. Zeitiges Schlafengehen mit einem Leberwickel. Kein Fernsehen!.

Im Allgemeinen sollen während der Vorkur Speisen bevorzugt werden, die sich individuell als leicht verdaulich bewährt haben. Weiterhin sollte ein Verzicht bzw. weitestgehende Einschränkung von Genussmitteln erfolgen (kein Alkohol, kein Bohnenkaffee, kein Nikotin!)

Praxisstempel

Schema Ihrer Dr. F. X. Mayr-Kur

Aktuelle Medikation

1. Täglich morgens nüchtern ¼ l warmes Wasser (oder Tee) mit 1 Teelöffel Bittersalz und 1 Teelöffel Basenpulver trinken.
2. Trockenbürsten, Wechselduschen, evtl. Gymnastik
3. Frühestens ½ Stunde nach Trinken der Bittersalzlösung darf gefrühstückt werden.

   Ihr Frühstück besteht aus:

   Gründlich kauen!

4. Reichlich trinken (Wasser, kurzgezogene, dünne Kräutertees, stille/kohlensäurearme Mineralwässer), zwischen den Mahlzeiten.
5. 15–20 Minuten vor dem Mittagessen Entspannungspause mit einem Leberwickel.
6. frühestens 4 ½ –5 Stunden nach dem Frühstück kann das Mittagessen eingenommen werden.

   Ihr Mittagessen besteht aus:

   Gründlich kauen!

7. Nachmittags, wenn möglich, einen Spaziergang von ½ –1 Stunde unternehmen.
8. Abends: 2–3 Tassen Kräutertee, evtl. mit 1 Teelöffel Honig und etwas Zitronensaft, löffelweise einnehmen!
9. Zeitiges Schlafengehen mit einem Leberwickel.

Verbote: jede Zwischenmahlzeit, Bohnenkaffee, Nikotin, Alkohol, Fruchtsäfte, Obst, Zucker; Fernsehen reduzieren!

```
┌─────────────────────────────────────────┐
│                                         │
│              Praxisstempel              │
└─────────────────────────────────────────┘

# Information zur Kurausleitung

Die Kurausleitung ist ein wichtiger Bestandteil Ihrer Dr. F. X. Mayr-Kur. Es gilt, die erreichte gesundheitliche Verbesserung mit in den Alltag zu nehmen. Der Langzeiteffekt hängt davon ab, wie sehr die erlernte Esskultur Eingang in Ihren Alltag findet. Jetzt begangene Diät- und Essfehler machen sich oft schmerzhaft bemerkbar (auch auf der Waage) und untergraben Ihren Kurerfolg.

Während der Kurausleitung wird die bisher geübte Schonung und Säuberung langsam zurückgenommen. Weiterhin Einschränkung auf Frühstück – Mittagessen – Abendessen, wobei die Abendmahlzeit die leichtest bekömmliche ist und durchaus noch als Tee mit etwas Honig oder einer Basensuppe mit Semmel/Fladen bestehen kann. Die Auswahl und Zubereitung der Speisen erfolgt jedoch noch nach den Gesichtspunkten der „Milden Ableitungsdiät". Wir empfehlen Ihnen den langsamen Übergang beginnend mit der Stufe I, später Stufe II, danach Stufe III – z.B. im Wochenrhytmus.

Die Pflege der Esskultur – gründliches Kauen und Einspeicheln, 4–5 Stunden Abstand zwischen den Mahlzeiten, aufhören, wenn ein angenehmes Sättigungsgefühl eingetreten ist und es „am besten schmeckt", usw. – bleibt oberstes Gebot nicht nur während der Kurausleitung, sondern ist auch der entscheidende Faktor, ob Sie sich in Zukunft **gesund** ernähren.

Wir empfehlen Ihnen darüber hinaus noch folgende Maßnahmen:

**Bittersalz:** 1 gestrichener Tl auf ¼ l warmes Wasser (evtl. abends ansetzen), morgens nüchtern für ___ Wochen, anschließend langsam reduzieren ¾ Tl – ½ Tl – ¼ Tl – 1 Msp. auf ¼ l warmes Wasser für _____ Wochen.

**Basenpulver:** ___ × ___ Tl auf ¼ l Wasser für _____
_____

**Weitere Empfehlungen:** _____
_____

Eine Kurwiederhohlung ist generell zur aktiven Gesundheitsvorsorge zu empfehlen bzw. notwendig, um Ihren Gesundheitszustand noch weiter zu verbessern bzw. zu stabilisieren. Auch kann die Durchführung eines Kur-/Fastentages pro Woche hilfreich sein, Ihr Ziel zu erreichen. Hierzu empfehlen wir:

1 Kurtag pro Woche mit _____
sowie morgens 1Tl Bittersalz auf ¼ l Wasser und ___ × ___ Tl Basenpulver
```

Übersicht zu Ihrer Kurausleitung

Empfohlen	Ungünstig
alle angeführten Speisen der **Milden Ableitungsdiät** und deren Zubereitungsart, v.a. Basensuppen und -saucen, Kartoffelgerichte, Gemüse, Frischkräuter, Fleisch-, Fisch-, Getreidegerichte mit Gemüse kombiniert	**Schwer verdauliche Gerichte** alle Nahrungsmittel, die Sie bereits vor der Kur schlecht vertragen oder als belastend empfunden haben, Voll- und Mehrkornprodukte, Hülsenfrüchte, Kohlgemüse, Schweineprodukte
Fett hochwertige kaltgepresste Pflanzenöle, Butter	**Schwer verdauliche Fette** alles Eingebrannte, Panierte, Geröstete, Gebackene, Mehlschwitze, erhitzte Fette und Öle; Schweinefett, Konsummargarine
Eiweiß pflanzliches Eiweiß statt tierischem maximal 2–3mal wöchentlich Fleisch, Fisch oder Käse als Hauptmahlzeit	**ZUVIEL tierisches Eiweiß** Fleisch, Fisch, Innereien, Wurstwaren, Eier, Käse usw.
Rohkost langsamer Beginn erst nach ___ Wochen z.B. ½ Banane morgens, später Blattsalat mittags	**ZUVIEL Rohkost** wegen der Gärungsfreudigkeit niemals abends Obst, Salat, Frucht- oder Gemüsesäfte
Süßen sehr sparsam mit naturbelassenem Zucker in Form von Bienenhonig, Birnendicksaft Rohrohrzucker, Vollzucker u. dgl.	**Industrieller Zucker** weißer und brauner Zucker, Fruchtzucker, Schokolade, Süßigkeiten, Marmeladen usw.
Getreide anfangs Kursemmel oder -Fladen, dann langsamer Übergang zu leichtem Knäckebrot, alt backenes Grau-/Mischbrot, zuletzt feingemahlenes **Vollwertbrot**	**Vollkornprodukte** alle Vollkornprodukte sind schwer verdaulich und daher noch – wenn nicht überhaupt – zu meiden.
Genussmittel Jede Mahlzeit genießen	**Genussmittel** Bohnenkaffee, auch entkoffeiniert, Cola, Industriegetränke, Alkohol, Nikotin – **Nicht rauchen** macht freier und froher

Literaturhinweise:

Dr. Erich Rauch:
  Die F.X. Mayr-Kur ... und danach gesünder leben

Peter Mayr:
  – Die Milde Ableitungsdiät
  – Die leicht bekömmliche biologische Küche
  – Die schnelle Bioküche
  – Der Säure-Basen-Einkaufsführer

Alle erschienen im Karl F. Haug Verlag.

Wir wünschen Ihnen den bestmöglichen Kurerfolg

Praxisstempel

Patienteninformation zur Lactose-Intoleranz

Was ist Lactose-Intoleranz?

Lactose- oder **Milchzucker-Intoleranz** ist eine **Nahrungsmittel-Unverträglichkeit.**

Lactose oder Milchzucker ist ein natürlicher Bestandteil von Milch und Milchprodukten.

Chemisch gesehen ist Lactose ein Zweifachzucker (Disaccharid), d.h. er besteht aus den Zuckern Galactose (Schleimzucker) und Glucose (Traubenzucker).

Der Milchzucker wird durch das **Enzym Lactase** in seine Bestandteile aufgespalten.

Erst die Einzelmolekühle können im Stoffwechsel verwertet werden.

Das Enzym Lactase ist im oberen Dünndarm lokalisiert. Befindet sich nun wenig oder gar kein Enzym in der Darmschleimhaut, so kann der Milchzucker nicht aufgespalten und auch nicht verwertet werden.

Die **Ursache der Lactose-Intoleranz** ist also ein **Mangel an milchzuckerspaltendem Enzym.**

Die Milchzuckermoleküle werden bei einem Lactase-Mangel nicht oder nur unzureichend aufgespalten und gelangen daher in tiefere Darmabschnitte. Im Dickdarm werden die Milchzuckermoleküle schließlich von den dort befindlichen Bakterien „anaerob" vergoren.

Das bedeutet, dass sie ohne Beteiligung von Sauerstoff umgewandelt werden.

Bei diesem Prozess entstehen kurzkettige Fettsäuren (wie Milchsäure und Essigsäure) und Gase (wie Kohlendioxyd, Methan und Wasserstoff).

Dieser Prozess hat für den Organismus folgende Konsequenzen:

1. Die entstehenden Säuren regen die Darmbewegungen (Peristaltik) an, was Durchfälle zur Folge haben kann.
2. Milchzucker kann Wasser binden, was wiederum Durchfälle verstärken kann.
3. Durch die bakterielle Zersetzung der Milchzuckermoleküle entstehen Gase, die Blähungen verursachen.
4. Ein Teil dieser Gase diffundiert durch die Darmwand ins Blut und wird über die Lungen abgeatmet.

5. Durch all diese Vorgänge wird die schützende Schicht der Darmschleimhaut beschädigt, was langfristig zu einer veränderten Durchlässigkeit der Darmwand führt. So gelangen andere Nahrungsbestandteile in den Organismus, die im „gesunden Normalfall" nicht die Darmwand passieren könnten. Durch die chronischen Verdauungsbeschwerden wird die **enzymtragende Darmschleimhaut weiter geschädigt,** was zu einer weiteren Enzymreduzierung beiträgt, was wiederum die Verdauungsbeschwerden verstärkt.

Symptome einer Lactose-Intoleranz sind:
- breiiger Stuhl
- Blähungen
- Durchfall/durchfallartige Beschwerden oder Verstopfung
- vermehrte Darmgasbildung (Meteorismus)
- Bauchgeräusche und Bauchschmerzen
- Völlegefühl, Übelkeit nach Verzehr von Milch und/oder deren Produkten

Die **Diagnose** der Laktose-Intoleranz wird durch den **Applied Kinesiology-Test** und/oder den **H_2-Atemtest** gestellt. Dabei werden die bei der bakteriellen Zersetzung entstehenden Gase über das Blut zu den Lungen transportiert und dort abgeatmet, was gemessen werden kann. Andere Möglichkeiten sind ein **Bluttest** nach Lactose-Zufuhr sowie eine **Dünndarmbiopsie.**

Wie kommt es zum Lactase-Mangel?

Die **Enzymaktivität nimmt** mit zunehmendem Alter kontinuierlich **ab.** Sie ist in den ersten Lebensmonaten am höchsten und beträgt im Erwachsenenalter nur noch $1/10$ der ursprünglichen Aktivität.

Lactasemangel kann als **Begleiterscheinung einer Darmkrankheit** auftreten.

Selten, aber doch, gibt es auch einen sogenannten **angeborenen Enzymdefekt,** der bereits beim Säugling schwere Durchfälle und Gedeihstörungen verursacht.

Die Toleranz von Milchzucker kennt weltweit ein **Nord-Süd-Gefälle** und ein **Ost-West-Gefälle.** D.h. dass der Anteil an laktose-intoleranten Menschen an der Gesamtbevölkerung in Skandinavien nur ca. 5 %, in Griechenland aber 75 % beträgt.

Die Diagnose wurde gestellt – was nun?

Je nach Schweregrad der Symptome gilt es, auch über die F. X.-Mayr-Therapie hinaus, eine **Milchzucker-Karenz** einzuhalten.

Achten Sie dabei besonders auf folgende Punkte:
- Bei der Herstellung **industriell gefertigter Lebensmittel** wird sehr häufig Laktose verwendet – auch dort, wo man sie nicht vermuten würde (sogar in Wurstwaren!). Lesen Sie daher die **Zutatenliste** sehr genau und achten Sie auf folgende **Schlüsselwörter:** Molke, Molkenpulver, Voll-milchpulver, Magermilchpulver, Lactose.

- Denken Sie auch daran, dass **Milchzucker in vielen Medikamenten** als Trägersubstanz für den eigentlichen Wirkstoff verwendet wird.
- Das Ausmaß an körperlichen Symptomen hängt von der eingenommenen Menge, vom Zeitpunkt, der Temperatur und der Art der Einnahme ab.
- In **weiterer Folge** ist ein völliger Verzicht von Milchprodukten nicht immer unbedingt nötig, denn es gibt Produkte, die hinsichtlich ihrer Verträglichkeit eine Sonderstellung einnehmen – so z. B. Joghurt, Topfen/Quark, Sauermilchprodukte.
- Wenn Ihnen Lactase-Präparate als Enzym-Ersatztherapie empfohlen werden, so denken Sie daran, dass es sich dabei um eine symptomatische Therapie handelt, die an der Ursache Ihrer Milchzucker-Unverträglichkeit nichts ändert.

Als Literatur empfehlenswert:

Schleip, Thilo: Laktose-Intoleranz. Wenn Milchzucker krank macht. Ratgeber Ehrenwirth. ISBN 3-431-04027-6

Praxisstempel

Patienteninformation zur Histamin-Intoleranz

Histamin ist eine einfache chemische Substanz, welche beim Abbau der Aminosäure Histidin entsteht. Im Stoffwechsel ist Histamin bei Entzündungen beteiligt, ein vermehrtes Auftreten führt auch zu aller-gischen Reaktionen. Die Zunahme von Lebensmittelintoleranzen gibt Anlass, die Rolle von Histamin in diesem Zusammenhang zu überprüfen.

In der Natur entsteht Histamin durch die bakterielle Umwandlung, welche zum Beispiel bei der Herstellung von Lebensmitteln genützt wird. Dieser Reifungsprozess wird bei der Herstellung von Käse, Wein, Bier, geräuchertem Fleisch u.v.a.m. ausgenützt. Solche Reifungsprozesse brauchen Zeit, so dass umso mehr Histamin entsteht, je länger der Reifungsprozess gedauert hat. Andererseits entsteht Histamin auch ungewollt, also wenn Lebensmittel verderben, so dass der Histamingehalt auch als Merkmal von Frische, Hygiene und Lagerung ist.

Histamin hat auch eine Reihe von wichtigen Funktionen im Körper des Menschen. So sind geringste Mengen als Botenstoff bei der Entzündung und Abwehr, also im Immunsystem wichtig. Wird allerdings die Konzentration zu groß, treten oft unangenehme Beschwerden auf:

- Kopfschmerz
- Hitzegefühl
- Hautausschläge – wie nach Brennesselkontakt
- verstopfte oder rinnende Nase
- Magen-Darm-Beschwerden
- Blutdruckanstieg
- allergische Symptome bis zum Asthma
  u.v.a.m.

Daher hat der Körper ein vitales Interesse, den Histaminspiegel zu begrenzen. Histamin wird bereits im Verdauungsapparat durch Enzyme wieder abgebaut. Sind die Abbaumechanismen im Verhältnis zur Menge des Histamins zu schwach, sprechen wir von einer Histaminintoleranz. Diese entsteht häufig durch folgende Situationen:

- Zufuhr großer Mengen von histaminhaltigen Lebensmitteln
- Mangel an Calcium, Kupfer, Vitamin B6, Vitamin C, Zink oder anderen Spurenelementen
- Fehlbesiedelung des Darmes mit Pilzen oder Parasiten
- Überforderung der Verdauungsleistung durch mangelnde Esskultur

Häufig sind auch Kombinationen obiger Ursache zu finden. Immer aber bringt die individuelle Mayr-Therapie eine deutliche Verbesserung der Beschwerden.

Eine labormäßige Untersuchung der Histaminintoleranz ist zwar möglich, meist aber aufwändig. In der Vollblutanalyse lassen sich Hinweise auf Defizite von Mineralstoffen und Vitaminen finden. Eine rasche Untersuchungsmöglichkeit bietet der Applied Kinesiology-Test.

Um nun die Histaminzufuhr über die Lebensmittel zu reduzieren ist die Kenntnis der Lebensmittel mit hohen Histamingehalt wichtig. Histamin ist sowohl hitze- als auch kältestabil, so dass weder kochen noch braten oder tieffrieren den Gehalt wesentlich ändert.

Übersicht über Histamingehalt in Lebensmitteln

Histaminarm	Histaminreich
frischer Fisch und frisches Fleisch Tiefgefrorener Fisch und Fleisch Dorsch, Seelachs, Scholle, Kabeljau	Geräuchertes, Gepökeltes, Getrocknetes, Verdorbenes, schlecht Gelagertes, Mariniertes Hering, Sardellen, Thunfisch, Makrelen Selchfleisch, Salami, Osso Collo
frisches Gemüse und Obst Grüner Salat, Kirschen, Zitronen, Kohl, Bohnen	Sauerkraut, Tomaten, Spinat, Banane, Orange, Kiwi, Erdbeere, Apfel, Kürbis, Karotte
frische Milch und -Produkte, Butter, Kefir Topfen, Cottage Cheese, Joghurt	lange gereifter Käse wie Gouda, Camembert, Emmentaler, schimmelgereifter Käse
Schnaps, Weißwein, Saure Weine, Gemüsesäfte, Bohnen-, Malzkaffee	Alte Rotweine, Likör, Sekt, Champagner, Brennesseltee, schwarzer Tee
	Schokolade, Nougat, Kakao, Rotweinessig Knabbergebäck

Obige Übersicht gibt einige Hinweise, erhebt aber keinen Anspruch auf Vollständigkeit. Wichtig ist, dass frische Lebensmittel meist weniger Histamin enthalten und daher wesentlich günstiger sind. Auch wirken sich Kombinationen von histaminhaltigen Lebensmitteln mitunter wesentlich stärker aus, oder es ist erst die Kombination, welche zu Beschwerden führt (Rotwein und Käse gemeinsam gegessen).

Weiterführende Literatur:

Stossier H.: Allergien erfolgreich behandeln durch die F. X.-Mayr-Kur. Karl F. Haug Verlag, Stuttgart 2001.

Jarisch R. (Hrsg): Histaminintoleranz. Thieme Verlag, Stuttgart 1999.

>
> Praxisstempel

Patienteninformation zur Candidadiät

Grundsätzliches

Wir beginnen mit einer strengen Diät, bei der vorerst vollständig auf Getreidespeisen verzichtet wird. Es werden anfänglich hauptsächlich Kartoffeln und Gemüsegerichte gegessen, erst später langsam auch wieder abwechselnd kohlenhydrathaltige Lebensmittel.

Wichtig

Individuelle Lebensmittelunverträglichkeiten müssen erkannt und berücksichtigt werden. Unserer Erfahrung nach sind bei Pilzbelastungen häufig **Hefe, Kuhmilchprodukte und Weizen** unverträglich. Daher sollen Sie hauptsächlich Speisen ohne diese Lebensmittel zu sich nehmen, wobei Kuhmilchprodukte durch Schafmilchprodukte, ungesüßte Hafer- und Reismilch und bei Verträglichkeit durch Sojamilch ersetzt werden. Statt Butter wird die Pflanzenmargarine Alsan-S oder möglichst pflanzliche ungehärtete Vollölmargarine verwendet.

Nach erfolgreicher Diät und Therapie werden oft diese anfänglich unverträglichen Lebensmittel – wenn auch nach unterschiedlich langer individueller Karenz – wieder gut vertragen. Es ist also wichtig, eine Allergenkarenz zu betreiben, um den Schoneffekt und dadurch die Heilwirkung zu erzielen.

Ein Ausgleich im Säure-Basen-Haushalt erfolgt insofern, als immer saure Lebensmittel mit basischen, im Verhältnis 1:2, kombiniert werden. Über den Wechsel der einzelnen Diätstufen, welche normalerweise jeweils 7–10 Tage durchgeführt werden, wird ärztlicherseits nach individuellem Therapiefortschritt entschieden.

Grundsätzlich empfehlen wir Gemüse aus biologischem Anbau und Fleisch sowie Fisch aus artgerechter Tierhaltung.

Stufe 1:
Monotonie als entscheidender Heilfaktor:
Empfehlenswerte Lebensmittel:

Gemüse:
Kartoffel, Zucchini, Aubergine, Petersilwurzel, Fenchelknolle, Mangold, Kürbis, Karotte, Spinat, rote und gelbe Rübe, Pastinake, Tomate (bescheiden), Champignon, Avocado

Fleisch/Fisch:
Kalb, Geflügel, Lamm, Ei, magere Salz- und Süßwasserfische

Schafts-/Ziegenmilchprodukte, ungesüßte Hafer- oder Reismilch, ungezuckerte Sojamilch, frischer Kräuter und Gewürze, kaltgepresste Pflanzenöle (vorzugsweise Leinöl), Alsan-S-Margarine oder möglichst pflanzliche ungehärtete Vollölmargarine, Mandeln, Soja.

Stufe 2:
Rotation von Getreidespeisen, eine Getreidemahlzeit pro Tag

Rotation bedeutet, dass nicht täglich das gleiche Getreide gegessen wird, sondern nur jeden 4. Tag. Es kann jeden Tag eine Getreidemahlzeit, jedoch täglich ein anderes Getreide gegessen werden. Zusätzlich zu den Lebensmitteln aus Stufe 1 sind empfehlenswert:

Getreide:
Hirse, Quinoa, Buchweizen, Reis, hefefreies Knäckebrot oder Dinkelfladen, evtl. Mais.

Gemüse:
Knoblauch, Lauch, Bärlauch, Zwiebel, Spargel, Artischocke, alle Pilze wie Steinpilze, Pfifferlinge, Morcheln, Shitaki- und Austernpilze

Fleisch:
Rind, Wild

milde Käsesorten

Stufe 3:
Rotation von Getreidespeisen, zwei Getreidemahlzeiten pro Tag, langsamer Beginn von Rohkost

Zusätzlich zu dem bisherigen Lebensmittelangebot sind empfehlenswert:

Gemüse:
Gurke, Kohlgemüse (Wirsing, Kohl, Kraut, Brokkoli, Blumenkohl), Hülsenfrüchte, Paprikaschote, Radieschen, Rettich

Getreide:
Dinkel, Hafer, Roggen, Gerste (als Fladengebäck, Nudeln, etc.)

Nüsse

Langsamer Beginn von Rohkost in Form von Salaten zu Mittagessen. die Kost wird anspruchsvoller, was die Verdauungsleistung betrifft.

Verbotene Lebensmittel, da sie Pilzwachstum fördern können

Zucker	weißer und brauner Zucker, Rohzucker, Honig, Traubenzucker, Ahornsirup, Birnen u.a. Dicksäfte
Getreide	v.a. Auszugsmehle und alle daraus hergestellten Speisen wie Brot, Gebäck, Kuchen etc. Individuelle (Un-)verträglichkeiten beachten!
Früchte	v.a. süße Früchte in allen Zubereitungsformen, auch alle Trockenfrüchte und Fruchtsäfte
Wurstwaren	vom Schwein, Bindemittel beachten
Alkohol	in jeder Form
Hefe	Bäcker- u./o. Bierhefe und alles, was damit hergestellt wurde, je nach individueller Testung

industriell zubereitete Nahrungsmittel in Konserven und Fertiggerichte, Industriegetränke wie Cola, Limonaden, etc.

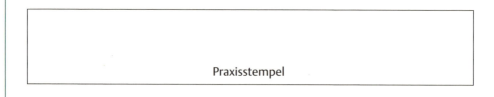

Praxisstempel

Patienteninformation zur Fructose-Intoleranz

Fruchtzucker ist ein Einfachzucker, welcher vor allem in Früchten vorkommt und je nach Menge für deren süßen Geschmack verantwortlich ist. Normalerweise wird Fruchtzucker aus dem Darm aufgenommen und im Körper, ähnlich wie Glucose, zur Energiegewinnung herangezogen. Dabei ist Fruchtzucker sogar günstiger als Glucose, weil der Stoffwechsel von Fruchtzucker ohne Insulin erfolgt. Daher ist vor allem für Diabetiker Fruchtzucker anstelle von Zucker wesentlich günstiger.

Trotzdem gibt es auch Störungen des Fruchtzuckerstoffwechsels. Diese liegen vor allem in der Aufnahme von Fruchtzucker aus dem Darm. Folgende Ursachen können hier bedeutend sein:

- angeborener Enzymdefekt – selten
- chronisch entzündliche Darmerkrankungen
- Blockaden der Fruchtzukkeraufnahme durch Sorbit
- Überforderung der Verdauungsleistung, mangelnde Esskultur
- Fehlbesiedelung des Darmes mit Pilzen oder Parasiten

Als Folge der mangelnden Aufnahme von Fruchtzucker wird dieser nun von den Darmbakterien vergoren. Somit verstärkt sich eine entzündliche Darmerkrankung im Sinne Mayrs und vor allem Durchfälle und Blähungen sind die Folge. Die typischen Zeichen eines „Reizdarmsyndromes" werden oft von depressiven Verstimmungen und Zuständen begleitet. Dies ist dadurch erklärbar, dass Fruchtzucker die Aufnahme der Aminosäure Tryptophan durch Komplexbildung verhindert. Der nachfolgende Mangel der Aminosäure ist für die schlechte Stimmung sowie den „Heißhunger auf Süßes" verantworlich.

Wie erkennt man eine Fructoseintoleranz?

Bei Verdacht auf Fructoseintoleranz wird ein Atemtest durchgeführt. Nachdem der Fruchtzucker von den Bakterien vergoren wird, entsteht Wasserstoff, welcher über die Atemluft abgeatmet wird. Die Höhe der Wasserstoffkonzentration ist daher ein Maß für die Gärung und die Fructoseintoleranz. Auch über den Muskeltest der Applied Kinesiology ist eine Diagnostik möglich.

Was tun bei Fructoseintoleranz?

Logischerweise ist der erste Schritt der Therapie die Vermeidung von Fruchtzucker. Nachdem eine Ursache der chronisch entzündliche Darm ist kann durch eine Mayr-Therapie eine entsprechende Verbesserung erzielt werden.

Nach anfänglicher Karenz ist später also wieder eine geringe Menge an Fruchtzucker gut verträglich. Gleichzeitig soll die Aufnahme von Sorbit vermieden werden. Dieses findet sich vor allem in Bier oder als Beimengung in Arzneimitteln und Lebensmitteln für Diabetiker.

Von den Mineralstoffen ist Zink besonders wichtig, weil bei der Fructoseintoleranz praktisch immer ein Defizit von Zink vorhanden ist. Wenn später wieder Obst gegessen werden kann, empfiehlt sich, eine kleine Menge von Zucker dazuzugeben, weil dadurch die Aufnahme von Fruchtzucker verbessert wird.

Lebensmittel mit hohem Fruchtzuckergehalt

- Trockenobst, vor allem Rosinen, Feigen, Datteln, Zwetschgen, Aprikosen
- Fruchtsäfte
- frisches Obst, Kompott, Marmeladen
- Honig
- Bier (sorbithaltig)

24 Stichwortverzeichnis

A

Acidose 14, 30, 31, 70–72, 74–76, 78, 83–85, 103, 104, 114–116
Acidosen 70
Alkohol 11, 14, 16, 17, 53, 76, 77, 91, 94, 114, 121, 149, 152, 159, 182, 198, 199, 201, 209
Alkoholische Gärung 14–16, 52, 62, 132, 134, 150
Allergie 39, 44–47, 84, 89, 91, 94, 97, 100, 101, 135, 138, 152, 160, 162, 190, 191
Allergiescreening 44, 45
Altern 139, 140, 189
Amadoriprodukte 19, 52, 98, 140
Amalgam 145, 162, 163, 164
Applied Kinesiology 7, 31, 38, 46, 93, 132, 137, 138, 146, 189, 191, 193, 196, 203, 206, 210
Applied Kinesiology (AK) 38
Arachidonsäure 63, 105, 106, 130
Arteriosklerose 15, 50, 63, 111, 115, 132
Atrophie 7, 18, 19, 31, 36, 42, 55, 92, 95, 107, 113, 120, 125, 126, 149
Atrophiestadium 7

B

Basalmembran 49–51, 56, 109, 112, 140
Basenfluten 71–73, 77, 78, 104
Baseninfusion 81, 84, 85, 114
Basenpulver 45, 75, 82–85, 108, 110, 114, 160, 167, 169, 198–200
Basenspendende Lebensmittel 77
Bauchbehandlung, manuelle 5, 6, 29, 30, 31, 34, 35, 108, 116, 119, 127, 136, 151, 156, 161, 196
Bilberry 111
Bindegewebe
– interstitielles 48, 49, 57
– subcutanes 48
– subkutanes 48
– verdichtetes 49
Biogene Amine 11, 15, 52, 53, 91, 94, 152
Bittersalz 27, 116, 124, 136, 196, 198–200
Bouchard 16
Butanol 14, 16, 145

C

Calcium 44–46, 64, 74, 76, 83, 93, 96, 160, 168, 169, 205
Candida 24, 31, 37, 53, 73, 94, 95, 103, 107, 145–154, 170, 190, 191, 195, 207
Carboanhydrase 72, 76, 79, 85, 110, 163
Challenge 43–45, 99, 101, 137, 138, 147, 155
Cholesterin 111, 126, 127, 129, 132, 140, 144
Chrom 110
Colon irritabile 12
Colon transversum 12, 33
Cystein 52, 166

D

Darmgymnastik 27, 31
Darmperistaltik, reduziert 9
Darmträgheit 9, 10, 11, 21, 25, 31, 189
Diabetes mellitus 70, 72, 78, 109
Diaminoxidase 28, 52, 90, 91, 94, 96
DMPS 163
Dysbiose 53, 144, 145, 163, 169
Dysmenorrhöe 6, 128, 129, 130, 134

E

Eiweiß, Turn-Over 67, 140
Eiweißbedarf 47, 48, 54
Eiweißmangel 48
Eiweißrestriktion 51, 54, 55, 57, 109, 112
Eiweißspeicher 47, 51, 55, 57, 140
Eiweißzulage 55, 81, 110
Endotoxine 166
Enteropathie 8–14, 26, 124
Entschlackung, emotional-geistige 23
Eosinophilie 153
Epiphyse 118, 120, 121
Exzitationsstadium 6–8, 109, 118

F

Fäulnis 7, 11, 14, 15, 52, 53, 70, 72, 79, 123
Fettsäuren
– biologische Funktion 60
– Entgiftungsfunktion 62
– natürliches Vorkommen 64
– Nomenklatur 59
– Systematik 58

Folsäure 98, 100, 126, 167, 168
Fructoseintoleranz 52, 97–101, 120, 195, 210, 211

G

Gerz 39, 118, 159, 189
Gingivitis 163
Glaubersalz 27, 82
Glutathion 28
Glycosilierung, nicht enzymatische 19, 52, 140
Goodheart 38, 39, 41, 193

H

H_2-Atemtest 99, 101, 203
Hämatokrit 49, 55–57, 116
Harnsäure 51, 104, 113, 114
Harnstoffzyklus 48, 49, 55, 140
Herde 106, 137, 138, 147, 164, 166
Histamin 15, 44, 46, 52, 53, 89–94, 96, 97, 116, 152, 162, 205, 206
Histaminintoleranz 46, 52, 89, 90, 92, 94, 97, 98, 117, 145, 147, 195, 205, 206
hormonelle Regulationsstörung 118–120, 167
Hormonersatztherapie 131, 133, 137
Hyperkinesie 8
hypertoner Muskel 42, 147
Hypertonus 43–45, 85, 115, 116, 146
Hypokinesie 8, 9
Hypophyse 118, 121, 137, 138
Hypotonie 33, 117

I

ICV 46, 153, 157, 158, 160, 161
Implantate 166
Indikan 15
Intestinale Autointoxikation 11, 13, 14, 17, 25, 26, 118, 129, 132, 134, 141, 190, 191
intestinalen 11, 13, 15–17, 29, 52, 62, 73, 79, 97, 101, 118, 124, 128, 132, 145, 152

J

Jörgensen 76, 78, 104, 108, 189

K

Kalium 70, 75, 76, 83, 84, 124, 127
Kiefergelenk 164, 165, 169
Klimakterium 131
Kupfer 44–46, 52, 91, 96, 108, 205

L

Lactoseintoleranz 99, 100–102, 190
Leaky-Gut-Syndrom 15, 16

Lebensmittelallergien 24
Lebensmittelunverträglichkeiten 36, 46, 91, 94, 97, 107, 117, 207
Leber
– Entgiftungsschritte 28
– Unterstützung 28, 154–156
Leinöl 58, 67, 68, 106–108, 117, 148, 184, 208
Lipidlöslichkeit 14

M

Magnesium 30, 31, 44, 70, 76, 83, 84, 93, 116, 130, 131, 136, 168
Melatonin 120–122, 142
Menopause 113, 124, 128, 131, 132, 142
Methanol 14, 16
Methionin 166
Monotonie 24, 36, 148, 207
Mundflora 163

N

Natriumbicarbonat 56, 57, 63, 73–76, 79, 82–86, 108, 114, 116
Nebennieren 119, 124, 125
Niacin 110
normotoner Muskel 42, 43

O

Ölziehen 150, 168, 169
orthomolekulare Therapie 28, 31, 82, 96, 169
Östrogen 124, 129, 132–134, 138

P

Paralyse 7, 13, 18, 19, 22, 42, 51, 118, 125, 132, 158
Parasiten 17, 46, 53, 94, 98, 103, 145, 148, 151–156, 205, 210
Parasitose 31, 38, 46, 94, 100, 103, 107, 138, 144, 151–156, 160
Parodontitis 86, 163, 166, 167, 169
Parodontologie 162
Pathogenese 6
Peristaltik, vermehrte 8
Pilze 145
Pischinger 41
Plexus myentericus 9
prämenstruelles Syndrom 130
Progesteron 125
Prostaglandine 64
Prostaglandinsynthese 104
Protein 47–51, 53, 54, 55, 61, 115, 140
Purin 113, 114

Q
Quecksilber 106, 134

R
Radixödem 33, 34, 146
Regeneration 21, 22, 26, 36, 45, 53, 62, 93, 97, 119, 120, 126, 138, 169
Regulation, hormonelle 22, 37, 45, 61, 63, 113, 118, 134, 135, 139
rheumatische Erkrankung 64, 72, 103, 104
Rhythmik, physiologische 25

S
Sander 71, 73, 74, 77, 78, 82, 83, 104, 108, 110, 190
Säuberung 24, 26, 27, 29, 36, 45, 151, 156, 196, 200
Säure-Basen-Haushalt 20, 22, 31, 45–47, 53–55, 69, 70, 72, 73, 75–77, 79, 80, 83, 85, 93, 106, 107, 110, 113, 114, 141, 151, 162, 163, 167, 169, 171, 185, 186, 190, 207
Säure-Basenverhältnis 81
Säureelimination 71, 72, 74, 76, 80, 86
Säurespendende Lebensmittel 76, 81
Schilddrüse 97, 118, 122, 123, 124
Schlacke 15, 26–28, 50, 55, 80, 104, 140, 142
Schonung 22, 24–27, 29, 36, 37, 45, 46, 80, 94, 95, 97, 112, 116, 117, 126, 127, 136, 142, 196, 200
Schulung 20, 24, 29, 30, 36, 45, 196
schwacher Muskel 42, 43, 154
Schwangerschaftsgestose 135, 136
Selbstreinigung 9, 10, 26
Selbstreinigungsmechanismus 27
Selen 65, 106, 111, 117, 134, 168

Speichel 30, 95, 155, 162, 163, 167
Steroidgenese 126
Stresskonzept 41
Substitution 30
Suchtallergie 37

T
Temperatur, axilläre 124
Therapielokalisation 43, 45, 137, 169
Tonus 6, 9, 11, 12, 34, 35, 55, 119, 125, 127, 153
Transfette, Cisform 59

V
Vaginalmykosen 17
Verwesung 15
Vibration 34, 136
Vitalität 18, 19, 25, 115, 120, 126, 141
Vitamin B6 45, 46, 52, 91, 92, 96, 120, 130, 134, 136, 168, 205
Vitamin C 45, 46, 92, 93, 96, 108, 111, 131, 168, 173, 205
Vitamin E 65, 93, 108, 130, 131, 134, 168
Vitamin F 108, 111, 130
Vorkur 22, 195, 197, 198

W
Wendt 47, 49–51, 54–56, 111, 112, 115, 140, 190

Z
Zahnmaterialien 106, 164
Zink 44–46, 65, 76, 79, 85, 96, 98–100, 106, 108, 110, 111, 127, 131, 134, 160, 163, 168, 169, 205, 211

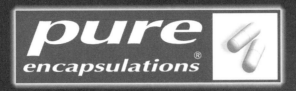
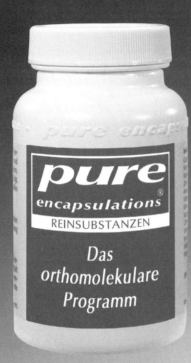
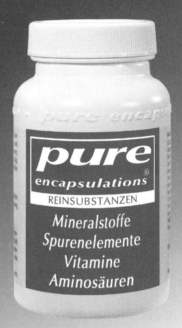

Alleinvertrieb für:
Österreich, Schweiz, Ungarn,
Slowenien, Kroatien,
Jugoslawien, Bosnien

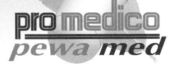

A-8053 Graz, Brehmstraße 2
Tel.: +43 / 316 / 26 26 33   Fax: DW -6
e-mail: pewa@promedico.at   Internet: www.promedico.at

Mit zahlreichen Beispielen für den Praxisalltag

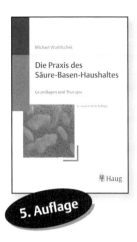

M. Worlitschek
Die Praxis des Säure-Basen-Haushaltes
Grundlagen und Therapie

5., unveränd. Aufl. 2003,
127 S., 11 Abb., 10 Tab., kt.
€ 24,95
ISBN 3-8304-7167-X

Michael Worlitschek liefert mit seinem Standardwerk für den Allgemeinmediziner eine umfassende wie prägnante Einführung in die Theorie und Praxis des Säure-Basen-Haushaltes. Neben unmittelbaren praktischen Hinweisen zur Behandlung der chronischen Azidose stellt er eine Vielzahl von komplementärmedizinischen Therapiemöglichkeiten vor, bei denen die Ernährungstherapie nach F.X. Mayr eine zentrale Rolle spielt.

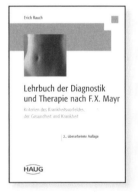

E. Rauch
Lehrbuch der Diagnostik und Therapie nach F.X. Mayr

Mit einem Geleitwort von K. Pirlet
2., überarb. Aufl. 1999, 246 S., geb.
€ 54,95
ISBN 3-8304-0726-2

- Ausführliche und sehr praxisorientierte Einführung in die Diagnostik und Durchführung der Therapie
- Alle relevanten Indikationen
- Aus der kompetenten Feder eines langjährigen persönlichen Schülers von F.X. Mayr

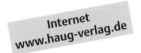

Karl F. Haug Verlag in MVS Medizinverlage Stuttgart GmbH & Co. KG
Leserservice · Postfach 30 05 04 · 70445 Stuttgart
Telefon 07 11 / 89 31-240 · Telefax 07 11 / 89 31-133

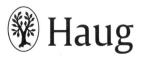